JN075255

編著◉岸恵美子

セルフ・ネグレクトのアセスメントとケア

ツールを活用した
ゴミ屋敷・
支援拒否・
8050問題
への対応

中央法規

はじめに

ネグレクトは「他者（親，ケア提供者など）による世話の放棄・放任」だが，セルフ・ネグレクトは「自己放任」，つまり「自分自身による世話の放棄・放任」を指す。セルフ・ネグレクトは具体的には，いわゆる「ゴミ屋敷」や多頭飼育（多数の動物の放し飼い）などによる極端な家屋の不衛生，本人の著しく不潔な状態，医療やサービスの繰り返しの拒否などにより，自身の健康に悪影響を及ぼすような状態に陥ることをいう。食事や水分を摂取するなどを怠れば生命に関わり死に至ることもある。

セルフ・ネグレクトに関する研究は近年進んでおり，海外の研究では健康な高齢者より死亡リスクが高いことが報告され，疫学的・公衆衛生学的問題であることが指摘されている。また，日本においては，不衛生な家屋に住むセルフ・ネグレクトでは近隣に悪臭などの悪影響を及ぼすこともあり，本人が地域から孤立しないために，地域のネットワークやコミュニティの再構築も課題である。

セルフ・ネグレクトに陥った本人は自らを客観視することは難しく，「困っていない」「支援してほしくない」と言い，生命のリスクが高くてもSOSを発しないことが多い。認知症やうつ，何らかの精神疾患，あるいはストレスによって「支援を求める力が低下」しているとすれば，低下した力を補うための支援，あるいはエンパワメントするための支援が必要である。また，セルフ・ネグレクトの人を放置してしまうこと，行政が手を差し伸べないことは，見方を変えれば，行政の「ネグレクト」といえるかもしれない。セルフ・ネグレクトは潜在化しており，早期発見・早期介入できるシステムの構築が必要である。

2006（平成18）年４月に施行された「高齢者虐待の防止，高齢者の養護者に対する支援等に関する法律」（以下，高齢者虐待防止法）では，「身体的虐待」「心理的虐待」「介護，世話の放棄・放任」「経済的虐待」「性的虐待」の５つを虐待と定義しているが，セルフ・ネグレクトは含まれていない。高齢者虐待にかかわる有識者は，セルフ・ネグレクトを高齢者虐待防止法に明文化することを要望しているが，いまだに改正がなされていない。

また，セルフ・ネグレクトは高齢者虐待防止法に虐待として定義されていないため，同法に基づく件数の報告がなされず，いまだに実態が正確に把握できていない。高齢者虐待対応マニュアル等では，セルフ・ネグレクトも高齢者虐待に準じた対応をするよう明示しているが，立ち入り調査権や通報の義務が課せられていないなど，法に規定されていないことの限界から，迅速に対応できず専門職が対応に極めて苦慮している現状がある。さらに，セルフ・ネグレクトは高齢者に限らず，若年者の問題であることも明らかになっている。

本書では，いまだ日本で共通の定義がなされていないセルフ・ネグレクトについての基本的知識も踏まえつつ，アセスメントや支援・対応のためのツールを提示し，その使用方法を紹介するとともに，ツールを活用した事例についてまとめた。

第１章ではセルフ・ネグレクトの定義・概念や要因・特徴，支援の基本などの基本的な内容を網羅し，第２章では近年の動向を踏まえ，高齢者のみではなく，全世代に関わる問題である，ため込み・多頭飼育，ひきこもり・8050 問題，児童虐待等との関連についても言及している。第３~５章ではアセスメントツール，支援ツールの構成とツールの活用方法を Q&A も含めて具体的に示し，第６章ではツールを実際に活用した事例を紹介した。第７章では地域でどのようにセルフ・ネグレクトを予防し早期発見していくかについてアセスメントできる地域アセスメントツールを紹介するとともに，先進的な地域の取り組みを収載した。第８章ではセルフ・ネグレクト事例に関わる支援者がモチベーションを高めることができるよう，職場環境や研修体制などについて言及している。第９章では今後の課題に触れ，巻末には資料としてすべてのツールを収載している。もちろん，本書単独でも理解・活用いただける内容となっているが，基本編である前書『セルフ・ネグレクトの人への支援』を読んだうえで本書を読んでいただくと，セルフ・ネグレクトへの理解がさらに深まるとともに，実際に事例により活用できる１冊となっている。

まだ研究途上の部分もあるが，セルフ・ネグレクトへの支援・対応を一歩でも前に進めることができればと考え，今般，本書の出版に踏み切った。各自治体の特性に合わせて活用していただき，よりよいツールやマニュアルを作成していただくことを願っている。本書を通して，専門職だけでなく，自治体職員や民生委員，民間事業者，地域住民など地域のネットワークに関わる人の「セルフ・ネグレクト」に関する理解を深めていただき，セルフ・ネグレクトの予防やネットワークの構築の一助になれば幸いである。

2021 年５月

岸 恵美子

目 次

第３章　ツールの全体構成と基本的な使用法

第４章　セルフ・ネグレクトアセスメントツールの活用

第5章　セルフ・ネグレクト支援ツールの活用

第6章　ツールを活用したセルフ・ネグレクト事例への支援

第７章　地域アセスメントツールの活用と先進的な地域の取り組み

第８章　支援者がバーンアウトしないために

第９章　セルフ・ネグレクトの今後の課題

資料—アセスメントツール，支援ツール一覧

第 1 章

セルフ・ネグレクトとは

1 セルフ・ネグレクトとは

セルフ・ネグレクトは，「自己放任」あるいは「自己放棄」と訳される。セルフ・ネグレクトについては，今までさまざまな研究者がそれぞれの文化的背景に伴った定義や概念を提唱しているが，いまだに明確化されていない部分も多い。自己を放任するという状況を考えると，本人が行う行為であり，結果についても本人が責任をもつべきと考える人がいるかもしれないが，見方を変えれば，社会の中でSOSを発することができず，支援されないという観点からは，社会からの放任・放棄とも考えられるのである。

現在，日本においてセルフ・ネグレクトに関する法的な定義，また正式に研究者や援助専門職の中で共通認識された定義は存在していない。これまで示されている定義の一覧を**表 1-1** に示す。全米高齢者虐待問題研究所（National Center for Elder Abuse：NCEA）の「自分自身の健康や安全を脅かすことになる，自分自身に対する不適切なまたは怠慢の行為」という定義[1)]，多々良研究班の「高齢者自身による，自分の健康や安全を損なう行動」という定義[2)] も初期の議論では多く引用されている。津村らの「高齢者が通常一人の人として，生活において当然行うべき行為を行わない，あるいは行う能力がないことから，自己の心身の安全や健康が脅かされる状態に陥ること」という定義[3)] は，わが国の文化的背景を考慮して「生活において当然行うべき行為を行わない」ことをもセルフ・ネグレクトに含めていることが特徴的である。日本の高齢者の中には，気兼ねや遠慮から他の人に迷惑をかけることを避けるために支援を求めない人や，自分自身のプライドから支援やサービスを受けることを恥とし，必要な医療やサービスを拒否する人が少なからずいるからである。

ロウダー(Lauder W）は過去の文献をレビューし，セルフ・ネグレクトの構成要素について，「重度な家屋の不潔さ（severe household squalor)」「ホーディング(hoarding)」「貧弱な栄養状態（poor nutrition)」「サービスの拒否（service refusal)」「不適切な身体衛生（inadequate personal hygiene)」「服薬管理の問題(medication mismanagement)」および「貧弱な健康行動（poor health behaviors)」と述べている[4)5)]。

表 1-1　セルフ・ネグレクトの主要な定義の一覧

出　典	定義または概念
NAAPSA※（1991）[6]	セルフ・ネグレクトとは，不可欠な食物，衣類，住居や医療を供給すること，身体の健康，精神保健，情緒の健康と一般的な安全性を維持するために必要な品物およびサービスを得ること，財政上の問題を処理することを含む，不可欠なセルフケアの課題を成すことについて，身体と精神又はそのどちらかの障害，あるいは衰えた能力のための成人の無能力の結果である。
NCEA（1998）[1]	セルフ・ネグレクトとは，自分自身の健康または安全を脅かす行為であると特徴づけられる。セルフ・ネグレクトは一般的に，高齢者が十分な食事，水，衣服，住居，安全，個人衛生および必要とされる医療の提供を拒否している又は十分に提供されていないことを示している。 自らの行為の結果を理解できる，意識的な選択をしているおよび自らの選択によって自分自身の健康もしくは安全を脅かす行動を選択している精神的に健全である高齢者の場合はセルフ・ネグレクトの定義から除外する。
ロウダーら（2001）[4]	セルフ・ネグレクトとは，個人や家の中の不衛生などが，社会的に容認される標準を保つのに必要と考えられる，セルフケア行動が不足していることである。
上田ら 寝たきり予防研究会 (2002)[7]	意図的自己放任：本来，自分ですべき身の回りの清潔や健康管理・家事等を本人がする力があっても，自ら放棄し，しなかった結果，心身の健康上の問題が生じること。たとえば，自分で意識的に食事や水分を摂らなかったり，病気による食事制限を守らなかったり，必要な治療や薬をやめた結果，健康状態が悪化した場合もこれに当てはまる。 無意図的自己放任：自分の身の回りの清潔・健康管理や家事等が，本人の体力・知識・技能等の不足により，または何らかの事情により本人も気づかないうちにできなくなった結果，心身の健康上の問題が引き起こされること。
多々良研究班 (2004)[2]	高齢者自身による，自分の健康や安全を損なう行動。 この場合，精神的に健全で正常な判断力を有する者が自由意思にもとづいて，自らの行為の結果を承知のうえで続ける行為は，たとえそれが高齢者自身の健康や安全を脅かすことがあっても，セルフ・ネグレクトとはいわない。
津村ら（2006）[3]	高齢者が通常一人の人として，生活において当然行うべき行為を行わない，あるいは行う能力がないことから，自己の心身の安全や健康が脅かされる状態に陥ること。
東京都高齢者虐待対応マニュアル（2006）[8]	一人暮らしなどの高齢者で，認知症やうつなどのために生活能力・意欲が低下し，極端に不衛生な環境で生活している，必要な栄養摂取ができていない等，客観的にみると本人の人権が侵害されている事例〔いわゆるセルフ・ネグレクト（自己放任）〕。
野村・岸ら（2014）[9]	セルフ・ネグレクトとは，健康，生命および社会生活の維持に必要な，個人衛生，住環境の衛生もしくは整備又は健康行動を放任・放棄していること。

※ NAAPSA（National Association of Adult Protective Services Administrators）は，アメリカにおける成人保護機関（Adult Protective Services：APS）の全国組織。
野村祥平・岸恵美子他：高齢者のセルフ・ネグレクトの理論的な概念と実証研究の課題に関する考察，高齢者虐待防止研究，10(1)，175-187，2014. を一部改変

2 セルフ・ネグレクトの定義と概念

1 セルフ・ネグレクトの定義

筆者らは，国内の調査研究でよく引用されている津村らの定義[3]，アメリカのNCEAの定義[1]，NAAPSA（National Association of Adult Protective Services Administrators）の定義[6]を参考に，後述するセルフ・ネグレクトを構成する下位概念の研究結果も踏まえ，セルフ・ネグレクトを以下のように定義した[9]。

> セルフ・ネグレクトとは，健康，生命および社会生活の維持に必要な，個人衛生，住環境の衛生もしくは整備又は健康行動を放任・放棄していること。

この定義では，NCEAの定義においては除外されている「精神機能的に問題なく，自ら決定した結果を理解できる高齢者が，意識的かつ意図的に健康や安全を脅かす行為をしている場合」という，いわゆる意図的なセルフ・ネグレクトも含んでいる。

2 セルフ・ネグレクトの概念

セルフ・ネグレクトはさまざまな下位概念で構成される複雑な概念である。筆者らの研究班では，内外の先行研究からセルフ・ネグレクトを構成する下位概念と各構成概念間の関係について検討し，セルフ・ネグレクトの概念モデルを**図1-1**のように示した。筆者らの研究班の概念モデルでは，セルフ・ネグレクトを構成する《中核概念》を，『セルフケアの不足』と『住環境の悪化』であるとした[9][10]。そして，《中核概念》に付随する概念として，「サービスの拒否」「財産管理の問題」および「社会からの孤立」があるとした。《中核概念》はそれ単体で問題として存在するセルフ・ネグレクトといえる《主要な概念》であり，《付随概念》はセルフ・ネグレクトの《悪化およびリスクを高める概念》である。

まず，セルフ・ネグレクトを構成する《中核概念》について詳しく説明する。

1）セルフケアの不足

セルフ・ネグレクトの《中核概念》の一つである『セルフケアの不足』は，「個人衛生の悪化」および「健康行動の不足」という「カテゴリー」で構成されている。具体的には，①入浴がなされていない，失禁を放置している，不衛生な衣服を着用しているなどの個人衛生が悪化している状態，②慢性疾患を放置している，必要な受診をしない，栄養状態の悪化を放置するなどの健康行動が不足している状態である[9][10]。

2）住環境の悪化

『住環境の悪化』は，「環境衛生の悪化」「不十分な住環境の整備」という「カテゴ

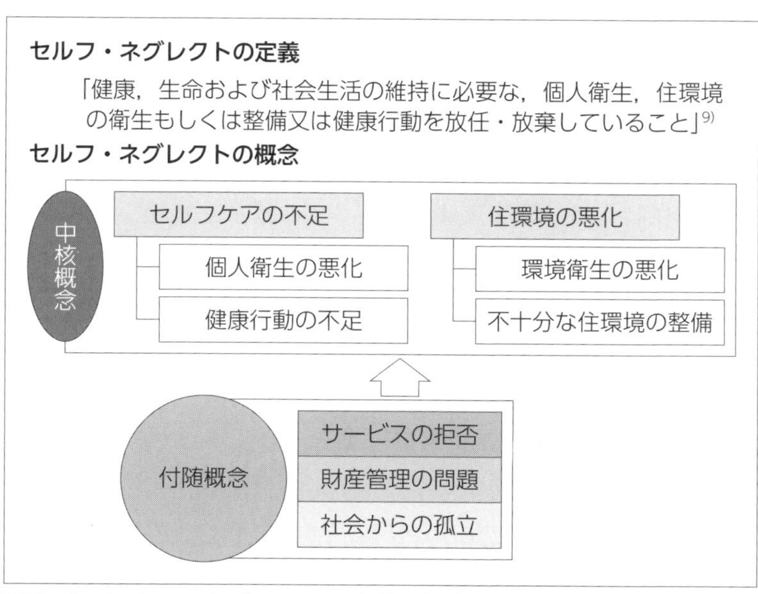

図 1-1　セルフ・ネグレクトの定義・概念

野村祥平・岸恵美子他：高齢者のセルフ・ネグレクトの理論的な概念と実証研究の課題に関する考察，高齢者虐待防止研究，10(1)，175-187，2014. を一部改変

リー」で構成されている。「環境衛生の悪化」は，ゴミや物の収集やため込む行為である〈hoarding〉，心身機能の低下や〈hoarding〉の結果として住環境が不衛生な状態となる〈domestic squalor〉で構成されている[9)10)]。いわゆる「ゴミ屋敷」といわれるような状態，害虫やネズミの大量発生，ペットの放置等，住環境が不衛生になっている状態が「環境衛生の悪化」である。

一方で，セルフ・ネグレクト状態にある高齢者には，衛生面だけではなく，窓ガラスが割れたまま放置されている，壊れそうな老朽化した家屋に住んでいる，台所・風呂場・トイレなどが壊れたままである等，住環境の整備が不十分な状態にある場合もある。このような状態を示す「カテゴリー」が，「不十分な住環境の整備」である[9)10)]。

『住環境の悪化』を構成する各「カテゴリー」は，外から確認することができるという特徴があるため，支援者がセルフ・ネグレクトの発見・判断につながる重要な下位概念であると考える。

3　セルフ・ネグレクトの状態とは

以下，《中核概念》を構成する各「カテゴリー」と，《付随概念》に沿ってセルフ・ネグレクトの特徴を述べる。

1）中核概念

1　セルフケアの不足

「個人衛生の悪化」は，入浴がなされていないとか，顔を洗っていないなどの身体の清潔を保つことを長期間していない状態や，爪を切っていない，髪の毛やひげが伸び放題などの通常の人なら行うような身だしなみを整えていない状態である。そのため，身体に汚れや垢が付着していたり，その人の周囲には悪臭がしたりすることも少なくない。

また高齢になり，時に失禁をすることは通常でも起こり得るが，その場合には自分で下着を洗濯したり排泄物の後始末をすることができる。一方，認知症の進行により失禁の頻度が増し，失禁による排泄物や汚れた下着を隠してしまう場合がある。また，心身機能の低下や，生きる意欲の低下などからトイレに行くことが面倒になり，トイレまで行かず洗面器やバケツを使用して排泄をしたりすることもある。

「健康行動の不足」は，内科的疾患をもっていながら治療を中断したり，服薬をしなかったり，必要な処置をしないなど，自ら治療やケアを受けないことや，必要なケアをしないことを指す。また，疾患のコントロールのための日常生活上の注意を怠ったり，不適切な食事をしたり，必要な注意を守らない状態である。そもそも病院を受診しない，福祉や介護保険などの必要なサービスを拒否することや申請しない状態も含まれる。

2　住環境の悪化

「環境衛生の悪化」は，部屋を片付けないことや掃除をしないことはもとより，ゴミを捨てない（捨てられないことを含む），物をため込んでしまうことで，住環境が極端に不衛生になる。さらに，食べ物やゴミが放置されていることにより，ネズミやゴキブリなどの害虫が発生したり，周囲にまで影響を及ぼすような悪臭が発生したりする。また，“多頭飼育崩壊”といわれる多数の動物の世話や管理をしないことにより，そうした動物の排泄物や餌などが部屋に散乱することでさらに不衛生になる。

住環境が不衛生であることは個人の家にとどまらず，周囲の家にも影響を及ぼす。害虫や小動物は周囲の家にも移動し，害虫や小動物につくノミやダニなども周囲の家に害を及ぼすことになる。

「不十分な住環境の整備」は，「環境衛生の悪化」にもつながることが多い。窓ガラスが割れていたり，壁に穴が開いていたりしても，修理をせずに放っておくことである。そのため家屋が傾いていたり，塀が崩壊しそうになったりする家に住み続けることで，生命のリスクも高まる。経済的な問題から修理ができないこともあれば，本人が危険を感じず何ら関心をもたないためにそのままになっていることもある。害虫や小動物が侵入して住み着くことで，さらに「環境衛生の悪化」が深刻になるため注意が必要である。

2）付随概念

セルフ・ネグレクトの《付随概念》は，「サービスの拒否」「財産管理の問題」，および「社会からの孤立」で構成される[9)10)]。これらの「カテゴリー」は，セルフ・ネグレクトの《中核概念》と関連して，セルフ・ネグレクトをより深刻にする，あるいはセルフ・ネグレクト発生のリスクを高める。そのため，セルフ・ネグレクトを説明する上で，重要な概念であると考えられる。

「サービスの拒否」はセルフ・ネグレクトの大きな特徴でもある。心身機能が低下しても必要な支援やサービスを導入できれば，セルフ・ネグレクトは解決できる。つまり，必要な支援やサービスを拒否するからこそ，セルフ・ネグレクトの状態になると考えられる。また，支援やサービスの拒否があれば，支援者は『セルフケアの不足』や『住環境の悪化』を発見できない。そのため，「サービスの拒否」はセルフ・ネグレクトの《付随概念》の中にあるが，《中核概念》と同様に重要な概念でもあると考えられる。

「財産管理の問題」は，セルフ・ネグレクト状態にある高齢者によくみられる。津村らによると，セルフ・ネグレクトは心身機能の低下から生じると考えられている[3)]。そして，これらの機能が低下すれば，セルフケアが不足し，住環境が悪化するとともに，財産管理が困難になると考えられる。

「社会からの孤立」は，よく知られている社会的孤立という概念とほぼ同義語である。すでに多くの調査結果から，社会的孤立はセルフ・ネグレクトのリスク要因であるとともに，「個人衛生の悪化」や「環境衛生の悪化」の結果としてさらに孤立を深め，最悪の場合，孤立死に至ることが示されている[11)~16)]。

4 セルフ・ネグレクトの判断基準と対応の指標

この概念モデルの特徴は，セルフ・ネグレクトの《中核概念》を構成する「個人衛生の悪化」「健康行動の不足」「環境衛生の悪化」「不十分な住環境の整備」の各「カテゴリー」に一つでも該当する場合を，セルフ・ネグレクトであると判断するとしたことである。そのため，セルフ・ネグレクトの《付随概念》を構成する各「カテゴリー」である「サービスの拒否」「財産管理の問題」「社会からの孤立」が，単体またはこれらの「カテゴリー」の組み合わせのみ該当する場合は，セルフ・ネグレクトではないと判断される[9)10)]。

しかし，セルフ・ネグレクトの《付随概念》のみが問題となる高齢者の場合，セルフ・ネグレクトとは判断されないが，支援が必要な状態であることには変わりない。セルフ・ネグレクトではないから支援をしないということではなく，支援の必要性に着目した関わりが必要だと考える。

セルフ・ネグレクトの概念は非常に複雑であり，いまだ研究途上である。そのため，筆者らの概念モデルは現段階での最新の知見であるが，今後も，セルフ・ネグレクトの概念について理論的な観点から検討を重ね，わが国の実情に合った概念モデルを考えていくことが課題である。

3 セルフ・ネグレクトの背景・リスク要因

1 セルフ・ネグレクトの背景

高齢者の中には，認知症や精神疾患等により認知・判断力が低下した人だけでなく，認知・判断力の低下はないけれども，世間体や気兼ね，あるいは他の人の世話にならずに最後まで自分の力で生活していきたいというプライドから，セルフ・ネグレクト状態に陥る人もいる。また，加齢とともに進行する判断力の減退，地域社会からの孤立，家族や身近な人の死や病気などの人生におけるショックな出来事により，生きる意欲や生活する意欲が低下して起こることもある。これらは，当然若い人でも起こり得ることであり，最近では40代，50代のセルフ・ネグレクトの人も増えていると，関わる専門職者からたびたび聞くようになった。

またセルフ・ネグレクトは，一人暮らしの人に限って起こるものではない。家族と同居している場合でも，介護や支援をしようとする家族の手を拒み，家族がいながらもセルフ・ネグレクトの状況に陥ることがある。一方で，家族ごと孤立してしまうケースもある。老老介護や老障介護で，介護者も被介護者も高齢者や障害者である場合，介護を十分にすることができないばかりか，介護者が疲弊してしまい，やがて家族ごと社会から孤立してしまう。

一方，ゴミ屋敷について考えてみると，コンビニエンスストアの発展，通信販売やネットショップの増加，100円均一のショップなどの安価に購入できる流通の活性化など，日本全体としては一昔前と比べると格段に物が手に入りやすくなったといえる。反対に，物を捨てることは複雑な分別を要求されるなど，むしろ難しくなっている。高齢者は「もったいなくて捨てられない」だけでなく，どれを捨てて，どれをとっておくかの判断力も少しずつ衰えていく。また，心身機能の低下で足腰が弱ることもあり，ゴミが増えるほど捨てに行くことは面倒で大変になる。「いつか使う」「誰かが使う」「何かに使う」と言い，家族であっても他者が処分しようとすると，拒否されることが多い。

ゴミを集積所まで持ち出すことが困難な世帯に対し，申請により，ゴミの戸別回収を行っている自治体も増えているが，申請には身体機能の低下があるなどの一定の条件を満たす必要があり，また手続きが面倒であるなど，高齢者にとっては簡単に利用できないのが現状である。

2 セルフ・ネグレクトのリスク要因

セルフ・ネグレクトは疾患名や症候群ではなく，状態あるいは一部の行為を指す。

セルフ・ネグレクトの原因はまだ解明されておらず，セルフ・ネグレクトのリスク要因についても，現段階で明確になっていない部分が多い。

パブロウ（Pavlou MP）らは過去のセルフ・ネグレクトに関する54件の論文を分析して，次の16のリスクファクター(危険因子）をあげている[17)]。①併存症（medical co-morbidity)，②認知症，③うつ，④アルコール問題，⑤不安障害や恐怖症(anxiety disoders and phobias)，⑥統合失調症や妄想性障害，⑦強迫性障害，⑧パーソナリティ障害や生まれながらのパーソナリティ特徴，⑨その他の精神障害，⑩感覚障害（sensory impairments)，⑪身体の障害，⑫社会的孤立，⑬教育，⑭貧困，⑮人生の困難なこと，⑯自立を維持したいというプライドである。しかし，これらのリスク要因とセルフ・ネグレクトの因果関係はいまだ証明されていない。

ダイヤー(Dyer CB）らのセルフ・ネグレクト事例の調査では，セルフ・ネグレクトの要因として最も多かったのは，循環器系疾患で84.0%を占め，そのうち高血圧が51.6%，糖尿病が25.2%であったと報告されている[18)]。また，パブロウらの別の文献検討によれば，内科的疾患，医療に対する理解力などが要因としてあげられている[19)]。

ドン（Dong XQ）らは，シカゴにおける1993～2005年のコホート調査の結果，セルフ・ネグレクトの死亡リスクは，高齢者虐待の約4倍であることを明らかにしている[20)]。

ギボンズ（Gibbons S）は看護診断名としてセルフ・ネグレクトを提案し，社会的孤立をリスク要因の一つとしてあげている[21)]。

セルフ・ネグレクト状態にある人が血縁者や近隣から孤立することは多くの文献で指摘されており，社会的孤立はセルフ・ネグレクトのリスクを高めることはもちろんだが，筆者らの定義でも示したように，セルフ・ネグレクトを悪化させる要因であるともいえる。

日本におけるセルフ・ネグレクトの要因は，内閣府の調査で明らかになりつつある[14)]。セルフ・ネグレクト状態にある人に現在の状態になったきっかけ・理由について聞いた調査結果を，**図1-2**に示す。セルフ・ネグレクト状態に陥った背景は，「認知症・物忘れ・精神疾患等の問題」「親しい人との死別の経験」，および「家族・親族・地域・近隣等からの孤立，関係悪化など」がそれぞれ約3割，「疾病・入院など」が約2割，「家族関係のトラブル」と「身内の死去」がそれぞれ約1割であったと報告されている。

セルフ・ネグレクトのリスク要因について以下に説明する[10)]。

1）精神・心理的な問題

認知症，統合失調症や妄想性障害，依存症，アルコール関連問題，不安障害や恐怖症，強迫性障害，パーソナリティ障害，感覚障害など，何らかの精神・心理的な疾患がある場合に，生活能力・意欲が低下することからセルフ・ネグレクトに陥ることがある（**図1-3**)。また，疾患による症状として，不安や恐怖から部屋に物をため込み，人との接触を避けるために障壁として出入り口付近に物を堆積する場合もある。さら

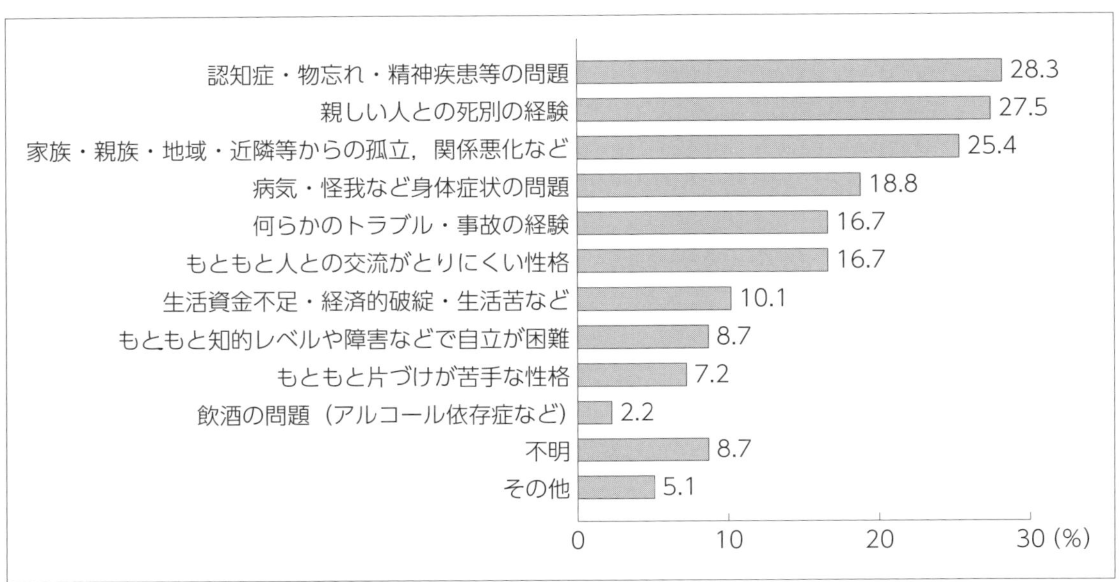

図 1-2　調査対象者が現在の状況になったきっかけ・理由について

内閣府：セルフ・ネグレクト状態にある高齢者に関する調査―幸福度の視点から報告書，平成 22 年度委託事業，49，内閣府経済社会総合研究所幸福度研究ユニット，2012. より

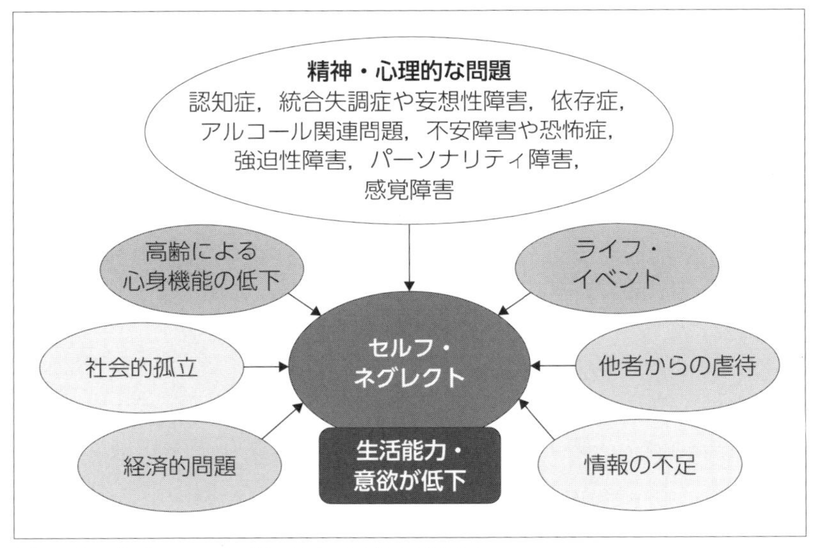

図 1-3　セルフ・ネグレクトのリスク要因

岸恵美子研究代表：基盤研究（B）セルフ・ネグレクト高齢者への効果的な介入・支援とその評価に関する実践的研究より筆者作成.

に，精神疾患の症状として妄想などがあると，電気製品や壁・天井などを，電波を遮断するという目的で，アルミ箔で覆うなどの行為もみられる。

　病状悪化の自覚が乏しいことや，生命に関わる状況にあっても客観的に判断できず，SOS を出せないことが課題であり，疾患そのものが要因というわけではない。特に，内科的な疾患を合併している場合などは，生命に関わり孤立死に至ることもある。

2）ライフイベント

配偶者や親しい家族の死，病気，リストラなど，ライフイベントのうち人生のショックな出来事により，生きる意欲が失われ，セルフ・ネグレクトに陥ることは少なくない。これまでの研究[22)]では，「配偶者の死」が最もストレス度が高いと報告されており，特に男性は妻を亡くすことで，そうでない男性と比べて平均余命が短くなることが指摘されている。一方，女性は夫を亡くしても，そうでない女性と比較して明らかな平均余命に差はない。男性の場合は，一人で生活を維持するための家事能力など生活力の不足も影響していると考えられる。実際に，ライフイベントの中でも「親しい人の死」が，特にため込みなどのセルフ・ネグレクトにつながっていった事例が散見される。また，日常生活に支障をきたすような病気や障害あるいはそれに伴う痛みによって，生活の意欲が低下し日常生活が維持できなくなり，外出や友人との交流などが乏しくなり，孤立することも少なくない。

ライフイベントにも共通することであるが，喪失体験がセルフ・ネグレクトには多く関連していると考えられる。『実用日本語表現辞典』によれば，「喪失感」とは「自己の価値観における大切な人や物，大事にしてきたものごとが失われてしまったという，悲痛な感覚や心境」とある。大切な人を失うことは，配偶者の死，親の死，などの親しい人の死による喪失体験である。大切な人・物や大事にしてきたものごとを失うことは，仕事のリストラ，恋人との別れ，友人関係・職場での人間関係のトラブルなどの喪失体験となる出来事であり，このような喪失体験とそれに伴う喪失感が生きる意欲を低下させる可能性がある。

3）プライドが高い，あるいは遠慮・気兼ね

「人の世話になりたくない」というプライドから，専門職が本人の健康やQOL向上のために医療・福祉やサービスを勧めても，医療機関の受診やサービスを受けることを拒否する高齢者がいる。一方で，「人の世話になるのは申し訳ない」という遠慮・気兼ねから，サービスを拒否する高齢者もいる。最近では，娘や息子などの最も身近で頼りにしてもよい肉親に対しても，遠慮をして助けを求めないことが少なくない。遠慮や気兼ねでサービスを拒否する場合，「今のところ大丈夫ですから」「一人で何とかやっています」などの高齢者本人の言葉で支援者を安心させるが，実際には支援が必要な状態であることも多く，「大丈夫」という柔らかな拒否の言葉に惑わされず支援の糸口を見つけることが重要となる。

4）ひきこもりの長期化や8050問題

若者のひきこもりやSNEP（スネップ）（solitary non-employed persons，20～59歳の無業で，知人や友人との交流がなく，未婚の人を指す）などが近年問題になっている。このような人たちは仕事がなく，他の人との交流も乏しいが，必要に迫られれば，自分自身の力で情報にアクセスし，場合によっては助けを求めることができる。しかし高齢になれば，IT機器の進歩についていけない可能性などもあり，自分で情報にアクセスしたり助けを求めたりすることができなくなることが考えられる。

また，これらの人たちは，現在は両親の存在により生活を維持できているが，両親亡き後は生活能力が乏しいために，セルフ・ネグレクトに陥る可能性がある。このような 8050 問題は社会問題となっている。

5）人間関係のトラブル

家族・近隣とのトラブルを抱えてしまったり，主治医に対する不満からトラブルに発展したり，行政の窓口での権威的な態度に怒りを感じるなど，人間関係での怒りや不満から人を信頼できなくなり，人ではなく物に執着することがある。そうなってしまうと，支援者は簡単には信用してもらえないため，信頼関係の構築にかなりの時間を要することがある。

6）経済的問題

経済的に困窮していれば，自己負担がある病院の受診やサービスを受けることができない。しかし，経済的に困窮していることを知られたくないというプライドから，セルフ・ネグレクトに陥るケースがある。生活保護等の支援を勧めても，老後の資金として貯蓄をしている場合も多く，その場合には生活保護は申請できない。今使うべきだと話しても，説得が難しいことも多い。

7）高齢者虐待とセルフ・ネグレクト

2006（平成 18）年 4 月に「高齢者虐待の防止，高齢者の養護者に対する支援等に関する法律」（以下，高齢者虐待防止法）が施行され，「身体的虐待」「心理的虐待」「介護・世話の放棄・放任」「経済的虐待」「性的虐待」の 5 つの行為が高齢者虐待と定義されたが，「セルフ・ネグレクト（自己放任）」については定義から除外された。高齢者虐待と定義された 5 つの虐待行為は，いずれも他者からの虐待，あるいは他者からのネグレクト（放棄・放任）であるが，セルフ・ネグレクトは，自分自身による，他者の介在しないネグレクトであることが，定義から外された主な理由である。しかし，他者からか，自分自身によるものかの違いであっても，「放任されている」「人権侵害が起きている」という点では高齢者虐待と同様であるという観点から，法的に位置付けるべきという声は，日本高齢者虐待防止学会をはじめ多くの専門家からもあがっている。「東京都高齢者虐待対応マニュアル」[8] でも，厚生労働省の高齢者虐待対応マニュアルである「市町村・都道府県における高齢者虐待への対応と養護者支援について」[23] でも，セルフ・ネグレクトについては高齢者虐待に準じて対応するようにうたっている。また，2015（平成 27）年 7 月には厚生労働省よりセルフ・ネグレクトに対し関係部署が連携して対応するように通知[24] が出された。

実際の事例では，他者からのネグレクトであるのか，セルフ・ネグレクトであるのかを区別しがたい事例も少なくない。高齢者が家族のケアを拒否し，家族がそのために高齢者へのケアができない場合，高齢者自身はセルフ・ネグレクトであるといえるが，家族からの虐待（ネグレクト）であるともいえる。家族によるネグレクトか，本人によるセルフ・ネグレクトかを判断することは困難なケースが多い。あるいは，行政の対応が遅れ，支援の必要な対象者が亡くなってしまった場合は，地域や社会によるネグレクトから，セルフ・ネグレクトに陥ったともいえる。また別の視点で考えれば，「支援を求めることができない」，もしくは「支援を求める力が低下している」セルフ・ネグレクト高齢者への支援を行政が怠る，いわゆる社会的なネグレクトになり得るのではないかという議論もある。

8）喪失体験・喪失感

家族を病気や事故で失った，災害により家を失った，リストラにより仕事を失った，友人や近隣住民とのトラブルで孤立しているなど，これらセルフ・ネグレクトの背景に共通しているものとして，大切なものを失った「喪失感」があることが少なくない。

人は「喪失感」という心の隙間を埋めるために物をため込むことがある。親しい人との死別の経験は最もストレスが高いことであるが，一方，他者との交流がなくなることや，親しい人から自分の存在を否定されることによって，「喪失感」を抱くこともある。物をため込む一方で，生活に必要な行為をしなくなることや，病気になっても受診や治療をしないこと，食事を十分にとらないことなどから孤立死に至ることもある。

4 セルフ・ネグレクトの実態

セルフ・ネグレクトに関する研究は近年急速に進み，セルフ・ネグレクトは疫学的・公衆衛生学的問題であり，極めて重要な健康と社会の問題であると指摘する研究者も少なくない。これまでの研究成果から明らかになっているセルフ・ネグレクトの実態を以下にまとめる。

1 海外および日本の研究で明らかになっているセルフ・ネグレクトの概観

アメリカにおける大規模な調査では，高齢者のうちセルフ・ネグレクトは約9%であり，年収が低い者，認知症，身体障害者では15%に及ぶことが報告されている[25)]。またこの調査では，セルフ・ネグレクト状態にある高齢者の1年以内の死亡リスクは，そうでない高齢者に比べ，5.82倍であったと報告されており[25)]，セルフ・ネグレクトは決して軽視できない問題である。

わが国においては，内閣府の調査で，セルフ・ネグレクト状態にあると考えられる高齢者の推計値は，全国で9,381～12,190人と報告されている[14)]。しかし，2014（平成26）年度の調査[16)]では，市町村高齢福祉担当部署の6～7割が，地域包括支援センターの5割前後が，セルフ・ネグレクト状態にある高齢者の人数を把握していないことが明らかになった。把握していないのであれば，内閣府が報告した推計値はかなり過小評価されていると考えるのが妥当だろう。また同調査では，地域包括支援センターが把握したセルフ・ネグレクト状態にある高齢者の相談受付時の状態として，「不衛生な家屋に居住」「衣類や身体の不衛生の放置」が6割を超えていたことから，セルフ・ネグレクトの6割以上が不衛生な状態にあることが推察される。

筆者らが，全国の市区町村（1,890か所）の高齢福祉担当部署に，セルフ・ネグレクト状態にある高齢者の事例の対応状況等について，自記式質問紙調査を実施したところ，セルフ・ネグレクト状態にある高齢者への事例対応の必要について，「非常に重要な問題と認識」および「ある程度重要な問題と認識」と回答した自治体は95%を超えた一方，対応としては「根拠となる法律がなく対応に限界がある」「有効な介入，支援方法がわからない」「当該高齢者宅に医師に同行訪問してもらえる制度がない」がいずれも7割を超えており，対応の困難性が浮き彫りになった[26)]。

2 日本におけるセルフ・ネグレクトの実態

筆者らは，日本で初めて高齢者のセルフ・ネグレクトに関する実態調査を行った。全国の地域包括支援センターが関わったセルフ・ネグレクト状態（疑いを含む）の高齢者846事例を分析した結果，さまざまな背景・実態が明らかになった[27)]。846事例のうち，「社会的孤立」を示す「他人との関わりを拒否していた」「近隣住民との関わりがなかった」は約7割を占め，「閉じこもり状態であった」が6割を超え，「近隣住民との間でトラブルが発生していた」が過半数を占めていた。また，「性格や人格に問題がある者」が約6割，「アルコール問題のある者」「精神疾患がある者」がそれぞれ約2割であり，支援者とのコミュニケーションが難しい事例が少なくないことが推察された。

内科的疾患では，「糖尿病に罹患している者」が約1割，「糖尿病以外の治療が必要な内科的な慢性疾患がある者」が約4割を占め，半数以上が慢性疾患に罹患していることが明らかになった。この結果から，セルフ・ネグレクトそのものが健康に悪影響を及ぼしたとは言い切れないが，セルフ・ネグレクトの高齢者のなかに，健康状態が悪化しているにもかかわらず治療や必要なサービスを拒否している者がいることで，さらなる健康状態の悪化や孤立死に至る可能性が高いことが推察された。

またセルフ・ネグレクト状態の高齢者の特徴として，「身体がきわめて不衛生」「住環境が不衛生」「生命にかかわるほど治療やケアを放置している」「失禁・排泄物を放置している」「金銭・財産管理ができていない」「必要な医療・サービスを拒否している」「地域の中で孤立している」などがあげられた。

3 ゴミ屋敷に生活する人の特徴

日本都市センターが行った住居荒廃，いわゆるゴミ屋敷に関する調査では，その居住者は65歳未満が37.0％であり，同居人がいる者が27.7％いる[28)]ことから，住居荒廃の問題が，決して高齢者だけの問題ではないことや，独居の人の問題ではないことが明らかとなった。また，把握したきっかけとして「地域住民や自治会，民生委員からの情報提供」が6割を超えており，地域住民の協力が重要であると示唆された。発生要因では，最も多いのは「家族や地域からの孤立」，次いで「統合失調症やうつ病などの精神障害，精神疾患」「経済的困窮」「判断力の低下，認知症」「身体能力の低下，身体障害，身体疾患」「本人の気兼ね，プライド」と多岐にわたり，疾患や障害，心身機能の低下，経済的問題だけでなく，地域とのつながりや本人のライフスタイルや生活傾向などを踏まえて，それぞれの要因にアプローチをしていくことが課題解決につながると考えられる。

また，解消が困難な理由として最も多かったのは，「本人が解消を望んでいない」が47.0％と約半数を占め，次いで「本人との接触・交渉ができない」が23.8％，「解消をするための制度がない」が18.0％であった。さらに住居荒廃の問題に取り組む上で「居住者に対する支援について」の課題として最も多かったのは，「本人が支援を受けることを望まない」が57.0％，「行政が支援することの是非」が48.6％，「家族・親族の協力が得られない」が36.8％であり，どこまで介入が可能か，また支援者が介入する上での留意点等を研修などで共有する必要があるだろう。

4 若年と高齢のセルフ・ネグレクトの実態

筆者らが地域包括支援センターにおけるセルフ・ネグレクト事例への対応の実態と課題について行った調査で，対応した高齢のセルフ・ネグレクト301事例について分析[29]したところ，対象者は「認知症（疑い含む）」164人（54.5%），「精神疾患（疑い含む）」155人（51.5%）で，医療機関に「受診あり」が103人（34.2%）であった。相談受付時に「不衛生な家屋に居住」212人（70.4%），「衣類や身体の不衛生の放置」197人（65.4%），「必要な受診・治療の拒否」177人（58.8%），「必要な介護，福祉サービスの拒否」166人（55.1%）で，生命・身体・生活への影響は，最重度26人（8.6%），重度122人（40.5%），軽度141人（46.8%）であった。対応が終了した143人（47.5%）の内訳は，施設入所44人（30.8%），死亡41人（28.7%），入院39人（27.3%），健康・生活の改善30人（21.0%）であり，セルフ・ネグレクト状態にある高齢者の約半数が生命・身体・生活への影響が最重度・重度であり，早期介入・早期支援が課題であると示唆された。

また同調査において，若年のセルフ・ネグレクト95事例についても分析[30]したところ，対象者は「精神疾患（疑含む）あり」は59人（62.1%）で，医療機関に「受診あり」は31人（32.6%）であった。相談受付時に「地域からの孤立」56人（58.9%），「不衛生な家屋に居住」53人（55.8%），「衣類や身体の不衛生の放置」45人（47.4%），「必要な受診・治療の拒否」42人（44.2%）で，生命・身体・生活への影響は，最重度が10人（10.5%），重度が38人（40.0%），軽度が42人（44.2%）であった。対応が終了した40人（42.1%）の内訳は，入院13人（32.5%），死亡10人（25.0%），健康・生活の改善が10人（25.0%）であった。セルフ・ネグレクト状態にある若年者は，約半数が生命・身体・生活への影響は最重度・重度であり，7割が地域から孤立していた。

いずれも地域包括支援センターを対象に行った調査であるが，高齢であっても若年であっても，セルフ・ネグレクトの場合，約半数が生命・身体・生活への影響は最重度・重度であり，地域から孤立していることは共通の課題である。

5 わが国のセルフ・ネグレクトの特徴

1 セルフ・ネグレクトと孤立死

「孤立死」を「自宅にて死亡し，死後発見までに一定期間経過している人」と定義して，全国の自治体の地域包括支援センターと生活保護担当課を対象に孤立死と思われる事例についての調査[15)]を行ったところ，事例の約８割が生前に何らかのセルフ・ネグレクトの状態であった可能性があるという結果が得られた。そう考えると，セルフ・ネグレクトの行き着く先は孤立死である可能性が高いといえる。セルフ・ネグレクトの人を支援しないことは，慢性疾患に罹患しているのに必要な医療やサービスを受けない高齢者を放置することになり，孤立死にもつながり，やがて死後長期間放置される。

東京都監察医務院で取り扱った自宅住居で亡くなった単身世帯の者の統計（2018（平成30）年）によると，東京23区内の自宅住居で亡くなった単身世帯の65歳以上は男性が2,518人，女性が1,349人と2003年以降過去最高となっている[31)]。

また，日本少額短期保険協会の「孤独死の現状レポート」（2016（平成28）年3月）によれば，東京23区内の65歳以上の孤独死者（賃貸住居内における）の数は，2002年の1,364人から2014年の2,885人と2倍を超える増加となり，遺体発見までの平均日数は男性で23日，女性で7日である[32)]。前述のように，ニッセイ基礎研究所の調査では，孤立死の要因の約８割がセルフ・ネグレクトであった[15)]。セルフ・ネグレクトの先には孤立死が待っているといっても過言ではない。

高齢者のセルフ・ネグレクト事例の主要なパターン（類型）については，「不衛生型」（16.5%），「サービス拒否型」（17.4%），「拒否・孤立型」（13.0%），「不衛生・住環境劣悪型」（12.8%），「不衛生・劣悪環境・拒否型」（9.4%），「多問題型（近隣影響なし）」（12.3%），「多問題型（近隣影響あり）」（18.7%）の７つに類型化された[33)]。類型の中でも「拒否・孤立型」には，近親者とのトラブルや近隣住民とのトラブルによってセルフ・ネグレクト状態に至っている人が多いこと，孤立死に至った事例は，「多問題型」よりも，「拒否・孤立型」ないし「サービス拒否型」に多いことなどが報告されている[33)]。

支援者は「ゴミ屋敷」に目が行きがちだが，サービスを拒否し地域から孤立している高齢者のほうがより生命のリスクが高いと思われる。

2 セルフ・ネグレクトと意図性

前述のNCEAの定義（p2参照）では，精神的に健全でその行為の結果を理解できる者が，自分の意思でそのような状態にある場合は，セルフ・ネグレクトの定義から除外している[1]。アメリカにおいては，客観的にはセルフ・ネグレクトと呼ばれる状態であったとしても，認知力や判断力が低下しておらず意図的にこのような状態になっている者は，支援の対象から除く。すなわち，意図的にそのような行為を行っている人たちについては，「個人の自由」や「自己決定の尊重」という観点から，他者が保護や介入を行うのは権利の侵害であるという考え方をしている。

一方で，日本の研究者はこの点について異論を述べる者も多い。津村ら大阪の高齢者虐待防止研究会の定義では，「生活において当然行うべき行為を行わない，あるいは行う能力がない」と，認知力や判断力が低下していない者もセルフ・ネグレクトに含めている[3]。それは津村らが，アメリカ人と異なる日本人の特徴として「依存と気がね，世間体を気にし，周囲に委ねて自己主張をしないことである」と，人権を守るという立場からセルフ・ネグレクトは見過ごせないと考えたからである[3]。日本人は「自己主張をせず，人に合わせること」を美徳とする国民であり，特に現在の高齢者は厳しい時代を生き抜いてきたので，人の世話になること，人の迷惑になることなどを避けようとする世代でもある。本当は，本心では支援を求めている高齢者も少なくないことを認識した上で，「なぜ支援を求めない」のか，「支援を求めることができない」のかに寄り添う支援が必要である。

6 セルフ・ネグレクトの支援・対応の基本

1 自己決定の尊重とその人らしい生活へ導く

ゴミ屋敷の事例も含め，セルフ・ネグレクトの事例では，生活の大きな変化を期待することは難しく，時間はかかっても信頼関係を築いて少しずつでも支援を受け入れてもらい，個人の意思を尊重した関わりが必要である[34)]。まずは小さい変化から受け入れてもらい，その変化を心地よいことだと実感してもらうことで，さらに次の支援を受け入れてもらうようにしていくことが効果的である。ゴミを片付けることが目標ではなく，あくまでも対象者の「自己決定」を尊重し，「その人らしい生活」へ導くことが目標である。

一方で予防的な関わりが重要であり，リスク要因をもつ高齢者を把握し，定期的に見守りをし，意欲低下が起こっていないか，生活が破綻していないかを確認することが必要となる。ゴミ屋敷になってから対応するのではなく，「ゴミをため込む人」「ゴミをため込むリスクのある人」を早期に発見し，支援する。また，ゴミ屋敷の場合には，本人の人権を尊重するだけでなく，近隣住民の人権にも配慮しなければならない。ゴミ屋敷が放置され，近隣住民の生活に悪影響を及ぼせば，本人がますます孤立しコミュニティから阻害されることにもなりかねない。行政が中心となって本人と近隣住民との調整をしていくことが求められる。

では，セルフ・ネグレクトの人にどう対応したらよいのか。またセルフ・ネグレクトに陥らないために，支援者は何に気をつければよいのか。

セルフ・ネグレクトは自分自身による行為であるため，高齢者虐待防止法で虐待として定義されておらず，健康や安全が損なわれている状態であっても他者が強引にサービスを受けさせることは困難である。また日本人の場合，プライドや遠慮・気兼ねから自ら助けを求めない人も実際には多くいる。「大丈夫」という言葉に支援者が安心してしまい，気がついたときには健康状態がかなり悪化していたという事例も少なくない。地域の人の気づきや情報を，行政や専門職につなげる仕組みをつくり，セルフ・ネグレクト状態の高齢者の生き方を支援できる仕組みを早急につくることが必要である。

またセルフ・ネグレクトは，「助けを求める力が低下している」ため，自分から助けを求めることは稀で，発見することが難しい。セルフ・ネグレクト状態に陥っても，支援が必要な状態にあることに自身が気づかないことも多く，「何も困っていない」「自分で何とかするから放っておいてくれ」「大丈夫だから」と支援を拒むことがよくある。「助けを求める力」が低下あるいは欠如している人たちを見逃さないようにすること，そして，「その人らしい生活」を支え，自己決定を尊重していくことこそが，セルフ・ネグレクトの人に必要な支援であると考える。セルフ・ネグレクトは誰にでも起こり得ることであり，自分が困ったときには遠慮せず，「助けて」と言えるようになること，言えるような社会になることが基本である。

2 支援すべきセルフ・ネグレクト

専門職が支援すべき主なセルフ・ネグレクト状態とは，①生活に関わる判断力，意欲が低下している，②本人の健康状態に悪影響が出ている，③近隣とのトラブルが発生し孤立している事例，であると考える。

このうち，すぐに支援が必要な事例は，認知力や判断力が低下してセルフ・ネグレクトに陥っている人たちであるが，これらの事例は権利擁護の観点から地域包括支援センターなどですでに対応しているものと思われる。

次に支援を必要と考える事例はグレーゾーンの人たち，すなわち，遠慮や気兼ね，生きる意欲の低下によりセルフ・ネグレクトに陥っている可能性がある人たちであり，これからどのように生きていきたいのか，どのような生活を望んでいるのかなどを聞き取り，自己決定を含めて支援をしていく必要がある。

一方，認知力や判断力の低下はなく，必要な情報を得て，自分の意思と判断に基づいて行動しているが，客観的にみるとセルフ・ネグレクトに陥っている人たちには，現段階では本人の選択の自由があり，介入する必要がない，あるいは介入が難しいと思われるが，本人が置かれている状況，意思や判断も時間とともに変化する可能性があるので，何かあったときに相談できるよう情報提供と見守りの必要があると考える(図 1-4)。

日本において，セルフ・ネグレクトの高齢者に対応する専門職は，独自の方法や個人の力量で支援に取り組んでいるが，高齢者虐待防止法の定義から除外されているこ

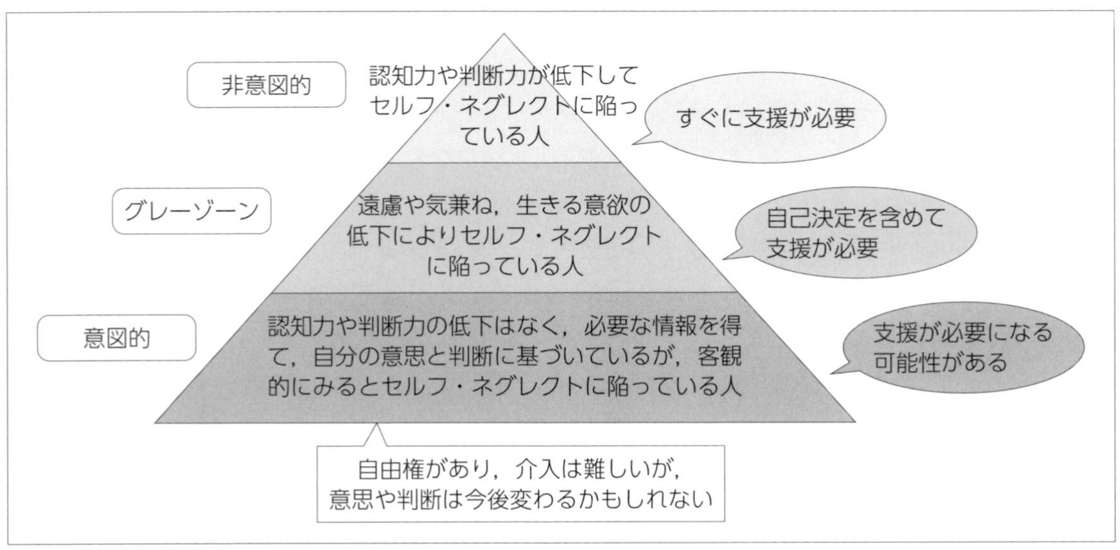

図 1-4　支援が必要なセルフ・ネグレクト

とや，生命の尊重のためであっても強制的に介入することができないため，「本人が介入を拒否すれば対応できない」「専門職として支援が必要と判断しても介入できない」ことから，対応が遅れているのが現状である。その結果，疾病の悪化や再発，最悪の場合には本人が死亡という事態となり，関わった専門職は自責の念にかられることも少なくない。前述したとおり，筆者らの研究班では，この拒否を，現在の段階では《中核概念》ではなく，《付随概念》に位置付けているが，支援を本人が拒否するからこそセルフ・ネグレクトに陥るわけであるから，拒否することへの対応を考えることは重要である。

また，本人が支援を拒否しているケースでは，どの範囲まで支援していくのか，「権利擁護」が逆に「権利侵害」になりはしないかと悩み，同時に，自分の価値観を押し付けてはいないだろうかと思い悩むことも多い。

生命の危機があると判断したときは，専門職でなくても警察や救急車を呼ぶことは人道的に当然の行為であるが，即座に生命に影響する状況でなくても，虐待と同様，「生命や身体に影響を及ぼすおそれがあるとき」，あるいは「生命や身体に影響を及ぼすおそれがあると思われるとき」には，専門職として介入して支援する必要があると考えるべきである。生存権の保障やQOLの向上などのさまざまな視点から説明し説得をしても，もちろん強制力はないため無理やり受診やサービスを契約することに結びつかないかもしれないが，それでも時間をかけて伝えていくことで，その蓄積がいつか本人の行動変容につながると考えて支援することが重要である。

本人が支援を拒否してまったく介入できない場合，本人がSOSを出すまで待ってよいか，それとも強制的にでも介入すべきなのか，介入するならどのタイミングがよいのか，これらを判断することは難しい。また，出会ったばかりの専門職だけでは難しく，地域住民の理解・協力も必要であり，民生委員や保健所・保健センターの専門職などとの連携も必要となってくるため，専門職一人の判断で決めるのではなく，地域ケア会議を開催してチームで，あるいは組織で対応の方針を決め，計画を立てて支援・対応していく必要がある。

前述したように，2015（平成27）年7月の厚生労働省からの通知文書[24)]や，「東京都高齢者虐待対応マニュアル」[8)]では，「セルフ・ネグレクト」を高齢者虐待に準じて対応すべきとしている。援助を求めていないからと放置するのではなく，必要な支援を求めることができないから援助を必要とする人だと考えることが大切である。

3 支援・対応における留意点

1）自己決定を支援する

認知症などで認知・判断力が低下していても，何らかの判断はできることがある。また高齢になると，自分のできることとできないことの見極めが難しくなり，すべてを自分で決定することができず，その上，自分からその現実を認めることができない場合もある。それぞれの価値観を尊重し自己決定を支援することは，家族でも友人・知人でも，専門職でもできる支援である。家族や周囲の支援者は，高齢者本人が無力感や罪責感にさいなまれることがないよう，まずはできていることを認め，次にもう少し誰かの支援があればうまくできることを探していき，最終的にそのできない部分の支援をすることが大切である。

2）生命のリスクを見極め，明確に伝える

生命のリスクがある場合は，心身の状況を本人が正しく把握し行動しているのかを確かめ，そうでない場合は，正しい知識や情報を提供した上で，本人の意思を確認する必要がある。セルフ・ネグレクトの場合，専門職が客観的にみて生命のリスクが高いと判断し説得しても，本人は生命の危険を感じていないことがある。そのような場合でも，本人が病気の程度や悪化していることが理解できるように，脈拍，体温や血圧の値を示したり，その値の意味がわかるように説明したりする必要がある。そして生命のリスクが高い場合には，それを伝えることが最も効果的だと思われる本人以外の人を選び，「このまま放っておくと命に関わる」ことを明確に伝えることが重要である。今，緊急性がないとしても，今後安全や健康を損なうことが予測されるのであれば，専門職はそのリスクを明確に本人に伝える必要がある。

3）具体的に選択肢を提示する

「本人の意思を尊重する」のは，認知・判断力が低下していない成人への対応としては当然のことである。例えば，本人が服薬を拒否するのであれば，なぜ服用したくないのかをまず聞く必要がある。その上で，薬の効果や副作用，薬を服用しない場合のリスクについて本人にわかるように説明し，服薬する方法を一緒に考えていく。しかし，こうした手続きを踏まず，本人が服薬を拒否しているからと，正しい情報や具体的な選択肢の提示をしないことは，専門職の支援としては不十分である。また，選択肢を一つしか提示しない場合は，本人にとっては強制された，あるいは価値観を押し付けられたように感じることがある。複数の選択肢を提示して，自身で選択してもらうとよい。

4）価値観・ライフスタイルを尊重する

人にはこれまでの生活の歴史があり，そこにはその人自身の生活がある。どこまでその人らしい生活として尊重していくのか，見守っていくのか，どこからは支援していかなければいけないのかを専門職がアセスメントするだけでなく，関わる多職種と合意形成しておく必要がある。本人の健康や安全に関わることであれば，支援していくことは単なる「おせっかい」ではなく，専門職としてのアセスメントに基づいた専門的指導になる。

アセスメントの第１として，本人が正しい情報を得て，正しい知識を習得しているのかを確かめる必要がある。本人が刹那的に今日や明日の自分をイメージするのではなく，今後起こり得る問題も予測して判断できているかを確認し，もし予測できていないとすれば，起こり得る問題を提示し，イメージしてもらった上で，再度判断が正しいかどうかを確認してもらう必要がある。

5）エンパワメントし，その人らしい生活を支える

疾患はないが，ライフイベント等により生きる意欲を失い，日常生活の著しい怠り（トイレに行くのが面倒で食べないなど）があるときには，どのように支援したらよいか迷うことがあるかもしれない。「生きていても仕方がない」「放っておいてほしい」と言われたときは，無理に否定することなく寄り添うことで，少しずつ心を開いてくれることも多い。セルフ・ネグレクトに至る過程に耳を傾け，元気なときの様子や，その人の望む生き方などを丁寧に聞き取ることで，生きる力を取り戻していくことも多い。専門職だけで対応するのではなく，要介護認定を受けていればデイサービスを利用することや，そうでなければ高齢者サロンや近隣の人との交流へとタイミングをみてつなげることも有効である。

6）つながりを絶たないよう，チームで対応する

セルフ・ネグレクトの場合，支援者が介入すらできず，介入できてもなかなか状態が改善しないもどかしさを感じることも多い。介入し改善するよう努力していても，何かのきっかけで信頼関係が崩れるのではないかとか，本人が事故や死亡に至った場合には責任がもてるのかなど，重圧を感じることも少なくない。担当者一人が抱え込むのではなく，地域ケア会議の活用や事例検討会を開催して計画を立てて，計画に沿ってチームで役割を分担して対応することが必要となる。

わが国では，拒否する本人を無理やり入院させることやサービスを導入することはできないという法制度の限界があり，支援がうまくいかないことを自分の責任であると思い込んでしまう専門職もいる。まして，本人だけの拒否にとどまらず，家族の拒否があると，行政やその他の機関への連携依頼がスムーズに進めず，対応に限界がある。専門職がバーンアウトしないためにも，地域包括支援センターだけではなく，民生委員，民間業者，地域住民との協働により，支援のネットワークを構築していき，チームで対応していくことが必要である。

4 事例の特徴ごとの支援・対応のポイント

1）近隣とのトラブルを起こしている場合

近隣住民とトラブルを起こしているケースや，衛生面等で公共の福祉や公衆衛生で周囲に悪影響を明らかに及ぼしているケースは，近隣からの苦情でセルフ・ネグレクトの人を発見することが多い。ここで注意すべきことは，まずセルフ・ネグレクトの状態にある人の人権を尊重することである。周囲への影響があると短期間での解決が求められ，苦情がくるとついその対処を優先しがちで，「引っ越しをさせる」ことや「入院や入所をさせる」こと＝「解決する」ことであると考えがちになる。しかし，まずは当事者の気持ちに耳を傾けることが必要である。また，近隣とのトラブルが生じているような事例は，トラブルの再発防止に備えて，警察の協力を依頼しておくことも有効である。

2）認知症高齢者の場合

認知症の場合，認知・判断力が低下して自己決定ができないため，本人に何か起こるまで待つしかないと考えるケースがあるかもしれないが，認知症で認知・判断力の低下の可能性がある場合には，専門医を受診し，認知力や判断力の低下が認められれば，「首長申立て」という方法で，成年後見人を申請することが可能である。

また，セルフ・ネグレクトは高齢者虐待防止法では定義されていないため，立ち入り調査権限が行使できず，もはや打つ手がないと考えるケースもあるかもしれないが，家族を探して協力してもらうことが有効な場合も多くある。

セルフ・ネグレクトの事例の中には，認知症状をもつケースが多く，一方で介護認定を受けているケースは少ない。認知症の場合，自分ができることを適切に判断することができないため，本人が自分はできていると思っていても，実際にはできていないことが多い。本人の望んでいる生活，本人のできている生活，サポートする必要がある部分を見極めていく必要がある。遠方や疎遠になってしまった家族を探して，まず協力を求めることが必要である。第三者ができなくても家族ならできることは多く，本人も家族の言うことやすることなら受け入れることがある。しかし，認知症の進行，精神疾患の重複により，関わる人たちに対して妄想が出現することがあるため，家の中を片付けるときや物の位置を変えるときには，環境を大きく変えることで本人が混乱しないよう配慮することが必要である。

3）精神疾患がある場合

精神疾患やアルコール関連問題がある場合，特に医療を拒否する，あるいは医療を中断している場合やキーパーソンが不在の場合には，医療を中心としたネットワークの構築が必要である。保健所や保健センター，各都道府県の精神保健福祉センターとのネットワークにより，受診につなげることができた事例も多い。

なかでも自傷他害のおそれがあるような場合には，「精神保健及び精神障害者福祉に関する法律」（以下，精神保健福祉法）に則り，精神保健指定医の判断に基づいて「措置入院」の適用になることがあるため，警察や保健所・保健センター，精神保健福祉センターと連携して対応していく必要がある。「措置入院」とは，指定医が判定し，都道府県知事や政令指定都市の首長の権限で，本人の同意がなくても患者を入院させることができるというものである。また，措置入院とは別に，精神保健指定医は重い精神障害がある患者について，家族等の同意を得て強制的に入院させることができる。保健所の精神保健福祉相談や精神保健福祉センターでは，専門医によるアウトリーチを行い，対応方法の助言を行ったり入院先を紹介したりするところが増えてきている。保健所や精神保健福祉センターの保健師と連携し，重い精神障害の可能性がある場合には，事例検討会等で方針を決める必要がある。

4）経済的問題に関する場合

医療機関を受診したいと考えても，経済的問題（保険料未納など）ですぐに受診できないことがある。深刻な不況下では，経済的な理由から食事をとれない（とらない），必要な治療を受けられない（受けない）等の状況に陥るため，経済的困窮はセルフ・ネグレクトのリスク要因である。また高齢者の中には「お金がない」と思い込み，自分の出費を抑えて家族のために少しでも財産を多く残したいという思いがありながら，人には伝えていないことがあるため，支援に際し経済状況をアセスメントしておくことは必要である。

一方，公共料金未払いなどの問題が起こり，ライフラインを止められると，セルフ・ネグレクト高齢者の生命のリスクが高まる。未払いや督促の段階で把握できるよう，ライフライン事業者との見守り契約やネットワークづくりをしておくことが早期発見につながる。

文献

1）Tatara T, Thomas C, et al.：The National Center on Elder Abuse（NCEA）National Incidence Study of Elder Abuse Study；Final Report, 1998.
2）多々良紀夫：高齢者虐待早期発見・早期介入ガイド，第4版，長寿科学総合研究事業・多々良研究班，10, 2004.
3）津村智恵子・入江安子他：高齢者のセルフ・ネグレクトに関する課題，大阪市立大学看護学雑誌，2, 1-10, 2006.
4）Lauder W：The utility of self-care theory as a theoretical basis for self-neglect, Journal of Advanced Nursing, 34(4), 545-551, 2001.
5）Lauder W, Roxburgh M, et al.：Developing self-neglect theory：analysis of related and atypical cases of people identified as self-neglecting, J Psychiatr Ment Health Nurs, 16, 447-454, 2009.
6）National Association of Adult Protective Services Administrators and Virginia Department of Social Services：A National Study of Self-Neglecting Adult Protective Services Clients, 1991.
7）寝たきり予防研究会：高齢者虐待―専門職が出会った虐待・放任，北大路書房，55-59，2002.
8）東京都保健福祉局高齢社会対策部在宅支援課：東京都高齢者虐待対応マニュアル―高齢者虐待防止に向けた体制構築のために，2006.
9）野村祥平・岸恵美子他：高齢者のセルフ・ネグレクトの理論的な概念と実証研究の課題に関する考察，高齢者虐待防止研究，10(1), 175-187, 2014.
10）岸恵美子編集代表：セルフ・ネグレクトの人への支援―ゴミ屋敷・サービス拒否・孤立事例への対応と予防，中央法規出版，2015.
11）野村祥平：ひとつの地域における高齢者のセルフ・ネグレクトに関する実態，高齢者虐待防止研究，4(1), 58-75, 2008.
12）岸恵美子：セルフ・ネグレクトに対応する介入プログラム開発と地域ケアシステムモデルの構築報告書，2008年度～2010年度科学研究費補助金（B）研究成果報告書，帝京大学医療技術学部岸研究班，2011.
13）野村祥平：セルフ・ネグレクト状態にある高齢者への予防・支援の法制化に関する考察―高齢者権利擁護法の成立に向けた課題，高齢者虐待防止研究，7(1), 82-99, 2011.
14）内閣府：セルフ・ネグレクト状態にある高齢者に関する調査―幸福度の観点から報告書，平成22年度委託事業，内閣府経済社会総合研究所幸福度研究ユニット，2012.
15）ニッセイ基礎研究所：セルフ・ネグレクトと孤立死に関する実態把握と地域支援のあり方に関する調査研究報告書，平成22年度老人保健健康推進等事業（国庫補助事業），（厚生労働省委託），ニッセイ基礎研究所，2011.

16）あい権利擁護支援ネット：セルフ・ネグレクトや消費者被害等の犯罪被害と認知症の関連に関する調査研究事業報告書，平成 26 年度老人保健事業推進費等補助金（老人保健健康推進等事業），（厚生労働省委託研究），あい権利擁護支援ネット，2015.
17）Pavlou MP, Lachs MS：Self-neglect in older adults：a primer for clinicians, Journal of General Internal Medicine, 23(11), 1841-1846, 2008.
18）Dyer CB, Goodwin JS, et al.：Self-neglect among the elderly；a model based on more than 500 patients seen by a geriatric medicine team, Amerian Journal of Public Health, 97(9), 1671-1676, 2007.
19）Pavlou MP, Lachs MS：Could self-neglect in older adults be a geriatric syndrome? Journal of the American Geriatrics Society, 54(5), 831-842, 2006.
20）Dong XQ, Simon M, et al.：Elder self-neglect and mortality risk in a community dwelling population, JAMA, 302(5), 517-526, 2009.
21）Gibbons S, Lauder W, et al.：Self-Neglect；a proposed new NANDA diagnosis, International Journal of Nursing Terminologies and Classifications, 17(1), 10-18, 2006.
22）Holmes TH, Rahe RH：The social readjustment rating scale, Journal of Psychomatic Research, 11, 213-218, 1967.
23）厚生労働省老健局：市町村・都道府県における高齢者虐待への対応と養護者支援について，2006.（http://www.mhlw.go.jp/topics/kaigo/boushi/060424/dl/01.pdf）（最終アクセス 2021 年 5 月 1 日）
24）厚生労働省老健局高齢者支援課：市町村や地域包括支援センターにおける高齢者の「セルフ・ネグレクト」及び消費者被害への対応について（平成 27 年 7 月 10 日，老推発 0710 第 2 号）
25）Dong XQ, Simon M, et al.：The prevalence of elder self-neglect in a community-dwelling population；hoarding, hygiene, and environmental hazards, Journal of Aging and Health, 24(3), 507-524, 2012.
26）岸恵美子・坂本美佐子他：全国の自治体におけるセルフ・ネグレクト事例への対応と課題，日本公衆衛生学会総会抄録集，77，2018.
27）岸恵美子・吉岡幸子他：専門職がかかわる高齢者のセルフ・ネグレクト事例の実態と対応の課題―地域包括支援センターを対象とした全国調査の結果より，高齢者虐待防止研究，7(1)，125-138, 2011.
28）岸恵美子：いわゆる『ゴミ屋敷』の実態とその背景に潜むもの，公益財団法人日本都市センター編：自治体による「ごみ屋敷」対策―福祉と法務からのアプローチ，日本都市センター，2019.
29）岸恵美子・坂本美佐子他：地域包括支援センターにおけるセルフ・ネグレクト事例への対応の実態と課題（第 2 報）―対応した高齢のセルフ・ネグレクト事例の分析より，日本公衆衛生看護学会抄録集，2018.
30）岸恵美子・坂本美佐子他：地域包括支援センターにおけるセルフ・ネグレクト事例への対応の実態と課題（第 3 報）―対応した若年のセルフ・ネグレクト事例の分析より，日本公衆衛生看護学会抄録集，2018.
31）東京都福祉保健局東京都監察医務院：東京都監察医務院で取り扱った自宅住居で亡くなった単身世帯の者の統計，平成 30 年.（https://www.fukushihoken.metro.tokyo.lg.jp/kansatsu/kodokushitoukei/kodokushitoukei30.html）
32）日本少額短期保険協会孤独死対策委員会：孤独死の現状レポート，2016 年 3 月 2 日.（https://www.shougakutanki.jp/general/info/2015/news20160310.pdf）（最終アクセス 2021 年 5 月 1 日）
33）斉藤雅茂・岸恵美子・野村祥平：高齢者のセルフ・ネグレクト事例の類型化と孤立死との関連―地域包括支援センターへの全国調査の二次分析，厚生の指標，63(3), 2016.
34）岸恵美子・野尻由香他：地域包括支援センター看護職のセルフ・ネグレクト事例への介入方法の分析，高齢者虐待防止研究，10(1), 106-120, 2014.

第2章

セルフ・ネグレクトと関連する諸問題

1 セルフ・ネグレクトと ゴミ屋敷，ため込み，多頭飼育

1 セルフ・ネグレクトとゴミ屋敷

「ゴミ屋敷」とは，「ゴミが積み重なった状態で放置された建物もしくは土地」のことである。ゴミ屋敷の住人がゴミをため込んだり，ゴミをあえて捨てずにとっておいたりすることもある。またゴミが堆積しているために，他人からゴミを投棄されてしまうこともある。悪臭やネズミ・ゴキブリの発生，火災や放火などの犯罪にも遭いやすいことなどから，近隣の住環境や治安を悪化させることもあるので社会問題になっている。

ゴミ屋敷の人たちは，なぜゴミに執着するのか。筆者が保健師として勤務しているときに出会った事例からは，他者の介入を拒む孤立した人たちが多く，孤独で寄り添う人がいないため，その寂しさや不安を物で埋めていたのではないかと思えた。近頃，テレビのニュースで「ゴミ屋敷」が頻繁に取り上げられるようになった。ゴミ屋敷の主は取材を受け，今の生活に何ら問題を感じていないように見えたり，むしろ誇らしげであったりする。しかし，近隣住民は悪臭や害虫の問題などの迷惑をこうむっていることも少なくない。

こうしたゴミ屋敷が片付かないのは，何が要因なのか。そして単なるゴミの問題と済ませてよいのか。実は，ゴミ屋敷は孤立死につながる生命に関わる重大な問題でもある。

1)「ゴミ屋敷」の住人は変わった人なのか？

ゴミ屋敷の住人とは，「そもそも片付けができない人」「生活がだらしない人」「周りのことを考えない自分勝手な人」など，生活のルールが守れない困った人にみえる。ところが，近隣の住民や親族に話を聞くと，ゴミ屋敷住人は，かつてはきちんとゴミを捨てていたということが少なくない。また，ゴミ屋敷住人本人が捨てていないにしても，家族の誰かがきちんとゴミを捨てていて，何らかの出来事がきっかけでゴミ屋敷になっていったということも少なくない。

しかし「セルフ・ネグレクト」という状態に陥ってしまうと，日常生活に必要な行為を行わない。具体的には，洗濯をしない，風呂に入らない，病気なのに病院に行かない，食事をしない等がセルフ・ネグレクトの状態であり，ゴミを捨てずにため込むこともある。その多くは一人暮らしの高齢者で，いくつかの調査では男性が多いという報告もあるが，男女差は明確ではない。また，近年ではひきこもりの長期化・高齢化に伴い，50～60代のひきこもりの中に，セルフ・ネグレクトに陥る人がみられ，いわゆる「8050問題」に発展するケースも少なくない。セルフ・ネグレクトというと，一人暮らしというイメージをもたれるが，家族がいても家族からネグレクトされ

た結果，セルフ・ネグレクトに陥る人もいる。最近では，母子世帯等で母親が病気を患い家事や育児ができないためにやがてゴミ屋敷となり，家族ごと孤立しているという事例もあり，子どもがいじめや登校拒否などの問題を抱えることもある。

以下にゴミ屋敷となるいくつかの例を紹介する。

1　夫と死別し身体を悪くしたAさん（78歳）

5年前に夫と死別し一人で暮らしていたAさんはもともときちんとした性格で，毎日家の掃除と庭の手入れをしていた。ところが2年前に膝を悪くしてからは歩くのがつらくなり，掃除やゴミ出しが大きな負担になった。気がつくと，家の中にはゴミが積み重なり，庭も荒れ放題になってしまい，その頃から近所の人との交流もなくなり，家に閉じこもる生活が続いている。

2　妻に先立たれたBさん（73歳）

Bさんは定年後，妻と二人で暮らしていたが，3年前に妻が他界。家のことはすべて妻任せだったので，料理や掃除，洗濯などの家事が一切できない。ゴミの分別や出し方もよくわからず，いつの間にか部屋にコンビニ弁当の空き容器や総菜のトレーがあふれているようになった。Bさんは寂しさからか野良猫に餌をあげ始めたことがきっかけで，猫が何匹も家の中にいる多頭飼育の状態となり，家屋内はゴキブリやネズミが発生し，不衛生な状態になっている。

3　老親の介護で離職したCさん（54歳）

Cさんは長年，部品工場で正社員として働いていたが，5年前に両親の介護が必要になり，仕事を辞め介護に専念した。ところが3年前に両親を相次いで見送ることになった。両親が存命のときには年金で生活をともにできたが，両親が亡くなった後の生活で預貯金を使い果たし，就職活動もうまくいかず，イライラが募り，毎日昼間から酒を飲む生活になった。風呂にも入らず，着替えもせずに，一日のほとんどを家の中で過ごしていた。栄養状態が悪い上に記録的な猛暑の中，冷房が壊れたままの部屋で孤立死をしていたCさんが，異臭がするという近隣住民の通報によって発見されたのは，死後2週間が経ってからであった。

4　うつ病で家事ができないDさん（32歳）

Dさんは小学生の娘と二人暮らし。夫とは離婚し，シングルマザーとして娘を育てていたが，派遣社員として勤務していた会社で上司とトラブルになり，うつ病を発症した。その後会社を辞め，家に閉じこもる生活になったが，家にいると家事も子育ても何もする気が起こらず，娘の食事もつくることができない。娘がコンビニエンスストアやスーパーマーケットで菓子パンや弁当を買ってきて，それを一緒に食べるという生活が続いている。家の中にはゴミ箱がなく，足の踏み場がないほど物が散乱するようになった。娘は「汚い」「臭い」といじめられるようになり，学校に行けなくなった。

2）いわゆる「ゴミ屋敷」のタイプとその対応

筆者は「ゴミ屋敷」について，その成り立ちにより，**図2-1**に示すように，①ゴ

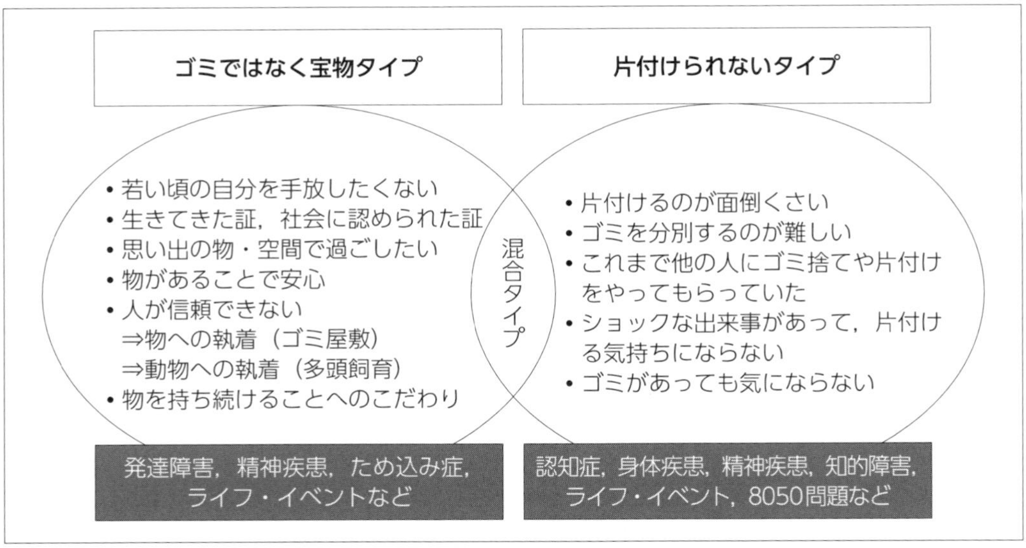

ゴミではなく宝物タイプ

片付けられないタイプ

• 若い頃の自分を手放したくない
• 生きてきた証，社会に認められた証
• 思い出の物・空間で過ごしたい
• 物があることで安心
• 人が信頼できない
⇒物への執着（ゴミ屋敷）
⇒動物への執着（多頭飼育）
• 物を持ち続けることへのこだわり

混合タイプ

• 片付けるのが面倒くさい
• ゴミを分別するのが難しい
• これまで他の人にゴミ捨てや片付けをやってもらっていた
• ショックな出来事があって，片付ける気持ちにならない
• ゴミがあっても気にならない

発達障害，精神疾患，ため込み症，ライフ・イベントなど

認知症，身体疾患，精神疾患，知的障害，ライフ・イベント，8050問題など

図 2-1　いわゆる『ゴミ屋敷』のタイプ

ミではなく宝物タイプ，②片付けられないタイプ，③混合タイプ，の３つのタイプがあると考えている[1)]。

「ゴミではなく宝物タイプ」の場合は，ゴミではないと認識し，物への執着と手放すことには苦痛が生じる。物を集めることに積極的な感情が湧き，集めることを禁止したり，捨てることを一気に進めてしまうと不安や罪悪感にさいなまれるという，ホーディングシンドローム（hoarding syndrome：貯蔵症候群）の場合もあるので，慎重に対応する必要がある。

ホーディングシンドロームでは，情報を整理できないことや分類する能力の欠如，記憶への信頼の欠如等により，整理する決断ができないことや物への愛着をコントロールできないという報告がある[2)]。物によって生活するスペースが奪われ，毎日の生活に大きなストレスや障害となるが，物を集めたり捨てずにため込んだりすることへの積極的な感情が存在することが多く，また自分の持ち物を処分することや，新しい物を手に入れることをやめようとすると，否定的な感情（不安感，罪悪感，羞恥心，後悔）が起こることがあるという。その反面，物を無駄にするのではないかという不安，幸運に魅かれる心，物があることによって感じるくつろぎと安全があるという[2)]。

対応としては，物への愛着の優先順位がつけられないために，一定のルールを決めながら本人に一つひとつ手に取って確認してもらった上で捨てていくという作業になり，大変時間と労力のかかる作業ではあるが，片付けを始める際の重要な最初のステップである。一方で，やっと部屋の片付けをすることに納得したと思っても，いざ片付けを始めると注意が持続せずに中断されてしまうことがある。最初から広範囲を片付けることはせず，まずは本人の身の回りなど範囲を限定して進めることが得策である。

次に「片付けられないタイプ」であるが，これは「いつか捨てようと思ったが，なかなか捨てられなかった」というもので，ゴミという認識はある。高齢になると心身の機能低下が起こるが，まず身体機能の低下である膝関節痛や腰痛などにより「ゴミ置き場に行くことが大変」になる。また，年齢とともに捨てる物の決断がしにくくなることや，ゴミを分別するのが難しいことで「ゴミがうまく捨てられない」状況になる。たまってきたゴミを誰かに頼んで捨ててもらうことが，プライドや遠慮，気兼ねからできないことも一因である。

しかし，「片付けられないタイプ」であっても，「片付けましょう」「捨てましょう」とすぐに進められるとは限らない。ゴミを捨てずにため込んでしまったという恥の意識や，人の手を借りて片付けることへの遠慮や気兼ね，自分の家の物は自分で片付けたいというプライドがあるため，やはりすぐにでも片付けようとすることは信頼関係を壊すことにつながる。まずは信頼関係を構築することから始め，高齢者のプライドを保ちながら，手伝わせてほしいという気持ちを伝えて，近隣の人たちや支援の輪を広げながら片付けを進めていく。

「混合タイプ」の場合には，当初は大事な物を集めていたり，ためていたりしたのだが，時間の経過とともに不要な物まで蓄積してしまっていたということが多い。「大事な物もあるけれど，ゴミもある」などという場合が多い。どの部分なら片付けてよいのかを本人と対話しながら焦らずに進めていく必要がある。

2　セルフ・ネグレクトとホーディング（ため込み）

前章で述べたように，筆者らの研究では，セルフ・ネグレクトの《中核概念》である『住環境の悪化』のなかでも，「環境衛生の悪化」のカテゴリーにある場合を「極端に不衛生な家屋で生活するセルフ・ネグレクト」とし，いわゆる「ゴミ屋敷」に住む人，あるいはゴミ屋敷予備軍にある人ととらえている。

ロウダー(Lauder W）らによる分類では，「hoarding」と「squalor」という内在化するものではない環境面の要素が示されている[3)]。「hoarding」とは，「①使えないモノ，価値のないモノを多く入手し，捨てることができない，②ガラクタが多すぎて，スペースが本来の目的で使用されていない，③ガラクタが原因で，重度のストレスや生活に支障が出ている」と定義されている。また，「squalor」に関しては「家庭内の不潔（domestic squalor)」という概念で，「紙ゴミ，包装紙，食品，生ゴミ，箱，壊れるか廃棄した家具などの家庭ゴミや他の廃棄物を捨てられないことにより，不衛生な状態になっていること」とされ，タイプとして，ネグレクト，セルフ・ネグレクト，ホーディング（hoarding）があると述べられている。つまり，hoarding はいわゆるゴミやガラクタを多く入手したり，捨てることができなくて片付けられない状況，domestic squalor はセルフ・ネグレクトやホーディングの結果として家屋内が不衛生になっているという状態を示している。この観点からすると，「ホーディング」およびその結果としての「家庭内の不潔（domestic squalor）」は，筆者らの研究における「環境衛生の悪化」というカテゴリーに包合されると考えられる。

米国精神医学会（American Psychiatric Association：APA）の精神疾患の診断分類・診断基準を示したDSM-5（Diagnostic and Statistical Manual of Mental Disorders-5）では，ため込み症（hoarding disorder）を「強迫症および関連症候群／強迫性障害および関連症候群」の中の一つに位置付けている[4)]。わが国におけるいわゆる「ゴミ屋敷」に居住する人々や，セルフ・ネグレクトとされる人々がすべて「ため込み症」であるわけではない。しかし，認知症や精神疾患など，また，疾患がなくてもライフイベントなどの人生のショックな出来事や人間関係のトラブルによってセルフ・ネグレクトに陥ることがあるため，なぜそのような状態になってしまったのかをまずアセスメントすることが重要である。

筆者らの理論によると，ため込み症はセルフ・ネグレクトを構成する「環境衛生の悪化」に含まれる。そのため，ため込み症だけが問題となる高齢者も，セルフ・ネグレクトであると考えられる。ため込み症はゴミを拾ってきたり，ゴミ屋敷になるなど外側から見えやすく，支援者の目に留まりやすいという特徴があるが，ため込み症だけが問題となる高齢者も，詳細にアセスメントすれば『セルフケアの不足』が見られるケースが多い。特に「健康行動の不足」は本人に会うことができないとわからない。ため込み症だけが問題に見える高齢者に関わる際には，ため込み症だけに焦点を当てるのではなく，その影にある『セルフケアの不足』を見逃さないように留意する必要がある。

3 セルフ・ネグレクトと多頭飼育

セルフ・ネグレクトで，『住環境の悪化』の「不十分な住環境の整備」のカテゴリーがある場合，いわゆるゴミ屋敷とともに多頭飼育問題が生じていることも少なくない。ゴミがたまってしまい，窓ガラスが割れたり，床や壁が壊れたまま修理せずに放置されたりすることにより，野良猫（「地域猫」といわれる場合もある）や野良犬が自由に行き来できる状態となり，適切な飼育管理ができない状態になってしまう場合がある。一方で，寂しさやむなしさを埋めるために，野良猫や野良犬に餌をあげてしまったり，家の中に入れてしまったことをきっかけに，小動物が家に寄り付くようになりやがては住み着いてしまい，不妊去勢手術もしないまま放置され，餌が十分ではないことなどから，動物の状態が悪化する。

1）多頭飼育問題とは

環境省が発行した「人，動物，地域に向き合う多頭飼育対策ガイドライン」[5)]では，多頭飼育問題を，多数の動物を飼育している中で，①飼い主の生活状況の悪化，②動物の状態の悪化，③周辺の生活環境の悪化，が生じている状況としている。多頭飼育問題の予防と解決のための対策としては，①飼い主の生活支援，②動物の飼育状況の改善，③周辺の生活環境の改善が必要とし，根本的な解決が難しく再発しやすいことから，根本的な原因に対して継続的に働きかけることが重要としている。つまり多頭飼育問題は，多数の動物への影響だけでなく，飼い主自身の生活状況や周辺の生活環境への影響があることから，動物虐待の罰則を適用するだけでは問題の解決を図ることは難しく，動物愛護管理分野だけでなく，社会福祉分野の行政職員や専門家等と連携した施策が必要である。

初見では何が起こっているのかを明らかにすることはできないかもしれないが，まずは対象者の動物への愛着の程度を知ることが，今後の対策を立てるためのアセスメントとして重要である。また，明確な区別は難しいかもしれないが，ホーディングの一種としての，動物を拾い集めるアニマル・ホーディングに陥っている可能性がある。この場合は，愛着とは異なる「執着」といえる状態にあるかもしれない。愛着ではなく，ただ集めることに執着しているだけであり，動物に餌を一切あげなかったり，劣悪な環境に置いたりするなど，適切な飼育管理をしていないケースがあるので，動物の生命の観点から注意を要する。

2）物と動物のため込みの違い

ゴミの場合の「ため込み」については先に述べたが，物と動物では何が異なるかといえば，ため込む物に生命が宿っているかの違いは大きいのではないだろうか。もちろん，「物ではなく宝物」であるという人の中には，物を自分の分身のように思っている人もいるが，動物は誰がどう扱おうと生きている。生きているということは，繁殖し，勝手に増えていくことである。そして，物と異なり，出生した後に成長していくということである。成長すれば，必要な食料も増え，行動範囲も広くなり，本人の居住する場所を奪うことにもなる。そのことを予測して対応することが重要である。

また，物であればたまっていくことで，悪臭や害獣虫の苦情が近隣からあり，本人も衛生面において劣悪な環境で生活しなければならない状況が生じる。一方，動物の場合であれば，そのような苦情や本人への悪影響があるなしにかかわらず，動物の生命が奪われている可能性が生じる。まず本人との信頼関係を構築してから対応することが重要ではあるが，時として動物の生命を奪ってしまう事態になりかねない。

多頭飼育については，「動物の愛護及び管理に関する法律」（以下，動物愛護法）では次のように規定されている。管轄は保健所など県の動物愛護管理部局であり，地域包括支援センター等の専門職は，動物愛護管理部局や動物愛護管理センター，保健所などと連携して対応する必要がある。

現在，わが国においては自治体における殺処分削減が掲げられており，セルフ・ネグレクトの人の自宅で相当数の動物を飼っていた場合などであっても，ゴミを撤去するように殺処分することはできない。そのため，まずは動物たちを行政機関や民間団体が預かって，健康であるか状態を確認し，不妊去勢手術をした上で新しい飼い主を探すというプロセスを踏まなければならず，対応には大変時間がかかる。劣悪な環境に置いていることや，まったく食料を与えていないということであれば，動物虐待として扱われ，法律に違反するものとして罰則が与えられることになる。

3）セルフ・ネグレクトとの関連

セルフ・ネグレクトの人の家を訪問してもまったく気づかず，片付けの了解を得られてからはじめて，家の中で犬や猫に遭遇することがある。犬でもあまり大きな声で鳴かない場合や，猫であれば鳴き声が家屋の外に漏れることが少ないため，近隣さえも気づかない間に家の中で小動物が増えている可能性があり，その場合には本人でさえ，何匹いるのかを把握していないことも多い。

また残念ながら，片付けを始めてから異臭がすることや，時には骨片が出てきてはじめて，動物たちが亡くなっていることを知るという場合もある。小動物は，ゴミの堆積が深いと，ゴミの堆積の中に落ち込んでしまい這い上がれなくなることで窒息してしまったり，そもそも堆積物の中に食料がないために餓死してしまったり，動物感染症などの病気で亡くなることなどが考えられる。セルフ・ネグレクトの本人だけでなく，住んでいる動物の生命も守るという姿勢で対応していく必要がある。

具体的な対応には，動物愛護団体との協力も欠かせない。専門職から事前に連絡をとっておき，どの程度の頭数であれば保護することが可能であるかを確認したり，ゴミ屋敷を片付ける際に一緒に訪問してもらい，中の様子を確認してもらったりすることも重要である。本人の動物への執着が強くなく，動物に愛着をもっている場合で，保護してから大事に育ててもらえることが伝われば，手放してくれる可能性が高くなる場合も多い。その際，すべての動物を手放すことが難しければ，1匹だけ残し，本人が世話できるか様子をみていくなどの方法をとるとよいだろう。ゴミもそうだが，すべてを撤去することで空虚感が増し，精神的に不安定となることがある。動物もそのような存在になっている場合があるため，本人が飼育できるかの確認と，関係する専門職がどのようにフォローアップしていくかをあらかじめ決めておいた上で，何匹なら可能かを検討する。

多部署で連携して多頭飼育に関わることで，セルフ・ネグレクトを悪化させない，あるいはセルフ・ネグレクトを予防できる可能性があり，すでに紹介した環境省のガイドライン[5)]では，多職種連携により事態が収束した事例の紹介や，情報や支援目標を共有するためのチェックシート等が掲載されているので参考にしてほしい。

4 「個人の自由」を尊重する社会での課題

すでに述べたように，認知症や精神疾患などの疾患や，疾患がなくてもライフイベント等の人生のショックな出来事により，セルフ・ネグレクトに陥ることがあることから，なぜそのような状態になってしまったのかをまずアセスメントすることが重要である。

1）個人の自由の尊重とセルフ・ネグレクト対策

近年，マスコミが「ゴミ屋敷」といわれる事例をテレビ番組などで取り上げるようになった。そのため，セルフ・ネグレクトはイコール「ゴミ屋敷」ではないが，「ゴミ屋敷」だけが一人歩きし，強く印象に残ってしまっているように感じる。中でも，そうしたテレビ番組において，行政として何もできない状況であったり，せっかく掃除をしたり片付けたりしたのに，元の状態に戻ってしまった事例として報道されていることが支援者のモチベーションを下げてしまうことを危惧している。

一般に「ゴミ」とされる物については「所有権」があり，第三者から見て明らかにゴミが堆積していても，本人が「ゴミではない」と主張すれば，行政や近隣住民が強制的に排除できない。それが私有地であればなおさらのこと，正当な理由がなく立ち入ることはできないし，入れば「住居侵入罪」等が成立することもある。また，「愚行権」，つまり憲法でいうところの「自由権」があり，身体や生命に関わることの決定は本人に帰属する権利であるため，強制介入ができるわけではない。さらに，客観的に見てゴミであっても，本人が「ゴミではない」といえばゴミではなく財産とみなされるため，それを勝手に処分しようとすることは「財産権の侵害」になる難しさがある。

地域に著しい迷惑（外部不経済）をもたらす土地利用の実態把握アンケート結果によれば，ゴミ屋敷が「発生している」市区町村は全体の21％で，このうち「特に問題（影響）が大きい」市区町村は，全体の6％だったという報告[6)]がある。このような迷惑土地利用の発生により，周辺の地域や環境に対して「風景・景観の悪化」「悪臭の発生」「ごみなどの不法投棄等を誘発」などの影響が大きいと回答されている。ゴミ屋敷に対しては，市区町村の84％が対応していると答えており，具体的な対応としては「所有者に対して適正な状態にするよう行政指導を行っている」「監視などのパトロールを実施している」「条例又は要綱を制定している」などである[6)]が，実際にはあまり成果が上がっているとはいえない。

日本国憲法では「自由権」が認められており，公共の福祉に反しない限り，本人の自由意思に基づく行為に強制介入ができる仕組みがない。これに対し，自治体では条例をつくるなどして「執行権をもつ」ところも増えてきた。条例化することによって，窓口が明確化したり，潜在的なセルフ・ネグレクト事例が発見され支援のルートに乗ったり，関係機関との連携がとりやすくなるなどのメリットがある。

しかし，条例化したからといって，簡単に片付けることができたり，病院を受診させたりすることができるわけではない。繰り返し訪問し説得しても，片付けが進めまず，近隣の安全が損なわれるとして，行政代執行を行ったという自治体のニュースを目にすることがある。実際このような事例は，繰り返し訪問指導がなされた後の対応であり，条例ができたからといって，簡単に解決できたというものではない。条例をつくることによって，主管部署が明確になり，プロセスを踏んで，システム的に対応していく仕組みづくりがスタートしたという点が評価できるといえる。

これまで，いわゆる「ゴミ屋敷」を片付けるように行政側が指導しても，「ゴミではなく大切な物」と主張しまったく片付けなかったり，仮に支援者が片付けても，すぐに元の状態に戻ったりしてしまう事例が少なくなかった。条例制定は，ゴミを撤去することが目的ではない。本人の困り事を聞きながら生活を支援していくことを通して，生活の再構築のためにゴミを片付けることを自己決定してもらうプロセスが重要である。

2）自治体における具体的な対策

例えば，日本で初めて条例をつくった足立区では，「ゴミ屋敷」の状態に陥った本人の生活状況，意思・意向を丁寧に調査し，医療，福祉，介護，生活困窮といった課題について多機関・多職種で連携しながら，本人の生活再構築のための支援を行うところに特徴がある。行政処分としての強制力や経済的支援は最終手段であり，まずは継続的に訪問を実施し，福祉部門や衛生部門，町会・自治会などとの連携により，本人の自己決定を尊重しながら「その人らしい生活」へと支援している。

制度や条例がないなかで，自由権と生存権の狭間でどのように対応したらよいのか，迷う専門職は多いかもしれないが，まずは頻回に訪問して信頼関係をつくることから始めるのが近道である。ゴミをためてしまう人の中には，人への信頼がもてないために，物に執着したり，不安や寂しさなどの心の隙間を埋めるために，物を集めたり物を捨てない人が存在することが多くの事例で示されている。

現在，ゴミ屋敷の片付けや掃除などについて，NPO 法人が関わってくれたり，特殊清掃業者が「福祉整理」として，低額で高齢者の状態に配慮しながら片付けを行ってくれたりする実例も増えてきている。また地域の自治会長が中心となり，近隣住民が本人を説得して，住民皆で片付けることにこぎつけた事例などもある。

支援のプロセスとしては，大きな変化ではなく，まずは小さな変化を受け入れてもらうことから始めることが，重要な一歩になると考えている。このような支援を専門職だけが行うことには限界があり，「互助」として，近隣住民が日頃から声をかけたり，ちょっとした支援や手伝いをすることで，本人が心を開いてくれることが期待できる。

セルフ・ネグレクトに関連するゴミ屋敷，ため込み，多頭飼育などの問題は，地域や家族の崩壊，高齢化，孤立など，現実の日本の問題を反映し，今後ますます増加すると思われるが，本書の第 3～5 章などを参考に，行政を中心に取り組みを進めてもらうことを願っている。

2 セルフ・ネグレクトと孤立，孤立死

1 セルフ・ネグレクトと孤立，孤立死について

少子高齢化社会，核家族化が進展するわが国において，高齢者の孤立，孤立死は大きな社会問題となっている。そして，同じく高齢者の深刻な社会問題であるセルフ・ネグレクトと孤立，孤立死は密接に関連している。

表 2-1 では，わが国のセルフ・ネグレクトに関する主要な研究における，セルフ・ネグレクト状態にある高齢者の社会からの孤立に関する調査結果の概要を示した。本表は，各研究において収集されたセルフ・ネグレクト事例の中で，セルフ・ネグレクトの測定項目のうち社会からの孤立に関連する項目の結果をまとめたものである。これらの結果は，各研究の調査方法，事例の回収方法等が異なるため，疫学的な検討や内容の一般化には慎重な議論が必要である。しかし，わが国において，少なくともセルフ・ネグレクト状態にある高齢者の多くが，社会から孤立した状態にあることが明らかになっている[7)~11)]。

後述するように，セルフ・ネグレクト状態にある高齢者は，「個人衛生の悪化」や「住環境の悪化」という特徴から，周囲への影響が大きく，孤立しやすい。そして，その状態を改善するために必要な医療，保健，福祉サービスを拒否した結果，より状態が悪化して孤立を深め，孤立死に至るリスクもある。また，社会から孤立することは健康な高齢者の心身の機能を低下させ，セルフ・ネグレクト状態に陥るリスクを高めることにもなり得る。そのため，セルフ・ネグレクトの予防，セルフ・ネグレクトの重症化と孤立死の予防を考える上で，社会からの孤立に対する幅広い予防と介入が必要であると考えられる。

孤立，孤立死に関しては，社会的孤立，孤立死，孤独死などさまざまな用語や定義がある。これらの用語や定義の整理，孤立，孤立死を焦点とした研究動向，各自治体の対応状況については，前書『セルフ・ネグレクトの人への支援』[1)] の中に示されている。

そこで，本項ではわが国におけるセルフ・ネグレクトに関する研究，特に前書の刊行後に明らかになった研究結果にも焦点を当て，セルフ・ネグレクトと孤立，孤立死の関連について述べていきたい。

2 セルフ・ネグレクトと孤立死の関連

セルフ・ネグレクトが重症化した結果として最も深刻な事態は孤立死である。セルフ・ネグレクトと孤立死との関連および実態については，わが国の研究結果からその深刻さが示されている。

表 2-1　わが国のセルフ・ネグレクトに関する主要な研究における社会からの孤立の状況

調査名	調査実施者	調査対象期間	分析事例数	社会からの孤立の状況（概要）
東京都特別区実態調査[7]	野村祥平	東京都内の一つ区の地域包括支援センター 2006 年 12 月	26 事例	22 事例に社会からの孤立が見られた。22 事例の内，閉じこもり状態である＝7 事例，人との関わりを拒否する＝4 事例，一部の人とのみ関わりをもつ＝5 事例，近隣とトラブルが多い＝4 事例，近隣と関わりがない＝2 事例。
セルフ・ネグレクトに対応する介入プログラムの開発と地域ケアシステムモデルの構築[8]	岸研究班	全国の地域包括支援センター 2009 年 12 月〜2010 年 1 月	846 事例	閉じこもり状態であった＝552 事例，他者との関わりを拒否していた＝590 事例，近隣住民との関わりがなかった＝618 事例，近隣住民との間でトラブルが発生していた＝437 事例。 ※事例数は各項目の“ある”“ややある”の合算。また，事例は介入初期の状態。
全国地域包括支援センター事例調査[9]	野村祥平	全国の地域包括支援センターから系統的無作為抽出法で抽出された 1,190 機関 2010 年 2〜3 月	239 事例	社会との関わりが少ない＝176 事例，閉じこもり状態である＝30 事例，他者との関わりを拒否する＝19 事例，近隣住民との関係が悪化している＝26 事例。
セルフ・ネグレクトと孤立死に関する実態把握と地域支援のあり方に関する調査研究[10]	ニッセイ基礎研究所全国調査	全国の高齢者福祉及び生活保護担当課への孤立死事例の悉皆調査。 2010 年 12 月〜2011 年 1 月	765 事例	事例の約 80%にセルフ・ネグレクトの兆候が見られた。また，重回帰分析の結果，フォーマルサービスの関わりが多い事例ほど死亡から発見までの経過日数が短い傾向にあることが明らかになった。
セルフ・ネグレクトや消費者被害等の犯罪被害と認知症との関連に関する調査研究[11]	あい権利擁護支援ネット	全国の市町村高齢者福祉担当課及び地域包括支援センターへのセルフ・ネグレクトに関する悉皆調査。 2014 年 10〜11 月	市町村から 354 事例，地域包括支援センターから 1,452 事例	市町村からの事例における，深刻度 1 の事例 211 事例中 36.0%の事例，深刻度 2 の 126 事例中 39.7%の事例が地域からの孤立に該当。地域包括支援センターからの 1,452 事例中，深刻度 1 の 867 事例中 42.4%の事例が，深刻度 2 の 480 事例中 50.0%の事例が地域からの孤立に該当。 ※深刻度 1＝高齢者自身の生命に影響，深刻度 2＝高齢者自身の生命・身体・生活に著しい影響

各研究の報告書のデータをもとに筆者作成

まずは，孤立死の推計について述べたい。筆者らも参加した，2010（平成 22）年度にニッセイ基礎研究所が厚生労働省から老人保健事業推進費等補助金の委託を受けて実施した，『セルフ・ネグレクトと孤立死に関する実態調査と地域支援のあり方に関する調査研究』においては，東京都監察医務院のデータをもとに孤立死した高齢者の全国推計値を算出した。それによると，孤立死した高齢者を「死後 2 日以上で発見された 65 歳以上の高齢者」と定義すると，全国推計値は年間 26,821 人であり，その深刻な実態が明らかとなった[10]。

同研究においては，セルフ・ネグレクトと孤立死の関連について全国の市町村の高齢者福祉担当課・生活保護担当課への悉皆調査も実施したが，調査票を送付する際に地域包括支援センター・生活保護担当課宛の孤立死事例シートも同封し，2010 年 1 月から 12 月までに発見された 65 歳以上の孤立死した高齢者の事例を収集した。事例シートでは 15 項目のセルフ・ネグレクトの測定指標で生前のセルフ・ネグレクトの状態を調査した。その結果，孤立死した 765 事例中 609 事例（約 80%）に何らかのセルフ・ネグレクトの兆候があったことが示された[10)]。

この結果については，慎重な検討が必要である。孤立死した高齢者の全国推計値に関しては，東京都において発生した不審死をすべて取り扱う東京都監察医務院のデータをもとにしているため，その疫学的な推計には明確な根拠がある。しかし，セルフ・ネグレクトの兆候のある事例に関しては，市町村に対する悉皆調査時に同封した孤立死事例シートの分析である。悉皆調査の調査票の回収はあっても事例シートの回収がない場合もあり，事例そのものも代表的な事例について回答しているに過ぎず，疫学的な検討はできない。また，セルフ・ネグレクトに関しては，15 項目の測定指標のうち 1 項目でも該当すればセルフ・ネグレクトの兆候があると判断した。本調査が実施された時点では，筆者らの研究班におけるセルフ・ネグレクトに関する理論的な研究は進展しておらず，「社会からの孤立」のみに該当するなど，現在の筆者らの研究班における理論ではセルフ・ネグレクトとするには議論を要する事例も含まれている。そのため，筆者らの理論に基づいて詳細な検討をした場合は，該当割合が変化する可能性がある。

これらの理由から，孤立死事例の約 80%がセルフ・ネグレクト状態にあるという数字は，あくまで本調査の結果でしかなく，一般化するには慎重な議論が必要である。一方で，分析した 765 事例はすべて孤立死した深刻な事例である。少なくとも，孤立死事例の中に多くの割合でセルフ・ネグレクト状態にあった者が含まれていることは示されており，セルフ・ネグレクトは孤立死に至るリスク要因であると考えることが適切である。

また，アメリカにおいてはセルフ・ネグレクト状態にある高齢者の死亡リスクについての研究がある。ドン（Dong XQ）らによる Chicago Health and Aging Project では，1993～2005 年までの間 9,318 名の高齢者について前向きコホート研究を実施した。その調査対象者の中で，1,544 名にセルフ・ネグレクトの状態がみられた。調査期間内における死亡は 4,306 人であったが，セルフ・ネグレクト状態にある者の 1 年以内の死亡リスクはその状態にない者に比べて 5.82 倍，1 年以上経過した場合は 1.88 倍であることが示されている[12)]。

ドンらの研究は，孤立死に特化したものではない。しかし，セルフ・ネグレクトの状態にある高齢者は，その他の高齢者に比べて死亡リスクが高いことが示されており，多くのセルフ・ネグレクト状態にある高齢者が社会から孤立した状態に陥っていることを考えると，セルフ・ネグレクトを放置した結果として孤立死に至る可能性は高いと考えられる。

このように，セルフ・ネグレクトと孤立死との間には何らかの関連があることは示されているものの，どのような要因でセルフ・ネグレクト状態にある高齢者が孤立死に至るのか，セルフ・ネグレクト事例の孤立死に至るリスクはセルフ・ネグレクト状態にない高齢者と比較して高くなるかなど，実証的な研究はなされておらず，この点は筆者らの今後の課題ともなっている。

しかし，少なくとも日々の実践場面では，セルフ・ネグレクト状態にある高齢者は，孤立死に至るリスクもあるものとして，本人が支援を拒否したとしても介入できる機会が訪れるまで見守りを続けるなどの粘り強い支援が必要であると考えられる。

3 セルフ・ネグレクトの深刻度と孤立，孤立死との関係

わが国においては，セルフ・ネグレクトの深刻度と孤立，孤立死との関連についての研究結果も明らかになっている。2014（平成 26）年度に，あい権利擁護支援ネットが厚生労働省から老人保健事業推進費等補助金を受けて実施した『セルフ・ネグレクトや消費者被害等の犯罪被害と認知症との関連に関する調査研究事業』においても，全国の市町村高齢者福祉担当課および地域包括支援センターへのセルフ・ネグレクトに関する悉皆調査が実施された[11)]。

筆者らは本調査にも参加したが，本調査においては高齢者自身の生命に影響を与える事例を深刻度 1，高齢者自身の生命・身体・生活に著しい影響を与える事例を深刻度 2 として事例を収集した。結果，市町村からの事例における深刻度 1 の事例 211 事例中 36.0％の事例，深刻度 2 の 126 事例中 39.7％の事例が地域からの孤立に該当していた。また，地域包括支援センターからの 1,452 事例のうち，深刻度 1 の 867 事例中 42.4％の事例が，深刻度 2 の 480 事例中 50.0％の事例が地域からの孤立に該当していた[11)]。

また，斉藤らは，本調査におけるデータを二次的に分析した。本分析においては，地域包括支援センターから収集した事例のうち，対応時のセルフ・ネグレクトの状況および性別に欠損のない 1,355 事例を分析の対象とし，事例のセルフ・ネグレクトの状況に基づき非階層クラスター分析を実施した。結果，「不衛生型」「不衛生・住環境劣悪型」「サービス拒否型」「不衛生・住環境劣悪・拒否型」「拒否・孤立型」「複合問題・近隣影響なし型」「複合問題・近隣影響あり型」の 7 類型に分類された[13)]。

さらに，これらの各類型とセルフ・ネグレクトの深刻度，孤立死との関連について多項ロジスティック回帰分析を用いて分析した結果，「不衛生型」に比べて，社会からの孤立や医療・福祉サービスなどの拒否などの項目への該当割合が高い「不衛生・住環境劣悪・拒否型」「拒否・孤立型」「複合問題・近隣影響あり型」「複合問題・近隣影響なし型」のほうがより深刻な状態に該当しやすい傾向が示唆された。この中でも，孤立死との有意な関連があったのが「拒否・孤立型」であった。具体的には，「拒

否・孤立型」は「不衛生型」よりも2.68倍（95％信頼区間：1.35～5.34），孤立死事例に該当しやすいという結果となっている[13)]。

本調査における深刻度は，深刻度尺度のようなツールを使用したものではなく，あくまで回答者が深刻度を判断したものである。そのため，結果については慎重な議論が必要である。しかし，本調査および斉藤らの二次分析からすると，深刻度2と回答された事例のほうが社会からの孤立に関する該当割合が高く，社会からの孤立や医療・福祉サービスの拒否への該当割合の高い類型のほうが，社会からの孤立に関する項目の該当割合が少ない「不衛生型」に比べて深刻度が高くなる傾向にあった。つまり，社会からの孤立がセルフ・ネグレクトの深刻度に影響を及ぼす可能性が示唆されており，今後，セルフ・ネグレクトの重症化尺度等を作成する上で，社会からの孤立は重要なファクターになると考えられる。

一方で，孤立死事例に該当しやすい「拒否・孤立型」は，セルフケアの不足や住環境の悪化等，後述するセルフ・ネグレクトを構成する《中核概念》に該当する割合は少なく，社会からの孤立やサービスの拒否が特徴的な，理論的にはセルフ・ネグレクトとするには議論を要する類型である[13)]。そのため，本調査結果からは，セルフ・ネグレクトの重症度と孤立死について明確な関連があるとまではいえない。しかし，セルフ・ネグレクトと明確にいえないから支援が不必要というわけではない。少なくとも孤立死を防ぐという観点からは，セルフ・ネグレクト状態が重症化しているかにかかわらず，孤立した高齢者に対して見守りなどの支援を継続していく必要があると考えられる。

4　セルフ・ネグレクト事例における孤立の実態

次に，実際のセルフ・ネグレクト状態にある高齢者の社会からの孤立状況について，事例に関する調査結果から詳細を述べていきたい。**表2-2**では，筆者が2008（平成20）年度日本興和福祉財団ジェロントロジー研究助成を受けて2010（平成22）

表2-2　《社会的孤立》の〈概念〉構成

《カテゴリー》	定義	〈概念〉	センテンス（抜粋）
《社会的孤立》	社会から孤立している状態	〈社会との関わりが少ない〉（176）	近隣から孤立している／特定の親戚のみ／支援者のみ
		〈閉じこもり状態である〉（30）	閉じこもっている／ほとんど外出しない
		〈他者との関わりを拒否する〉（19）	本人は拒絶／被害妄想があり，近隣の人を敵と思っている
		〈近隣住民との関係が悪化している〉（26）	異臭により隣家より大家に苦情が入っている／近所から迷惑がられている

（　）内の数字は記録単位数

年度に実施した研究において収集したセルフ・ネグレクト状態にある高齢者の《社会的孤立》に関する項目の分析結果を示した[9)]。この結果は，筆者の学位論文として公表したものであるが，本研究ではセルフ・ネグレクトの状態にある高齢者 239 事例のセルフ・ネグレクトの状態像について回答者の記述による質的なデータを収集し，内容分析を用いてカテゴリー化した[9)]。

その結果，セルフ・ネグレクト状態にある高齢者には，以下の特徴があることが示された。

①近隣からの孤立，特定の親族のみしか関わりがない，支援者としか関わりがないなど，社会との関わりが少ない。

②ほとんど外出しないなど，閉じこもり状態にある。

③本人の意思，被害妄想等により他者との関わりを拒否する。

④異臭等により近隣住民との関係が悪化している。

これらの社会からの孤立に関する特徴の中で，セルフ・ネグレクト状態にある高齢者の問題をより深刻にするのは，周囲との関わりの拒否，周囲との関係悪化である。

拒否は，セルフ・ネグレクトの重要な特徴である。セルフ・ネグレクト状態にある高齢者は，必要な医療・保健・福祉サービス等支援を拒否するため，さらに状態が悪化する。それだけではなく，セルフ・ネグレクト状態にある高齢者は，周囲との関わりそのものを拒否することも大きな特徴である。このような周囲との関わりの拒否，支援の拒否に代表される全般的な拒否は，セルフ・ネグレクト状態にある高齢者の孤立をさらに深めることになる。

また，周囲との関係悪化についても，セルフ・ネグレクト状態にある高齢者の大きな特徴である。セルフ・ネグレクト状態にある高齢者は，「個人衛生の悪化」，「住環境の悪化」により，悪臭など周囲への影響が大きいため，近隣住民とのトラブルが発生しやすい状況にある。

周囲との関係悪化については，支援者にジレンマを生じさせる。筆者が 2008 年度に実施した東京都内の一つの区に焦点を絞った実態調査では，このように近隣住民に影響が出ている事例の場合，高齢者本人が支援を拒否するために状態が改善しない中，支援者は近隣住民からの苦情も受けるため，支援者はセルフ・ネグレクト状態にある高齢者本人の権利を擁護する立場と周囲の安全を守る立場との間でジレンマを生じさせることが示されている[7)]。

セルフ・ネグレクトは，支援の拒否という自らの意思はあるものの，基本的には加齢や疾病による心身の機能の低下した結果として生じる。これらの心身機能の低下は，社会から孤立した状態が継続することでさらに低下する。心身機能がさらに低下すれば，セルフ・ネグレクトの状態が悪化する。そして，周囲とのトラブルまで発展した場合は，近隣住民のセルフ・ネグレクト状態にある高齢者への陰性感情が高まるため，その高齢者はさらに孤立を深める。

このように，セルフ・ネグレクト状態にある高齢者はさまざまな要因が複雑に絡み合い，孤立を深め，さらにセルフ・ネグレクトの状態を悪化させていく。そのため，セルフ・ネグレクト状態にある高齢者が孤立しないよう，支援者側は本人への関わりだけでなく，近隣住民にも考慮しながら本人を支援していく必要がある。

前述したニッセイ基礎研究所の孤立死事例に関する調査では，要介護認定区分が高い高齢者，フォーマルサービスの関わりがある者ほど，死後から発見までの日数が少ないことが示されている[10)]。この結果は，孤立死事例の死後から発見までの日数との関連であり，全事例が孤立死している。そのため，孤立・孤立死を防ぐという観点からすると，この結果がただちに孤立，孤立死予防に役立つというわけではない。しかし，少なくとも支援者側の関わりが高齢者の孤立によって生じる社会的な影響を減らしているという点においては，今後の孤立，孤立死予防を考える上で，注目すべき結果であると考えられる。

さらに，社会からの孤立は，健康な高齢者をセルフ・ネグレクトに陥らせるリスクもある。社会からの孤立は高齢者の心身機能を低下させる。セルフ・ネグレクトの状態にはない高齢者についても，子どもの独立，退職，配偶者の死などの高齢者特有の環境の悪化の中で孤立を深めた結果，心身の機能が低下し，セルフ・ネグレクトの状態に陥ることもあると考えられる。

これらの観点からすると，社会からの孤立はセルフ・ネグレクトを悪化させる要因であるとともに，セルフ・ネグレクトを生じさせる要因でもある。そのため，セルフ・ネグレクトの重症化と孤立死を予防するための支援だけでなく，健康な高齢者がセルフ・ネグレクト状態にならないよう，高齢者全体の孤立を予防していくための支援が必要である。

5 セルフ・ネグレクトの概念と孤立

ここまで述べてきたように，社会からの孤立はセルフ・ネグレクトになるリスクとセルフ・ネグレクトを悪化させるリスクを生じさせるだけでなく，高齢者を孤立死にも至らせるという深刻な問題である。しかし，わが国の研究者間でもセルフ・ネグレクトの概念を考える上で，社会からの孤立に関する扱いは明確になっていない[1)14)15)]。

筆者らの研究班におけるセルフ・ネグレクトの概念仮説では，セルフ・ネグレクトを構成する《中核概念》を『セルフケアの不足』(「個人衛生の悪化」「健康行動の不足」)と『住環境の悪化』(「環境衛生の悪化」「不十分な住環境の整備」)とし，「サービスの拒否」，「財産管理の問題」，「社会からの孤立」はセルフ・ネグレクトの《付随概念》としている[1)14)]。

セルフ・ネグレクトを構成する下位概念について理論的な検討を行うと，セルフケアや住環境の問題はなく，「社会からの孤立」のみが該当するような場合は，セルフ・ネグレクトではなく社会的孤立という概念で説明されてしまう。そのため，「社会からの孤立」はセルフ・ネグレクトの概念を構成する下位概念ではあるものの，それ単

表 2-3　セルフ・ネグレクト事例の《カテゴリー》別の類型化

分類	複合問題群				特徴問題群			
類型名	C2	C4	C5	C6	C1	C3	C7	合計
	複合問題/個人衛生悪化型	複合問題/不適切な財産管理および社会的手続き型	複合問題/セルフケア・環境衛生悪化型	複合問題/個人衛生・住環境全般悪化型	栄養状態悪化・サービス不足・孤立型	環境衛生悪化・孤立なし・サービス充足型	医療・保健・福祉サービス不足型	
《不十分な食事と水分》	0.50	0.86	1.00	0.92	0.92	0.58	0.00	0.76
《医療・健康行動の不足》	0.00	0.45	1.00	0.32	0.27	0.37	0.10	0.36
《身体の整容の不足》	0.96	0.86	0.84	0.82	0.15	0.53	0.30	0.71
《衣服の整容の不足》	0.96	0.96	0.79	0.90	0.12	0.05	0.05	0.69
《不衛生な住環境》	0.69	0.83	0.84	0.93	0.58	0.74	0.05	0.74
《住環境の不備》	0.15	0.00	0.00	1.00	0.19	0.11	0.15	0.31
《必要な医療・保健・福祉サービスの不足》	0.88	0.96	0.79	0.88	0.96	0.05	0.85	0.84
《社会からの孤立》	0.62	0.91	0.74	0.85	0.88	0.26	0.65	0.77
《不適切な財産管理および社会的手続き》	0.00	1.00	0.00	0.58	0.27	0.58	0.50	0.55
事例数	26	69	19	60	26	19	20	239

N＝239，クラスター内の値は各《カテゴリー》の該当事例数の割合を示す。

体が問題となる場合をセルフ・ネグレクトとすることは慎重に議論する必要がある。しかし，「社会からの孤立」は，セルフ・ネグレクトを構成する《中核概念》を，悪化およびリスクを高める《付随概念》として，非常に重要な下位概念である。

表 2-3 では，前述した筆者が 2010 年に行った調査におけるセルフ・ネグレクト事例の非階層クラスター分析の結果を示した。この研究においては，前述した事例の内容分析の結果をもとにセルフ・ネグレクト事例を非階層クラスター分析で分類した[9)]。

結果，本表にあるとおり，7 つの類型が示された。さらに，筆者は 7 つの類型を複合問題群と特徴問題群に分類した。これらの事例は，複合問題群のみならず，特徴問題群に関しても『セルフケアの不足』がみられるなど，ほとんどの事例がセルフ・ネグレクトの《中核概念》に該当しており，理論的にもセルフ・ネグレクトと認められる事例である。そして，ほとんどの事例が，セルフ・ネグレクトの《中核概念》に該当するとともに，「社会からの孤立」にも該当している。

この結果は，セルフ・ネグレクト状態にある高齢者の一例であり，今後，前述した斉藤らのクラスター分析結果[13)]との比較検討も必要である。しかし，少なくとも本調査結果からは，『セルフケアの不足』や『住環境の悪化』という，セルフ・ネグレクトの《中核概念》に該当する事例が「社会からの孤立」にも該当することで，セルフ・ネグレクトの状態がより複合的で深刻なものになることが示されている。

「社会からの孤立」のみが該当する場合をセルフ・ネグレクトとするには議論が必要であるが，「社会からの孤立」はセルフ・ネグレクトの《付随概念》として重要なものであり，特に実践場面では重視する必要がある。特に注意が必要なことは，「社会からの孤立」のみが該当する場合も，理論的にはセルフ・ネグレクトに分類されるには議論が必要だから支援が不必要というわけではない。今後，セルフ・ネグレクトや孤立死に至るリスクのある，社会的孤立の状態にある高齢者として適切な支援をしていくことが必要である。

6 今後の課題

わが国における少子高齢化は今後も深刻化する一方である。そのため，今後は，実証研究の結果をもとにした，効果的なセルフ・ネグレクトの予防・介入方法の確立が急務である。特に，健康な高齢者がセルフ・ネグレクトに至らないような予防・介入方法の確立，セルフ・ネグレクト状態となった高齢者を重症化させ孤立死に至らせないような予防・介入方法を検討していく必要がある。

今までの研究から，セルフ・ネグレクトと孤立・孤立死に関するわが国の実態については徐々に明らかとなり，両者に密接な関連があることは示されている。しかし，これらの研究は実態調査が主であり，実証研究という点では多くの課題がある。また，セルフ・ネグレクトそのものの研究に限らず，社会的孤立というより幅広い事象に対する研究についても多くの研究課題があるのが現状である。

このような中で，セルフ・ネグレクトと孤立，孤立死に関する分野については，縦断的な研究によるセルフ・ネグレクト状態にある高齢者の孤立死リスクに関する研究，社会からの孤立がセルフ・ネグレクトに与える影響についての詳細な研究，本書で示すような予防・介入ツールの信頼性と妥当性の検証等，筆者らの研究班としては，より実証的な研究を進めていく必要があると考えている。

3 セルフ・ネグレクトとひきこもり，8050問題

「ひきこもり」は2000（平成12）年頃から社会的な課題となった。その背景の一つが，1990年代から増加した不登校の児童生徒や，若者の失業・非正規雇用など，子ども・若者に関する課題である。これらは，地域若者サポートステーション，ひきこもり地域支援センターの設置など，関連する支援策につながった。

2010年代には，中高年のひきこもりに注目が集まった。未婚や高齢化した中年以降の子どもが高齢の親と同居し，長い年月を過ごす可能性が高まった。こうした世帯の生活の困難が，「8050問題」という形でも焦点化されている。

「ひきこもり」は疾患名を指すものではなく，そのすべてが直ちに解消すべき問題行動でもない。ストレスのある環境に置かれた人が，ひきこもることで安定を得ている場合もある[16)]。しかし，ひきこもることでさらに社会的孤立を強めてしまう場合などもあり，ひきこもりは状態の多様性を踏まえて支援を考えるべき課題である。

セルフ・ネグレクトは従来高齢者を中心に研究されており，ひきこもる若年層を含めて，社会的孤立とセルフ・ネグレクトの関係については明らかにする余地が大きい。

1 ひきこもりの定義と社会的排除・孤立

2010年の厚生労働省ガイドラインでは，ひきこもりを次のように定義している[17)]。

「様々な要因の結果として社会的参加（義務教育を含む就学，非常勤職を含む就労，家庭外での交遊など）を回避し，原則的には6カ月以上にわたって概ね家庭にとどまり続けている状態（他者と交わらない形での外出をしていてもよい）を指す現象概念である。なお，ひきこもりは原則として統合失調症あるいは陰性症状に基づくひきこもり状態とは一線を画した非精神病性の現象とするが，実際には確定診断がなされる前の統合失調症が含まれている可能性は低くないことに留意すべきである」

2016（平成28）年に内閣府が公表した調査[18)]では，15～39歳までの3,115人の回答者のうち，6か月以上自宅を中心に生活する「ひきこもり」状態にある人は49人（対象者中1.57%）であり，全国の推計数は54.1万人とされている。このうち，「ふだんは家にいるが，自分の趣味に関する用事のときだけ外出する」人は33人（1.06%），「ふだんは家にいるが，近所のコンビニなどには出かける」人は11人（0.35%），「自室からは出るが，家からは外出しない又は自室からほとんど出ない」人は5人（0.16%）であった。このように，「ひきこもり」の統計においても，必ずしも「自宅や自室から出られない人」ばかりが多くいるわけではない。

そして2019（令和元）年，内閣府は中高年層を対象にした調査[19)]結果を公表し，40～64歳までの「ひきこもり」状態にある人が全国で61.3万人にのぼると推計し

た（対象者中 1.45%）。

より広い社会的排除や孤立の概念と比較してみると，「ひきこもり」の概念は日本の子ども・若者問題への関心が反映された独特の要素によって構成されているといえる。

ここでまず，包括的な社会的排除・孤立の定義を確認しよう。

岩田は社会的排除を「不確かな帰属」「参加の欠如」という二つの側面から理解している[20]。「帰属」は住居や職業のような「不動の拠点」であり，「参加」は外出先のような行動範囲や他者との関わりの広がりとしてイメージされる。このように参加と帰属の欠如はいったん区別されつつも，「失業して家に閉じこもりがちな単身者」[20]のように一人の人に重なって生じることがある。

「ひきこもり」の定義では，学校や職場のような「帰属」先の喪失と，「参加」の欠如の双方が複合的に表現されている。子ども・若者に「年齢相応」なものとして期待される帰属や社会参加のあり方を基準として，そこからの逸脱が「ひきこもり」として注目されたことがうかがえる。

前述の「帰属」の側面は，一般的に雇用や学歴などの指標からとらえられる。それに対し，社会的孤立の概念は主に「参加」に焦点化しているといえよう。一般的な社会的孤立の指標としては「社会的接触」や「コミュニケーション」「社会的活動への参加」「相談相手の欠如」などが用いられている[21][22]。「ひきこもり」についても，若年層・中高年層を含めて，また日本内外にとらわれずに比較研究を実現するには，より一般的な社会的排除や孤立の概念を参照することが求められるように思われる。

孤立につながる世帯構造についても補足しておきたい。

高齢者の独居は孤立のリスクがあることが知られている。一方で，高齢の親と未婚や無業の子どもの同居世帯には潜在的な孤立のリスクがある[23]。80 代の親と 50 代の子どもの組み合わせだけではなく，40 代，50 代の年齢層に注目する必要があるだろう。若者支援の枠組みは 39 歳までを対象にすることが多く，高齢者支援は 65 歳から開始されるからである。ひきこもり状態の人が親の病気や死去によって，高齢や壮年の単身者に移行することも多い。高齢者の単身世帯や，高齢者と未婚・無業の子どもが同居する世帯，40 代・50 代の単身世帯など，それぞれ隣り合った多様な孤立のリスクを包括的に視野に入れる必要がある。

2 セルフ・ネグレクトに関連する社会的孤立・ひきこもり

野村らは，セルフ・ネグレクトを「健康，生命及び社会生活の維持に必要な，個人衛生，住環境の衛生若しくは整備又は健康行動を放任・放棄していること」と定義している[14]。

ひきこもりとセルフ・ネグレクトとの関係については，本格的な調査研究はまだ実施されていない。しかし，セルフ・ネグレクトの背景や，《中核概念》《付随概念》のそれぞれが社会的孤立と関わっていると考えられる。

1）セルフ・ネグレクトの背景

セルフ・ネグレクトの背景には社会的孤立があるとされる。また孤立によって一層セルフ・ネグレクトが深刻化する[1)]。

既存のセルフ・ネグレクトの調査でも，セルフ・ネグレクトとともに孤立を抱えている例が多い。セルフ・ネグレクトとして考えられる34項目のうち，社会的孤立を示す「他人との関わりを拒否していた」「近隣住民との関わりがなかった」は約7割を占め，「閉じこもり状態であった」が6割を超え，「近隣住民との間でトラブルが発生していた」が過半数だった。事例の属性として「独居」が7割を占め，「別居家族の支援がない」者が約7割，「家族以外の支援がない」者が約6割を占めていた。また独居以外，つまり家族等と同居していても，「同居家族からの支援がない」者が5割を超え，家族がいながらも「家庭内孤立」の状態にある高齢者の存在が明らかになった[1)]。

2）セルフ・ネグレクトの中核概念

セルフ・ネグレクトの《中核概念》は，これまでひきこもりに伴う「問題行動」といわれてきた内容に一部重なる。ひきこもりに焦点を当てた調査では，問題行動の中にセルフ・ネグレクトに関連するものがみられる。

厚生労働省が2003年に公表した調査[23)]では，保健所などにおける来所相談者にみられる問題行動を尋ねた。家庭内暴力については，何らかの暴力が存在している相談事例は全体の19.8%，本人から親への暴力が存在している事例が17.9%あった。また，家族関係に直接影響を与える行為としては，器物破損が15.1%，家族への拒否が21.4%，家族への支配的な言動が15.7%みられた。近隣への迷惑行為なども含む対他的な問題行為は，事例の4.0%でみられた。さらに，自傷・自殺に関する行為として，自傷行為が2.1%，自殺企図が3.2%にみられた。

このようにセルフ・ネグレクトについて直接調査されてはいないものの，自傷や自殺企図に関わってセルフ・ネグレクトが潜在することが推測される。

3）セルフ・ネグレクトの付随概念

セルフ・ネグレクト《付随概念》と考えられるサービスの拒否，財産管理の問題は，社会的孤立の支援を困難にさせ，本人の生命や健康を危険にさらす可能性がある。この点についても，節を改めて調査結果を交えて論じたい。

4）多重化する孤立―自助と受援の困難

社会的孤立とセルフ・ネグレクトの関係について仮説的にイメージすると，**図2-2**に示したように，下から上に向けて何重もの孤立が折り重なり，状況を深刻化させているとみることができる。

社会的孤立に加えて，セルフケアの不足は，自らの生活を維持する意思が低下したり欠如したりしていることを物語る。セルフ・ネグレクトを「消極的な自殺」という言葉でとらえる視点もある[1)]。積極的な自殺であれば介入の根拠も明確になるが，自己の生命への危害が徐々に進行する場合には介入のきっかけが生み出しにくい。

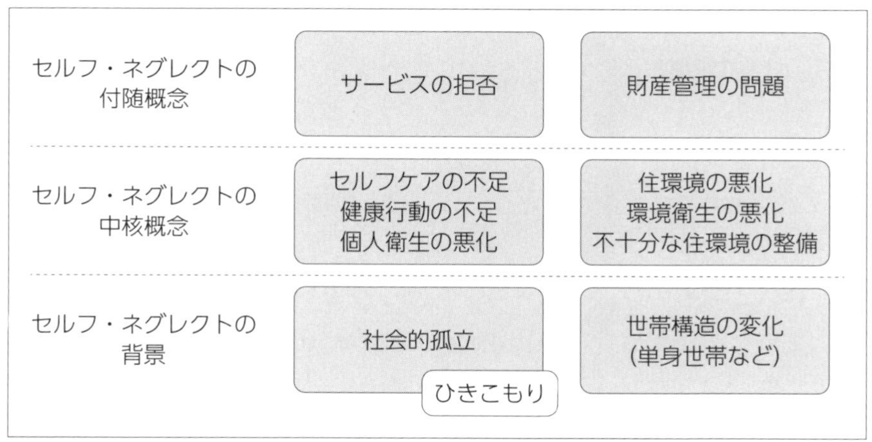

図 2-2　セルフ・ネグレクトの概念と社会的孤立の関係

さらに《付随概念》に属するサービス拒否は，共助や公助を受け入れる力，すなわち受援力の欠落を示唆している。

このように自己放任と，その状況を憂慮する他者との関わりの拒否が折り重なるところに，セルフ・ネグレクト支援の難しさがあると考えられる。近年よく用いられる言葉でいえば，「自助」や「共助」「公助」によって状況を改善することは期待しづらいのである。

3　地域包括支援センターにおける親子の支援事例

1）地域包括支援センターへの注目

「高齢者のいる家庭を介護関係者が訪問したところ，長期にわたりひきこもる子どもが同居していた」という例は珍しくない。このような 8050 事例の多く集まる窓口の一つが「地域包括支援センター」である。支援者は親の介護等をきっかけに，長期にわたって社会参加から遠ざかっている子どもの存在に気づくことができる。ただし，地域包括支援センターでは子ども側の支援を専門としているわけではなく，親子双方の課題を解決していくには多機関の連携による支援が必要となる。

2）高齢者と無職の子どもの同居世帯に関する調査の概要

特定非営利活動法人 KHJ 全国ひきこもり家族会連合会では，厚生労働省の社会福祉推進事業を受託し，社会的孤立（無職・ひきこもり）状態の子どもと同居する高齢者の事例について調査を行った[25)]。

本調査では「無職の子ども」と同居する高齢者の支援例を集め，ひきこもりの状況を含む生活状況を尋ねている。調査対象として，全国約 5,100 か所の地域包括支援センターからその 6 分の 1 にあたる 844 窓口に調査票を郵送した（全国のセンターに関するリストを人口規模別に並び替え，層化抽出を実施）。有効回答数は 263（回収率 31.2%）で，無職の子どもと同居する高齢者の支援例があったのは 220 か所（263

か所のうち 83.7%），「なし」との回答は 43 か所（16.3%）であった[25)]。

3）結果の概要

上記のように無職の子どもと同居する高齢者の支援例が「あり」と回答したセンターから 2018（平成 30）年度中に対応した事例一例を寄せてもらい，220 例が集まった。事例の選定にあたっては，最も時間を費やして支援した事例など，情報量の多い事例を選んでもらった。主な結果は次のとおりである[25)]。

本人と家族のプロフィール：本人（無職・ひきこもり状態の子どもを以下「本人」とする）の年齢は，多い年代から 50 代が 104 例，40 代が 72 例，60 代が 22 例など。性別は男性が 181 例，女性が 38 例。本人の婚姻歴は未婚が 178 例，配偶者と離別が 19 例，既婚が 6 例。就労歴については，108 例に正規職の就労歴があったのに対し，まったく就労した経験がない人は 29 例だった。

父母との同居：父母双方と同居している例が 65 例，父とのみ同居が 28 例，母とのみ同居が 122 例。父と死別している例が 103 例，母と死別している例が 21 例あった。父の年齢は多い順に 80 代（48 例），70 代（40 例）など。母の年齢は多い順に 80 代（99 例），70 代（61 例）などであった。

地域包括支援センターの主な支援対象：本人の父が 36 例，母が 137 例，父母双方が 31 例であった。父が要介護の例は 55 例，認知症があるのは 35 例。母が要介護の例は 127 例，認知症があるのは 78 例であった。

本人と家族が抱える課題：本人が抱える課題をグラフに示す（**図 2-3**）。狭義のひきこもり（「普段は家にいるが，コンビニエンスストアなどに外出する」「自宅から出ない」「自室から出ない」）に該当するのは 153 例。また，ひきこもり事例に限らず，多くの事例で経済的困窮や精神疾患，社会的孤立などの課題があった。無職の子どもと高齢者の同居事例においては介護に限らない多様な支援を必要としていることが明らかになった。

支援の現状：地域包括支援センターが実施した支援内容として，家庭への訪問（両親への支援目的を含む）が 189 例，本人の状況についての他機関への相談が 159 例，本人との直接面談が 140 例，他機関の支援者と合同での家庭訪問が 111 例などとなり，本人を含めた接触が試みられている。ただし，支援の上で困難だった内容として「本人が自身への社会参加支援などに拒否的である」（94 例），「本人との面談」や「コミュニケーション」が困難である（それぞれ 70 例，68 例），「父母が本人への支援の必要性を認識していない」（44 例），「本人が父母の介護サービスに対しても拒否的である」（32 例）などがあった。

4）事例の分類についての考え方

これらの事例を，本人や家族が「父母に対する介護サービスによる支援」および「本人に対する社会参加支援」に対して拒否的であるかどうかによって分類し，検討したい。

本人の「無職状態」や，家族の「要支援・要介護」（あるいは認定を受けずに地域

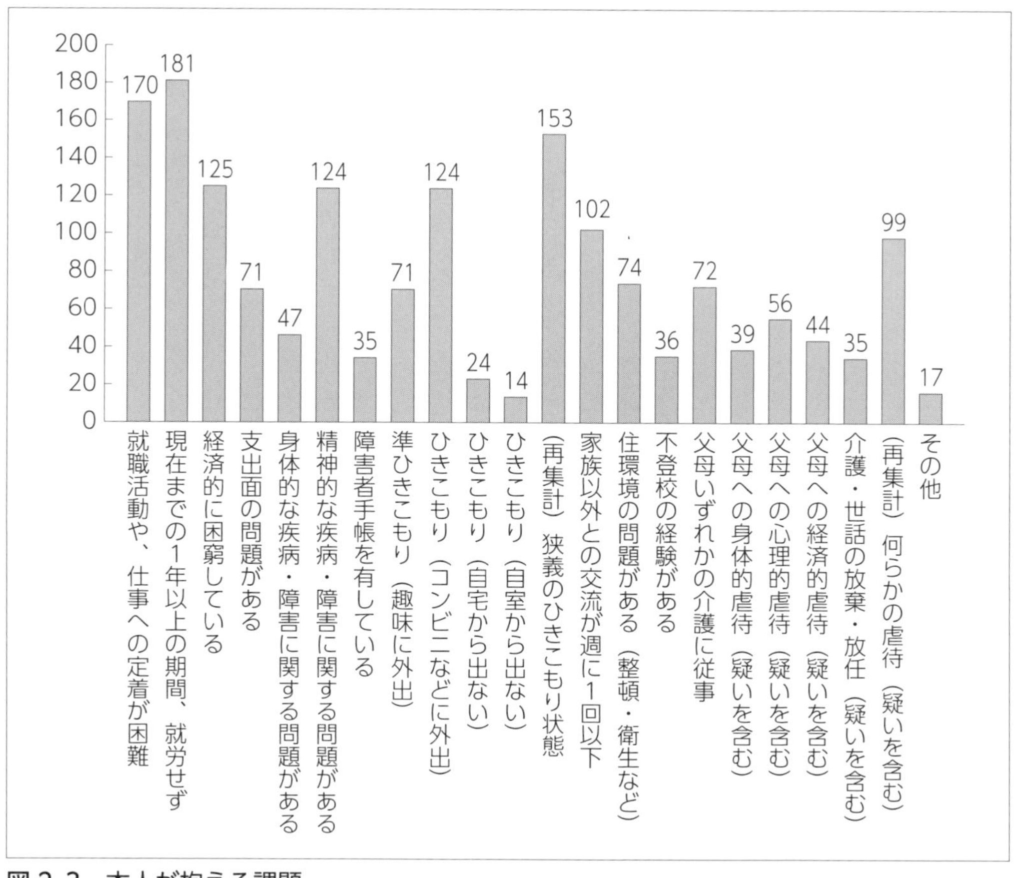

図 2-3　本人が抱える課題

KHJ 全国ひきこもり家族会連合会：長期高年齢化する社会的孤立者（ひきこもり者）への対応と予防のための「ひきこもり地域支援体制を促進する家族支援」の在り方に関する研究報告書〜地域包括支援センターにおける「8050」事例への対応に関する調査〜，平成 30 年度厚生労働省生活困窮者就労準備支援事業費等補助金社会福祉推進事業，14，特定非営利活動法人 KHJ 全国ひきこもり家族会連合会（平成 31 年 3 月発行），2019. を参考に作成

包括支援センターの支援対象となっている場合）にある状態では，どの事例においても共通するエピソードを有している（**図 2-4**）。

一方で，個別の事例においては，単に「無職」や「要支援・要介護」であるだけではなく，さまざまな複合的な課題が重なっている。**図 2-4** における点線より上のエピソード，つまり本人の経済的困窮や支出の過多などの問題である。一例として，支出の過多は両親への経済的虐待などに結びつきやすく，子どもが自身のために使う資金を両親の介護に使いたがらないため，介護サービス導入の困難へと結びつく可能性が高い。

また，家族についても，もともと家族全体で親戚付き合いなど外部との接点が非常に限られていたり，父母に認知症があるために他者とのコミュニケーションが難しかったり，身辺の整頓や衛生の維持が難しいために外部の人を家に入れづらかったりなど，社会的孤立を深刻化させる諸事情が積み重なることが想定される。

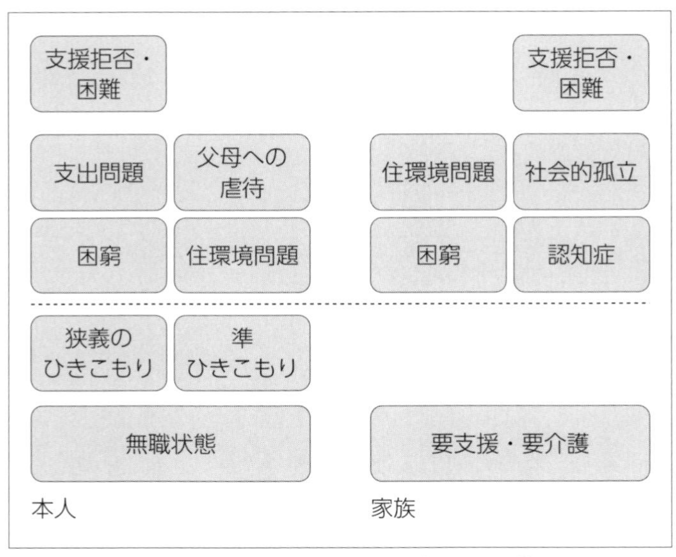

図 2-4　本人と家族の複合的な課題（イメージ）

こうしたさまざまな背景が積み重なった結果，**図 2-4** の最上部にあげた支援拒否や困難という状況が生じると考えられる。以下に 2 つのケースをあげて，分類・検討してみる。

1　ケース①：40 代男性

認知症の母親を見守るという理由で，本人が家庭中心の生活をしていた。就労歴はない。他者との関わりが困難で自室からは出てこなかったが，数年間の介護のうち，母親がデイサービスに出かける際に介助が必須となったため玄関まで母親を抱えて出るようになった。介護関係者とは多少会話ができるようになった。

2　ケース②：50 代女性

父母が他者を自宅に入れることに拒否的となっている。本人から両親への心理的虐待があり，他者の訪問後に父母が本人に対応することが難しいためである。本人には精神疾患があるが，治療困難で，サービスや年金を受けられず両親の年金に依存している。父母も，何事もないようにと課題を自宅内に押さえ込むような様子になっている。

ケース①では介護支援への拒否はみられないものの，ケース②は本人が外部に家を閉ざしていることから父母ともに外部の訪問を拒んでいる。

4　まとめ

ひきこもりなどの社会的孤立とセルフ・ネグレクトの関係については未知の課題も多い。家族全体を視野に入れ，本人の孤立と家族の孤立がどのように積み重なっていくのかを検討する余地は大きいと考える。

4 セルフ・ネグレクトと精神障害，発達障害

筆者は 2001（平成 13）年より東京都立多摩総合精神保健福祉センターで，高齢者精神医療相談班という精神症状がある高齢者を医療につなげる判断をするための相談，訪問業務に従事してきた（都のこの事業は 2019（平成 31）年度より他の事業と合併）。ここで受けてきた相談内容には実に多様な疾病や状態像が含まれている。当初は単純に認知症が進行したことで相談に至る事例も多かったが，2006（平成 18）年に高齢者虐待防止法が施行されて以後，高齢者虐待の事例が次第に増えていった。

一方，セルフ・ネグレクトに該当する事例（物が多い家，不潔，医療拒否など）は，その概念が知られる以前から相談の中心として存在していた。また，セルフ・ネグレクトという状態は，必ずしも高齢者だけの状態ではなく，精神疾患や思春期，青年期にも存在する。生活の中で改善するものもあるが，大きく変化することなく高齢化していく例もある。1970 年代から「ひきこもり」が社会現象として注目され，最近では「8050 問題」も絡めて語られるようになった。

ため込み症を伴うセルフ・ネグレクトは珍しいことではなく，地域に数多く存在する。ため込み症は強迫神経症の一類型とされてきたが，2013 年にアメリカの診断基準である DSM-5 に登場し，正式な診断名となった。本項では，セルフ・ネグレクトと精神障害，発達障害との関連について述べ，その支援・対応策，解決策のポイントも紹介したい。

1 精神障害とひきこもり，ため込み症

高齢者のセルフ・ネグレクトが問題となっている場合，近隣への迷惑行為となっていると市町村への通報に至ることがある。所有物の占拠，悪臭，庭木がはみ出している，ゴミの分別ができていないなどである。また，物にあふれていて機能していないと思える家に住んでいる高齢者を，近隣住民が心配して通報に至ることもある。

高齢で物のため込みが始まっている場合は，加齢による変化と精神症状の合併による生活機能の低下をまず考える。それまでは社会参加もできており，物のため込みもなかった人が，徐々に機能低下してセルフ・ネグレクトへ移行する場合は，認知症，うつなどの感情障害，喪失体験などの契機がないかどうかを注意して聞き取る必要がある。高齢になることで全体の認知機能が低下して，①物を動かす体力気力がなくなる，②家の収納全体の認識が低下して全体を俯瞰してみることができなくなる，③健忘のために買ったことを忘れて買い足す，捨てることを忘れる，意識できない，ということが生じてくる。これらは脳の機能低下によるものだが，従来からもつ特性や疾病性が絡んでいると，より早期に，また顕著に現れることとなる。

- 適応障害
- 不安障害：社交不安，全般性不安性障害，パニック障害
- 気分障害
- 強迫性障害
- パーソナリティ障害：回避性，依存性，自己愛性，境界性
- 統合失調症
- 対人恐怖的な妄想性障害，場面緘黙：醜形恐怖，自己臭恐怖，自己視線恐怖
- 広汎性発達障害
- 注意欠陥・多動性障害
- 知的障害，学習障害

図 2-5　ひきこもりと関連の深い主な精神障害

厚生労働省：ひきこもりの評価・支援に関するガイドライン，2010. を参考に作成

1）ひきこもりとセルフ・ネグレクト

まず，ひきこもりとセルフ・ネグレクトの関連を考察してみよう。ひきこもりの定義は，①さまざまな要因で社会的参加を回避している，②6か月以上にわたっておおむね家庭内にとどまっている，③非精神病性の現象（実際には確定診断される前の統合失調症を含む）とされている。本人の意思決定の上であるにしても社会的に生活困難な状態があるとすれば，ひきこもり自体がセルフ・ネグレクトの要因をもっているともいえる。

もともと精神疾患がなくても，家庭にひきこもって社会参加を回避するようになると，後発的に不潔恐怖や強迫性症状が出現することが多い。「巻き込み型強迫神経症」といわれるが，家族を巻き込んで強迫症状に付き合わせていくことが特徴である。もともとは強迫性症状がなかったもののひきこもることでこのような症状が出現し，時に親に多大な金銭を使わせてまで清潔を維持する行動をとる例や家庭内暴力に至っている例も少なくない（例1：一日に何度も手洗いをするが，不潔感を感じるためにタオルで手を拭くことができず，毎回ボックステッシュを1箱使う。例2：自分の洗濯物を洗濯機で洗う前に毎回1時間以上親に洗濯機の掃除をさせる）。

ひきこもりには精神疾患の並存が多いこともわかっている。参考までに**図 2-5** にひきこもりに関連する精神障害[17] をあげておく。いずれも，最初は疾病として目立たない症状であっても，親の死去で自宅独居となり近隣や親族からも孤立してしまったことや，高齢化することでさらに症状が前面に出てきたり，社会生活が破綻したりするなどで関係者につながることが多い。

2）ため込み症

次に，ため込み症の診断基準と特徴をみていこう[4]。ため込み症は，①実際の価値とは関係なく，所有物を捨てること，または手放すことが持続的に困難である，②物を捨てることについての困難さは，品物を保存したいと思われる欲求やそれらを捨てることに関する苦痛によるものである，③ため込みは，臨床的に意味のある苦痛，または社会的，職業的，または他の重要な領域における機能の障害を引き起こしている

ものである。ここで留意すべきは，収集家（コレクター）とは異なるということである。ため込み症は状態像からなる診断名であるため，その背景に発達障害の特性が絡んでいることや，統合失調症などの疾病の並存がある事例も多い。ため込み症自体の治療は困難であることが多く，薬物療法や認知行動療法の効果は現時点では低いと評価されている。有効なのは，意思決定と分類トレーニング（認知行動療法の理論を使い，物を捨てることに慣れていき，捨てることへの不安を「捨てても大丈夫」という認識にしていくトレーニング）との情報もあるが，まだ十分周知されていない状態像であることから，今後，診断と治療効果について新たな分析結果が期待できる。原因となる疾患や障害の特性に注目し，丁寧に関わることで成功例は増えるのではないだろうかと考える。

2 発達障害について

1）発達障害の特性

発達障害とは「自閉症，アスペルガー症候群その他の広汎性発達障害，学習障害，注意欠陥多動症その他これに類する脳機能の障害であってその症状が通常低年齢において発現するものとして政令で定めるもの」（発達障害者支援法）である（**図 2-6**）[26]。

ここで理解しておきたいのは，支援の開始時点では必ずしも診断を優先することではなく，ひきこもりやため込み症のように，セルフ・ネグレクトとなっている人と良好な関係を築くために，これら発達障害の特性を理解していることが重要だということである。多くの場合，特性そのものが原因となっているというより，二次障害が支

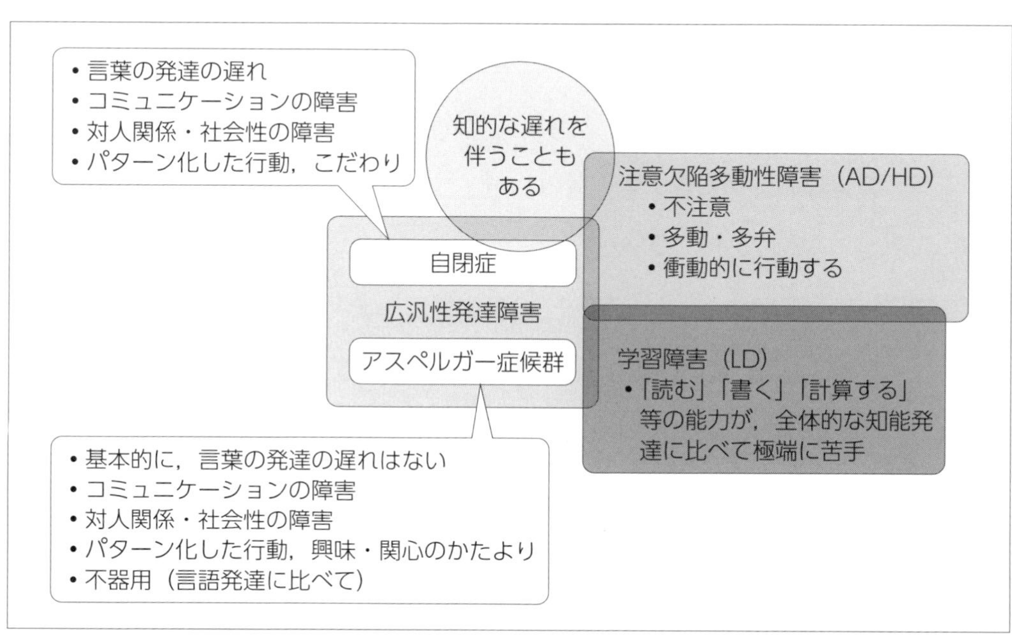

図 2-6　発達障害のそれぞれの特性

厚生労働省ホームページ：発達障害の理解のために（https://www.mhlw.go.jp/seisaku/17.html）より

援拒否などのセルフ・ネグレクト状態の原因となっている。二次障害にはいじめによる抑うつ，自己否定感，対人恐怖，対人不信，集団恐怖，過敏性の亢進などがあり，いずれも支援拒否や社会参加に支障をきたす。

自閉症性障害，広汎性発達障害，アスペルガー症候群を合わせて，自閉症スペクトラム障害（autism spectrum disorder：ASD）と呼んでいる。その診断基準には，①社会的コミュニケーション障害，②限定された反復する様式の行動，興味，活動，③感覚過敏，がある。特徴として，抽象概念の理解が困難である，こだわりが強くほかに合わせることが苦手，一度に二つのことができない，などがあげられる。

また，注意欠陥多動症（attention deficit hyperactivity disorder：ADHD）の特徴としては，不注意，多動多弁，系統だって物事を行うのが苦手，などがある。

発達障害の特性には個別性があるが，共通するものを以下にいくつかあげる。

1　騒がしさや刺激の多い場面が苦手

背景に音があることが苦手な傾向がある。人のざわめきやBGM，車の音などがあるとその刺激を拾ってしまうため，会話の内容に集中できず理解しづらくなる。視覚的にも本棚のように文字が多い背景があることや色が多様であるなどの環境は集中しづらくなる。

2　叱責などの感情的な情報

強く叱責されることなどに敏感な傾向がある。過去に学校や職場で強い叱責を受けていたことによってフラッシュバックなどを起こしている可能性もある。このような経験があると，新しい人間関係には特に敏感になり回避的な行動を取りがちである。「叱責されはしないだろうか」と常に怯えて対応している可能性もある。また，怒り以外の感情も会話の際に過度に表出すると，その感情の面に注意が向いてしまい，内容の理解に思考が向かない傾向がある。

3　抽象概念の理解が困難

一般的に共有されている概念や程度を理解することが苦手なため，「適当にやってください」といわれても「適当」がどこまでなのかがわからない，ということが生じる。そのほかに苦手な言葉として「ほどほどに」「だいたい」「いい加減」などがあり，これらは曖昧な表現であり要注意の言葉である。また「あれ」「これ」「それ」などの指示語も何を指しているのかがわかりにくいため，理解が困難になる。

4　長い文章，専門用語などの難しい説明や会話

文章が長くなると，頭の中でつくるイメージが追いつかなくなり理解できなくなる。また，注意や集中が途切れてしまうため，話の最後には何を言われていたのかわからなくなってしまうことが生じる。イメージ障害があるため，専門用語や経験したことのない場面を想像できず，理解困難な会話になり，これが続くと支援者を「難しい会話をする人」として拒否が始まることになる。また，このような説明で対象者が頷いていても，理解しているから頷いているのではなく実は場当たり的に頷いているだけ，という場合がある。文章は短く，断定的に，時には指示的にするほうが理解は得られやすい。

5　経験のないこと，新しいことが苦手

イメージ障害があるため，自分に経験のないことは想像ができないため理解できない傾向がある。

2）発達障害とセルフ・ネグレクトの関連

セルフ・ネグレクトに発展する要因としては，物の収集に執着する傾向や，こだわりが強く捨てられない，などから片付けられないということが起こってくる。「増える」のか「捨てられない」のかを見極めることが一つのポイントとなる。ため込み症に関して小児精神科医の杉山らは，「典型的な病理をADHD×虐待的育ち×強迫性と説明されているが，我々の経験では圧倒的にADHD（片づけられない）よりASD（捨てられない）の方が目立つ」「認知行動療法の格好の対象となる」[27]としている。この意味合いは，臨床経験ではため込み症に発達障害の関与が高率に認められ，治療の可能性があるということである。

一方，コミュニケーション障害などから，対人交流が乏しくなるなどの状態が悪化していくこともあり得る。そもそも発達障害の特性をもつ人は，他人とのコミュニケーションに想像以上にエネルギーを使っているということを理解する必要がある。近年，ようやくこういった発達の凸凹が知られるようになったが，現在の高齢者はそのような障害や特性があっても周囲に理解されず，過去には学校で差別的にみられたり，いじめにあったりするなどの二次被害状況から社会不安になる，対人交流を回避するなどの二次障害が起こった結果かもしれない。また，もともとはそれほどではなかった収集癖や捨てられないこだわりも，加齢によりさらに先鋭化されたり，体力が落ちることで増悪したりということが生じる。

発達障害の症状によっては，薬物治療が有効である。多動や注意欠陥症状についてはADHD治療薬，抗うつ薬，気分安定薬，抗不安薬，入眠導入薬などがそれぞれの症状に応じて使用される。漢方薬も有効なものがあることを知っていると，治療の有効性を対象者に勧めやすい。

3　統合失調症

統合失調症に関しては，不顕性状態（症状があっても社会生活に影響がないため受診や診断に至っていない例。発症に至っていない例）で経過したような症例もある。ひきこもることで発症要因となるような社会からの刺激を避け，顕性発症に至っていないような事例である。見方によっては，発症を回避するためにひきこもりによって自らを保護してきたともいえる。このような事例では疾病のエピソードがはっきりしないため，認知症が進行してしまうと若い頃にあった軽度の精神障害や発達の特性の判別が難しくなる。そこで，疾病やひきこもりにより社会破綻する前の性格（病前性格）や社会性の情報を，家族親族，近隣から収集していくことが重要となる。また，発達障害とこれらの精神疾患の並存も少なくない。

統合失調症の症状は，陽性症状として，幻覚妄想，まとまりのない行動，思考，場にそぐわない感情などがある。また陰性症状として，情動の平板化，情動鈍麻，思考の貧困，意欲発動性の欠如，快感消失，非社交性，注意の欠陥などがある。陰性症状の自発性低下が強く出現すると対人交流が減り，社会的な接点が減っていくため，セルフ・ネグレクトになる可能性が高くなる。

高齢になってセルフ・ネグレクトの状態となった人の中には，強い症状で精神科に受診したことがなくても，統合失調症で軽い妄想をもちながら経過し，高齢化により症状が顕著になったという事例もある。認知症の妄想や強いストレスから一時的に出現する妄想との違いは，妄想自体が体系だって構築されているかどうかである。認知症の妄想や一過性のものではなく，統合失調症の妄想であれば抗精神病薬の投与が有効であり，服薬によって症状の改善が見込まれる。

しかしながら残念なことに，精神科医療を勧めるにあたってまだまだ差別的な印象をもたれることは多い。精神科医療を勧める場合は，精神科の医療を受けるとどのようなメリットがあるのか，医学的な治療効果についてその後の生活にどのような変化があるのかをイメージできるように説明するとよい。支援の初期には，「睡眠は質のよい取り方ができているか」「食事は適切にとれているか」「排便は毎日あるか」などの健康上の身体情報を中心に聞き込むと，聞かれるほうも侵襲的（聞き込むことで入り込まれるような印象のこと）な気分にならずに答えることができる。また，睡眠の問題は，「精神科の先生に睡眠の相談をしましょう」とすることで受診の抵抗を下げることもできる。支援者は是非，精神科受診によって症状が改善し生活の満足度が高くなった事例をもってほしい。そういった事例が支援者にあるならば，精神科受診の勧めもレッテル貼りや排他的でなく，精神科以外の医療を勧めるときと同じように根拠をもって勧めることができるだろう。

4 妄想がある場合

もとにある疾病が何かにかかわらず，対象者に妄想の症状がある場合について述べる。

妄想とは「内容が不合理で間違っているにもかかわらず訂正不能な確信思考」であるため，もし妄想を打ち明けられたならば，最初から否定せず，妄想の内容をある程度聞き込むことが必要である。そして，妄想の内容が本当に事実ではないということを確認しておきたい。よくあるケースとして認知症の物盗られ妄想があるが，鍵のかけ忘れで本当に空き巣が入っていたという例もある。また，とある由緒ある家筋の血脈だという訴えを妄想だと思っていたら，事実であったという例もある。頭から妄想だと決めつけないで，一度調べてみることが必要である。

妄想の内容を聞き込むと病状が悪化するのではないかと思われるかもしれないが，筆者の経験では，ほとんどそのようなことはない。最初から警戒なく妄想内容を訴えるようであれば，慢性的な妄想の可能性があり，症状として固定していることが多い。もし，最初から妄想は語っていなかったのに，しばらく訪問するうちに打ち明けられたということは，支援者として信頼されたのかもしれない。「こんなこと言うとおかしいと思われるのではないか」と思いながらも隠していたことを打ち明けたようであれば，その際には「言いにくいことを打ち明けてくれてありがとう」という感謝の念を伝えるとよい。「なぜそれを今私に相談しようと思ったのですか？」と聞いてみるのもよいだろう。

一般的に妄想は否定せず，かといって肯定もせず，「そんな体験は怖いですよね。そりゃあ不安で眠れなくなりますよね」というように，本人の体験として受け止めて返していく。妄想を生じる疾病，状態は，高齢者であれば認知症の可能性が高く，また若いときに統合失調症に罹患していたという可能性もある。一方，特に疾病性がなくても生活に大きな破綻があり，追いつめられると出現するものや，PTSD（post traumatic stress disorder）やトラウマに並存して出現する幻覚妄想もある。中でも発達障害の傾向があり，突然の環境の変化などがあると，被害妄想が出現することは多い。これらの疾病性を知るには，元の性格や社交性，対人交流や生活のパターンなどを詳細に聞き取って，妄想がどのように出現しているのかをつかむことが役立つ。

信頼関係ができてきたら，「それは本当の話ですか？　私にはちょっと信じられないけれども」と常識的な感覚を伝えることもある。また，妄想がゆえに反社会的行動（「隣の家から嫌がらせを受けている」という妄想で仕返しをしにいく等）になるときは，「こちらが怒ったら向こうの思うつぼだから，ほっときましょう」というように距離を取らせるような声かけをすることもある。精神科的な治療に持ち込んだとしても，妄想を完全になくすことは治療の目標とはならない。

精神科治療では，場合によっては薬物調整をしながら，妄想によって社会性が激しく崩れないように本人への負荷を取る環境調整や支援をしていく。高齢者や慢性の症状では抗精神病薬は少量から慎重に投与する。どのタイプの妄想も，本人にとっては本当の体験であり，多少なりともその妄想が自分自身の存在の拠り所となっていることもあるので，妄想がなくなると自分の存在意義がなくなってしまうという例も中にはある。妄想に振り回されないように距離を取らせることが治療になる。

5 支援と治療

1）支援のポイント

支援のポイントとして心得ておきたいのが，「精神科病名＝その人」ではない，ということである。疾患特有の症状や妄想，解釈や対人行為，こだわりなどがあったとしても，それは人に理解されない差別的な扱いを受けてきたところを必死で戦ってきた本人の苦労と努力，人生上のエピソード（結婚，就労，子育て，近所付き合い，親族との関係など）からなる心理が，縦横に絡んで現在に至っているわけである。常に

「なぜ」という問いとともに関わることが重要である。また，疾患を支援する前から推定したり，診断を求めて精神科医療につなげる目的で関係を築くことはあまりお勧めしない。むしろ，行動と対処の特性を細かく観察して，支援者が本人にとって不利益をもたらす人ではないという信頼関係をつくること，本人にとって不快や苦手を避けること，本人の興味のあることや意味のあることを見つけ出すことのほうが支援の初期は大事である。

最近でこそ「ゴミ屋敷」という言葉が差別用語となり「他の人がみたらゴミと思えるものでも，本人にとってはゴミではない」ということが聞かれるようになった。また，意識していなくても，「精神科の患者」というレッテルを貼って投薬などの手法で一挙解決を狙うという気持ちや，精神科への差別感はどこかにないだろうか，支援者は自問する姿勢が求められる。

高齢者の部屋を片付けることを主な業務としている会社があり，話を聞いたことがある。その会社は，本人の拒否があっても時間をかけて粘り強く関係性をつくっていくことができ，最初は拒否していても最後には部屋の片付けをさせてくれるところまで承諾を得るという多くの実績をもっている。しかし彼らは，「私は精神保健福祉の専門家ではない」と常に付け加えた上で話をしている。皮肉なことではあるが，専門の資格がなくても場数を踏んで経験則をつくることはできるし，相手を疾病でくくるような視点をもたないことがかえって相手には信頼できる姿勢となる面がある。

どのような姿勢が信頼関係構築と支援の成功になるのか，ここでは発達障害の特性を考えながら次のようにまとめる。

①1回で解決しようとしないで，何回も訪問し関係をつくることをいとわない。訪問はなるべく同じ人で，最初は少人数で。週に1回，曜日を決める，など規則性があるとよい例もある。
②会話は「具体的に」「丁寧に」「穏やかに」。あまりに親近感を出すと侵入された感覚になり，拒否する人もいるので相手を尊重する態度を基本とする。
③本人が何に困っているのかを探っていく。すぐに打ち明けるわけではないことを考えて粘り強く関わる。
④先入観をもたないで本人の世界観と人生のストーリーを聞き出し理解する。何に興味をもっているのか，何が不快なのかを見極めていく。
⑤予定を伝え，イメージが湧くように工夫する（図や写真，箇条書きの物を見せるなど）。
⑥指示は細分化して一つに絞る。
⑦本人がやりたいこと，興味をもつことを行うことに意味があり，やりたくないことをしても意味がない。できないことをできるようにする方向では考えない。
⑧本人が片付けてほしくない物は約束を守って触らない。
⑨どこなら「時間をかけて」「一緒に」できるのか探っていく。
⑩人生でどこで何が一番充実していたかを聞くと，本人の大切にしていた価値観な

どが見えてくれば，目標が立てられる。

これらのことを念頭に置き，目の前にいる一人の人間がどのように生きてきたのか，興味をもって聞くことで，聞かれる側も支援者を対等な人間として信用する気持ちになるだろう。

2）支援の具体例

また，以下に支援の具体例を示す。

1　ケース①：70 代男性

50 代の息子と二人暮らしであったが，息子は多忙で家にはほとんどいないことが続いていた。男性は足が悪く，玄関は不要な物や生活物品で埋まり開けられない状態だった。2 年ほど前に男性はお金がないことを自治体に相談しており，以後，自治体高齢部門が状況を把握していた。訪問では，毎回窓から様子を聞いていたが，「食事はカップラーメンやおにぎりを息子が差し入れてくれているから大丈夫」と言い，支援を拒否していた。また，自治体職員は息子とは連絡がとれないことが続いた。かろうじて医療機関には息子が受診させており，本人の拒否もあったため，年単位で見守りを続けていた高齢部門の職員が，200X 年に病院への同行を提案したところ，男性は息子の介護を期待できないと覚悟し，その提案を受け入れて病院へ保護となった。拒否の根底には，出身地が被差別部落であることや，過去生活ができていたためにプライドがあり，「行政のお世話になりたくない」という気持ちがあったことがわかった。しかし，息子には頼れないと思ったところで，途絶えることなく通ってくれた自治体職員を信頼して，保護を受け入れたかたちとなった。

2　ケース②：80 代女性

50 代の娘が結婚して家を出た後は，持ち家に一人住まいであった。こだわりが強く，日常の行動や時間はあらかじめ決められたとおりに動かないと気が済まない癖があった。自宅は掃除ができておらず，食事などもおろそかになっていることを娘が心配して訪問するも，攻撃的になって追い返すなど，元の性格の先鋭化がみられ，困った娘が自治体高齢課に相談した。こだわりが強い病前性格の聞き取りや情報を得る中で，家事はもとより得意ではなく，料理は 1 品ずつしかつくれなかったということがわかってきた。体力が落ちて身の回りのことができなくなってきたこと，支払いが滞り水道などのライフラインが止まってしまったことなどが判明した。女性は体力が落ちて 1 階のトイレに行けなくなり，トイレが使えないことでペットボトルに尿をためるようになった。訪問する支援者を拒否していたが，生命の危険が迫っているとの医師の判断もあり，自治体職員の立ち会いのもと保護となり精神科病院に入院した。その後，治療が進み，生活のリズムが整い介護生活にも慣れたため，高齢者施設への退院となった。おそらく若い頃にアスペルガー症候群の症状があり（こだわりの強さ，イメージ障害など），高齢になるに従い認知症が進行してセルフ・ネグレクトとなったものと思われた。

6 意思決定支援について

精神症状のために支援拒否が強い困難な例ではどのように意思決定支援をするべきか，本人の意向を最大限尊重するのはもちろんだが，環境や状況，社会的影響（不潔，迷惑行為など）を考えると，本人の意向のままに行うことができないときは判断に迷う。本人の判断能力の程度と状況の切迫度合い，権利侵害の度合いから推し量っていく。これらの度合いを見合いながら支援をその都度決定していくのだが，最も留意しなくてはならないのは，生命の危険性と緊急性である。緊急なのか，ある程度様子をみてもよいのかは医師の意見が必要になってくるため，アウトリーチとして出向いてくれる医師や，ケース会議に参加しスーパーバイズをしてくれる医師を確保しておく必要がある。また，その際，精神症状などから判断能力が保たれているかどうかを医学的にも法律的にも検討することが必要な場合もある。保健所の精神保健相談や，精神保健福祉センターなどの事業が利用できるか問い合わせるとよいだろう。市町村によっては，担当医師を医師会と連携させていたり，市町村の事業として，訪問できる医師と契約していたりするところもある。高齢者であれば認知症初期集中支援チームに依頼できるところもある。自治体に働きかけて整備する方向を検討することも必要であろう。

7 まとめ

高齢者のセルフ・ネグレクトの事例には，認知症の関与が高率にあると思われるが，生活歴を聞き取る中で，広汎性発達障害や自閉症傾向，統合失調症の傾向がなかったかどうかを探っていくことが重要である。その際は疾患のみをみるのではなく，人生を苦労して過ごして生き抜いてきたストーリーとして畏敬の念をもって聞くことが信頼関係を築く要因となる。支援の提案をしていくときは，その人にとって何がメリットになるのか，価値観や意思決定に配慮することはもちろんであるが，生命の危機と緊急性を意識し，生命の危機には医療の協力も考慮に入れタイミングを逃さず介入する。本人の意向だけではなく，全体をみて人権侵害の度合いについて検討する。また，このようなセルフ・ネグレクトへの対応に各専門窓口が連携できるような仕組みを日頃から工夫し，場合によっては新たなシステムを構築していくことが望まれる。

5 セルフ・ネグレクトと認知症

セルフ・ネグレクトの状態は，古くはディオゲネス症候群（diogenes syndrome）や社会的破綻（social breakdown[1]）などといわれ，極端な身体状態の放置，社会的孤立，家屋内がだらしなく不潔，そして過度なため込み症状があげられている。

フィニー(Finney CM）らの研究によると，ディオゲネス症候群は多くの病気・病因によりみられ特定の疾患によるとは限らない[28]。認知症，抑うつ，強迫性障害，アルコール依存症などが原因，あるいはそれらの関連が示唆されている[28]。中でも高齢期に発症するディオゲネス症候群は認知症によるもので，ディオゲネス症候群とわかった患者の多くは，1～2 年以内に認知症と診断されているといわれている[29]。

ラデボー(Radebaugh TS）らの報告によると，65 歳以上の社会的破綻を示している人の 17.3%に認知機能障害があり，その他の精神障害の率（29.2%）に比べると少ないが，同じ年齢層の認知症の割合が 8.8%であることに比べると 2 倍の率であったと報告している[30]（**表 2-4**）。この調査の認知症群は，医師の診断がついている人だけではなく，臨床的に疑いのある認知機能障害やその他の精神障害に認知機能障害がある場合も含み，認知機能障害が社会的破綻となる一因であることを示している。

1 セルフ・ネグレクト発生予測因子としての認知症

エイブラムス（Abrams RC）らの 1982～1991 年の地域住民への縦断的な調査によると，セルフ・ネグレクトの状態になる予測因子として，うつと認知機能障害があげられた[31]。

また，ドン（Dong XQ）らの 1993～2005 年の地域住民への横断的な調査によると，認知症による遂行機能障害は高齢者のセルフ・ネグレクトに関連していたが，全体的な認知機能の低下だけではセルフ・ネグレクトに関連していなかった[32]。しかし，全体的な認知機能の低下は重症化するリスク要因の一つとしてはあげられた[33]。

国内のデータとして，地域包括支援センターを対象としたセルフ・ネグレクトの実態調査では，65 歳以上の高齢者がセルフ・ネグレクトの状態になったきっかけとし

---

[1] social breakdown とは，社会や個人に対してのケアをし損ねている状態によって特徴づけられている。それはある特定の精神障害とは無関係に起こると考えられ，病であり障害の広範囲な様相を示し，低い働きと厄介な態度行為の 2 局面から評価される。低い働きとしては，仕事をしない，生産的な趣味がない，友達に会いに行ったりテレビを見たりしない，本を読んだり何かを書いたりしない，一人では置いておけないなどがあげられる。厄介な態度行為には，食事を促されたり助けたりしないと食べないなどがある。寝たり起きたりするのにも助けが必要で，失禁状態があったり，ほとんど一日口をきかなかったりする。また，自傷行為などもあげられる。これらの具体的な行為すべてを満たしていなくても，慢性的で極端なセルフケアへの無頓着も類型として示されている。

表 2-4　地域に住む高齢者の social breakdown の年齢構成と診断カテゴリー

		対象（N=202）		推計人口（N=27,751）	
		人数（人）	割合	人数（人）	割合
年齢構成	65～74 歳	118	58%	17,154	62%
	75～84 歳	72	36%	8,562	31%
	85 歳以上	12	6%	2,035	7%
診断カテゴリー	認知症	35	17%	2,441	9%
	その他の精神障害	59	29%	6,270	23%
	精神障害はない	108	54%	19,040	69%

Radebaugh TS, Hooper FJ, Gruenberg EM：The social breakdown syndrome in the elderly population living in the community：the Helping Study. Br J Psychiatry, 151, 341-346, 1987. を一部改変

て，301 事例のうち，認知症（疑い含む）が 124 事例（41.2%）と最も多くあげられた[34]。

しかし，周囲の支援があれば，衛生的な環境に住んでいる認知機能障害のある人もいることから[35]，厚生労働省が 2015（平成 27）年にまとめた「新オレンジプラン（認知症施策推進総合戦略）」にもあるように，周囲が認知症に気がついたら，「早期診断・早期対応」を軸に，「本人主体」を基本とした医療・介護などの有機的連携を図ることによって，片付けられずゴミに埋もれたセルフ・ネグレクトの状態に陥ることを防ぐことが可能となる。

2　認知症とは

認知症とは，いったん正常に発達した記憶，学習，判断，計画といった脳の知的機能（認知機能）が，後天的な脳の器質障害によって持続的に低下し日常生活に支障をきたす状態である。認知症の症状は大きく中核症状と行動心理症状（behavioral and psychological symptoms of dementia：BPSD）の二つに分けられる。中核症状は脳の器質障害により直接起こる症状であり，認知症患者に必ずみられる記憶障害，遂行機能障害，見当識障害，失語，失行，失認などがある。

1）記憶障害

認知症の代表的な障害としての記憶障害は，アルツハイマー型認知症（Alzheimer disease：AD）では，昨夜の食事内容を忘れてしまうのではなく，食事をした体験そのものを忘れるといった，物忘れとは異なる忘れ方を示す。

そのために，電車の座席で隣り合わせた親子に「かわいい子だね。おいくつ？」と短時間に何度も同じことを尋ねることがある。また，同じような食材が冷蔵庫に詰められていることもある。これは，数分前から数か月前の最近の記憶である近時記憶が障害されるためである。忘れてしまう内容として，公園に出かけたなどの個人的な体

験の記憶であるエピソード記憶が障害されやすい。

2）遂行機能障害

遂行機能とは，①目標を明確にする（目標の設定），②目標達成のための手段を選択する（計画の立案），③正しい順序で開始持続する（計画の実行），④自己の行動を評価修正する（計画の見直し），という効率的な行動機能のことである。

認知症の中核症状の一つである遂行機能の障害は，効率的に行動をするために物事を論理的に考え，計画し，実行に移す能力が障害された状態である。

前述のように，遂行機能障害は高齢者のセルフ・ネグレクトの状態と関連している[32)]。料理，洗濯，掃除などの家事は単純なようで複雑な思考判断の上に成り立っており，遂行機能障害により生活環境が悪化することが明らかになっている。

3）認知症の人の行動

記憶障害の上に遂行機能障害が重なると，何度も同じ物を購入し，それらを整理して収納できずに部屋に広げ，積み重ねて置くことになる。また，一度収納してしまうと収納した場所を忘れて探しまわり，探しながら物を収納ボックスから出しているうちに何を探しているのかわからなくなり，収納ボックスから出した物を元の場所に分類して戻すという作業ができずに，小さな混乱が部屋中に広がっていく。

ゴミを自治体の決まりに従ってゴミ回収場所に出す作業は遂行機能の一つといえる。ゴミの廃棄は，ゴミをゴミと認識して，同じ種類のゴミを同じ分別の袋に入れて，定時の曜日の定時の時間までにまとめて廃棄するという，子どもから大人になる過程で自然に身につける生活様式であるが，認知症の高齢者は自分にとって必要な物なのか，ゴミなのかを分別する作業をやめてしまったり，判断がつかずに家屋内に山積していく。また，ゴミの分別ができないまま廃棄場所に出して近隣住民から指摘を受け，ゴミを出せなくなるケースもある。ゴミがたまり続けると結果的にどうなるかということも予想がつかなくなる。

入浴についても風呂の沸かし方やお湯の出し方がわからなくなるなど，1966年のsocial breakdownに関する調査でも，social breakdownの状態の高齢者が認知症として診断されているケースが多く[36)]，認知症と社会的破綻（social breakdown）との関連は明らかである。

また，バリデーション[2]理論によると，認知の混乱や日時や季節の混乱があると，苦しみを解決するために，内面にひきこもるという症状を示すといわれている[37)]。これらの症状は，家族や介護者が適切な対応をしないと，セルフ・ネグレクトの状態に容易になりやすいといえる。

---

[2] バリデーション（validation）とは，フェイル（Feil N）によって開発された認知症の人とのコミュニケーション技法である[38)]。認知症の人は日々の生活でさまざまな欲求や心配事，思考をもっている。しかし，時に的確な表現方法で自分の意思を示すことができず，感情が全面にほとばしり周囲が困惑する言動を示すことがある。そこで例えば，事実に基づいた言葉を使う，本人の言うことを繰り返す，極端な表現を使う，反対のことを想像する，思い出話をするなどの15のコミュニケーション技法を組み合わせ，認知症の人との共感，受容の関係づくりを可能にする。

3 ため込み行動と認知症

認知症でため込み行動があるかについて，ウォン（Hwang JP）らが軍人病院に入院中の133名の認知症患者を調べたところ，22.6%がため込み行動を示した[39)]。この調査対象である認知症患者は，平均年齢74.1（65～91）歳，男性98名，女性35名，認知症の程度はMMSE[3]（mini-mental state examination）の平均は11.6±6.2（中央値11）で中等度から重度の認知症である。ため込み行動を示した患者を認知症のタイプ別にみると，アルツハイマー型75人のうち24人，多発性脳梗塞40人のうち4人，特定されない認知症18人のうち2人で，認知症のタイプとは関係がないことが明らかとなった。

ため込む物は，日用必需品（10），食べ物（7），ゴミ（6），新聞や雑誌（6），壊れた傘や電化製品の何か（6），プラスチックバック（4），古い服（4），タバコの吸殻（1）などであった。

彼らの部屋の周囲にはそれらの物が置かれ，クローゼット，引き出し，枕の下，ベッドクロスの下，ゴミ箱の下，ベッドの下，箱の中など，彼らはどこへでもいつも持ち歩くのである。

ため込む理由としては，「持ち歩けるから」「売れるかもしれないから（it will come in handy or it can be sold）」「自分の物だから」「盗まれるかもしれないから」「捨てるにはもったいないものだから」「必要な品物だから」「捕まりたくないから」「まだ食べられるから」「おなかが空いているから」などがあげられた。

対象とした認知症患者のうち，ため込み行動がある人とない人で，年齢，発症年齢，性別，教育レベル，MMSEに違いがあるとはいえなかった。精神症状では，常同行動，過食，盗み癖のある人のほうがため込み行動を示していた。

4 ディオゲネス症候群

ここで注目したいのは，先の調査結果においてため込み行動を示した認知症患者のうち，常同行動，過食，盗み癖を示す患者が多いということである。この症状は前頭側頭型認知症（frontotemporal dementia：FTD）が示す症状であり，フィニーらも，認知症のタイプの中でも行動障害型前頭側頭型認知症（behavioral variant fronto-temporal dementia：bvFTD）が特にディオゲネス症候群と関連があると述べている[28)]。

ディオゲネス症候群は重度のセルフ・ネグレクトと過度のため込み行動によるもの

---

[3] MMSE（ミニメンタルステート検査）（所要時間：6～10分）は，時間の見当識，場所の見当識，3単語の即時再生と遅延再生，計算，物品呼称，文章復唱，3段階の口頭命令，書字命令，文章書字，図形模写の計11項目から構成される30点満点の認知機能検査である。23点以下が認知症疑いであるとされる（感度81%，特異度89%）。27点以下では軽度認知障害（MCI）が疑われる（感度45～60%，特異度65～90%）[40)]。

とされており，孤立を好む性格や認知の低下した独居高齢者に起こると考えられていた。自分の行動に問題があるとは認識していないため，近隣住民や家族からの連絡通報により発見され，ディオゲネス症候群の約36％がbvFTDであったといわれている[41)]。ディオゲネス症候群に陥った場合には，4年以内の致死率が47～50％と半数近くであるという報告[36)42)43)]もあり，適切な関わりが必要となる。

5 前頭側頭葉変性症

前頭側頭葉変性症[44)]（frontotemporal lobar degeneration；FTLD）とは，著明な精神症状や行動障害，言語障害を主徴とし，前頭葉，前頭側頭葉に病変の首座を有し，最初に侵される脳の領域に対応して前頭側頭型認知症（FTD）（**図2-7**），意味性認知症，進行性非流暢性失語の3型の臨床症候群に分類される。そのうちのFTDは，初期には自発性の低下，自発語の減少，感情鈍麻，物を盗むなど反社会的行動，道徳観の低下などを示し，行動異常が潜行性に発症する。

1）病識の欠如

臨床の特徴として，病初期より病識が欠如し，病感すらまったく失われていると感じられることが多い。さらに，自己を意識させるだけではなく，社会的環境の中での，自己の位置を認識させる能力，すなわち「自己」を，主観的意識を保持しながら比較的客観的な観点から認識する能力（self-awareness）が障害されている。そのために自己，および他者の心を読み，心の動きを推察することが苦手となり，社会的対人行動の障害，自己行動の統制障害，情意鈍麻などが起こる。

2）自発性の低下

自発性の低下は他の認知症においても初期からみられる症状の一つであるが，FTDの常同行動や落ち着きのなさと共存してみられるため脳血管性認知症の自発性の低下とは趣が異なる。質問をしても真剣に答えず，すぐに「わかりません」と答えるような考え不精や，よく考えもせず即答する言動の背景には，自発性の低下が想定される。

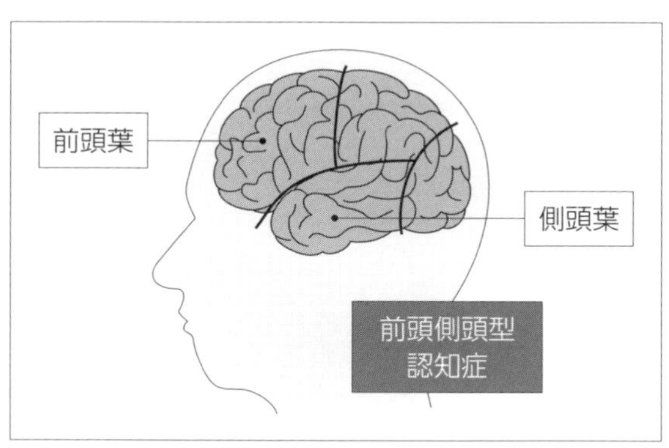

図2-7　前頭側頭型認知症

3）脱抑制

反社会的あるいは脱抑制といわれる本能の赴くままの行動は，駄菓子を万引きする，診察中に鼻歌を歌う，そしていわゆる立ち去り行動などであり，社会的な関係や周囲への配慮がまったく感じられず，過ちを指摘されても悪びれた様子がなく我が道を行く行動がみられる。

4）常同行動

常同行動はほぼ全例に認められる。毎日同じコースを歩き続けたり，数十kmのコースを毎日周遊したりして，その途中で行う賽銭泥棒，花や果物を盗ってくるといった軽犯罪がしばしば社会的な問題となる。絶えず膝を手で擦り続けたり，手をパチパチと叩いたりするような反復行動がみられることもある。

5）食行動異常

食行動異常の出現頻度は非常に高い。食欲の亢進，嗜好の変化，食習慣の変化がみられる。また，甘いものを毎日多量に食べる行動がしばしばみられる。十分に咀嚼せずに嚥下するため食事速度が速くなり，過食や嗜好の変化により体重増加や糖尿病などのリスクが高まる。

6 自己の衛生や身なりの障害

表2-5は1998年にニアリー（Neary D）らが示したFTDの臨床診断の特徴であるが[45)46)]，行動異常の一つに自己の衛生や身なりの障害（decline in personal hygiene

表2-5　FTDの診断的特徴

性格変化と社会的行動の障害（disordered social conduct）が，発症から疾患の経過を通して有意な特徴である。知覚，空間的能力，行為，記憶といった道具的認知機能は正常か，比較的良好に保たれる。	
Ⅰ．主要診断特徴（すべて必要）	A．潜行性の発症と緩徐な進行 B．社会的対人行動（interpersonal conduct）の早期からの障害 C．早期からの自己行動の統制（regulation of personal conduct）障害 D．早期からの情意鈍麻（emotional blunting） E．早期からの病識の欠如
Ⅱ．支持的診断特徴	A．行動異常 1．自己の衛生や身なりの障害 2．精神の硬直化と柔軟性のなさ 3．易転導性（distractibility）と維持困難（impersistence） 4．口唇傾向と食餌嗜好の変化 5．保続的行動と常同行動 6．使用行動
Ⅲ．FTLDに共通する支持的診断特徴	A．65歳以前の発症。親兄弟に同症の家族歴 B．球麻痺，筋力低下と委縮，筋線維束攣縮

FTLD：frontotemporal lobar degeneration（前頭側頭葉変性症）
Neary D, Snowden JS, et al.：Frontotemporal lobar degeneration：A consensus on clinical diagnostic criteria, Neurology, 51(6), 1546-1554, 1998. より

and grooming）があげられている。この症状のリストの成り立ちとして，介護者の訴えには，以前のように入浴をしない，身なりを整えない，お化粧をしない，相応しい服装をしないなどがあり，それと相応するように，髪に櫛を入れた様子がない，身体が臭い，食べこぼしだらけの服を着ている，ケバケバしい化粧，服の取り合わせがおかしいなど，臨床的な見解を裏付けることからあげられている。

7 若年層のセルフ・ネグレクト

FTDは高齢期に起こるとは限らず，若年層のセルフ・ネグレクトの一因であるともいわれている。

フィニーらは，9名のディオゲネス症候群を示したbvFTD患者の行動を詳細に分析している[28]。9名は40～68歳（65歳以上は1人）の男性7名，女性2名で，自己認識（self-awareness）とセルフケアの低下がみられ，ため込みによって乱雑で無秩序な環境に陥っていった。これらの状況は自己の行動が問題ではないかという内省がなく，その結果問題ではないという考えから生まれていた。ため込んでいる物は，雑誌や手紙，レコード，コーヒーミル，その他ゴミのようなものであったが，ため込み症と異なる点は，多くの患者がため込んだ物に対してほとんど関心を示すことはなく，いったん集めた物でもストレスなく他者にそれらを捨てさせてくれることであった。患者は，強迫観念や執着心によって引き起こされたため込みや収集癖と関連した不安や不愉快感を感じておらず，前頭葉の障害の違いにより関心への執着の違いをもたらしているのではないかと推測されている。

FTDの多くが40～60代に発症するといわれており，若年層のセルフ・ネグレクトの一因であるということも考えられる。

これらのことから，認知症でも家屋内の混乱や身体の不衛生は生じ，中でもbvFTDは，ため込み行動から社会的孤立を生み，重篤なセルフ・ネグレクトの状態であるディオゲネス症候群を引き起こしているといえる。

次に認知症患者への関わり方について述べる。

8 認知症のある人への対応

厚生労働省の資料によると，2018（平成30）年時点で高齢者の約7人に1人が認知症を有しているとされ，2025（令和7）年には認知症の有病者数が約700万人となると推計されている。高齢者虐待の原因としても被害者自身の認知症状によるものが多く，認知症状は多様であるため，一辺倒の関わりでは通用せず，関わり方によって認知症状を悪化させることもある。

1）パーソン・センタード・ケア

認知症のある人への対応の理念として，1990 年前後にキットウッド（Kitwood T）によって，「パーソン・センタード・ケア」[4] といった患者中心の概念が提唱された。

パーソン・センタード・ケアでは，一人の人間として，周囲に受け入れられ，尊重されるというニーズが満たされる環境では，お互いに信頼し合う人間関係が見られ，「よい状態」が維持される，としている。

2）「よい状態」とは何か？　何が「よい状態」なのか？　誰にとって「よい状態」なのか？

認知症の中核症状が軽減されることや，中核症状から派生する行動心理症状がなくなりケアする側が楽な状態になることと，認知症のある人にとっての「よい状態」とは，必ずしも一致しない。よい状態とは，記憶力がよくなることでもなく，認知症の症状が軽減することでもない。「最もよい状態」とは，「パーソン・センタード・ケア」が実行され，認知症のある人の尊厳が保たれている状態であり，「最もよくない状態」とは，その人の人格および尊厳がおとしめられている状態を示す。

例えば，認知症高齢者がテレビの前で車いすに座って一日中過ごすのはよい状態なのだろうか？　テレビのニュース番組の解説者に向かって立ち上がり大声で論舌し始めた高齢者はよくない状態なのだろうか？

また，4 歳の子どもが電車の中で楽しく歌を歌うのは，たしかにマナー違反ではあるけれど，その子にとってはよい状態であるといえる。このとき，この子どもに周囲がどのような反応を示すかによって，子どもの感情は変わってくるだろう。

このように「よい状態」というのは周囲の負担の程度によるのではなく，認知症の人のニーズが満たされてよい感情に包まれている状態のことをいう。

パーソン・センタード・ケアのこのような理念を具現化させた技法として，ユマニチュードの技法やバリデーションテクニックがある。

3）ユマニチュードの技法

この技法は，「人間性を認め合う」という哲学から，すべてのケアを 5 つの手順に基づいて行う。

1　出会いの準備

認知症の人は短期記憶や顔貌の判別機能が低下するため，常に見知らぬ人との出会いになる。そのためにまず，支援者は自分の来訪を認識してもらい，ノックなどによってプライベートな領域に入る許可を得る。返事があった時点で徐々に目を合わせ

---

[4] パーソン・センタード・ケアとは，認知症の人の目指すケアとして心理的なニーズを満たし，パーソンフッドを高めることであると説いた理念[47]。
パーソン・センタード・ケアの核となる考えがパーソンフッドである。パーソンフッドとは，認知症をもつ人々にとって，「くつろぎ」「アイデンティティ」「愛着」「結びつき」「携わること・共にあること」の 5 つの心理的ニーズが非常に重要であり，これらのニーズは最後まで変わることはなく，たとえ認知症が進行しても，これらが満たされれば，これらを包含する愛情のニーズが満たされ，よりよい状態となり得ると説いた。

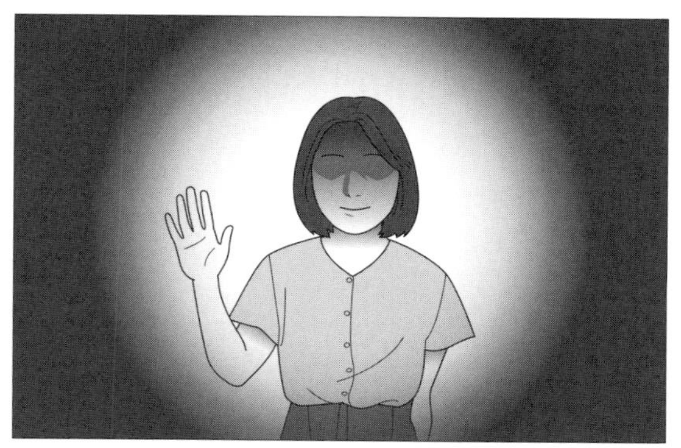

図 2-8　認知症の人の視覚

られる位置から近づき，視線が合ったら２秒以内に話しかける。その際に，丁寧におじぎをすると，目の前の人物が現れたり消えたりするため，相手が気づきにくくなるので注意が必要である。視覚周囲に注意が行き届かず，視覚内の視線上の物を人物として認識するまでにしばし時間を要する。参考として，**図 2-8** に認知症の人の視覚イメージ図を示す。

2　ケアの準備

認知症の人にとって支援者は見知らぬ人であって，来訪の目的も人間性もまったくわからない状況にいるため，まずは「あなたに会いにきた。一緒に楽しい時間を過ごしたい」というメッセージを伝える。もし，具体的なケアや情報収集があったとしても，具体的な話はせず，楽しい感情やゆったりした感覚を呼び起こすようにする。合意が得られなければ，場合によってはケアはあきらめ，安楽な時間を共に過ごすことも必要である。

3　知覚の連結

伝える言葉は穏やかで，歌うようにやさしく話し，対象者の動きに合わせてゆったりと動き，支援者が相手に触れるときには指に力を入れずにふわっと包み込むように触れる。

一生懸命に仕事をするあまりつい腕を強くつかんでもち上げたり，てきぱきとした仕事ぶりや態度であったりすると，「あなたを乱暴に扱っている」というメッセージとして伝わり，伝えるメッセージの調和が破綻することになる。

4　感情の固定

次回のケアにつなげるためのステップであり，ケアの内容をポジティブに確認し，ともに過ごした時間をポジティブに評価する。

- ポジティブな言葉でポジティブな感情記憶を残す。
- 「この人はいやなことはしない」という感情記憶を残す。

5　再会の約束

また楽しいときを一緒に過ごしたいと伝え，「この人はまた来てくれる」という期待をもつ感覚を感情記憶にとどめ，「何かを誰かが約束してくれた」という感覚が，社会とのつながりを取り戻したという実感につながる。

4）バリデーションテクニック

バリデーションテクニック[39)]には14の基本テクニックがあり，その中には，①真心を込めたアイコンタクトを保つ（視線を合わせる），②低くはっきりとした愛情のこもった声で話す，などがあり，思い出を引き出し，相手の動作や感情を観察してそれに合わせ，相手にとって支援者の存在そのものが脅威の対象とならないようなテクニックが示されている。

9 まとめ

我々支援者が，認知症のセルフ・ネグレクト状態にある人々と接し始めるときには，すでに対象者は他者を脅威の存在と認識し，自らの尊厳を侵されないよう心の内側にひきこもっている状態にあるといえる。人との接触を拒み支援者を家の中に入れないような症状がある場合は，対象者の生命の危険がないことを確認できれば，まずはよいと考えることも必要である。混乱した家屋や不衛生な状態の改善を目的とする前に，対象者の孤独の改善や，それらの人々の感情の部分に働きかけることによって心を解きほぐし，安心で居心地のよい社会に生きていると感じることこそが支援の目標といえる。

認知症の人々は瞬間を生きる人といわれている。ユマニチュードのテクニックを使って相手の視線をゆっくりとらえ，支援者側の考える問題の確認に触れることは避けて，愛情をもって接し瞬間瞬間に安心できるつながりを徐々に構築していく。本人の困り事を理解していくことが，社会サービスの導入にもつながると考える。

6 セルフ・ネグレクトと依存

1 依存について

1）依存に陥る背景

依存症は，報道やSNSなどにおいても，よく目にするようになり，精神保健的な問題といわれている。「わかっちゃいるけどやめられない」に代表されるように，ハマってしまい，よくないことはわかっているのに，やめられなくなるのが依存である。

では，なぜ人は，コントロールが効かなくなり，健康問題や人間関係などに影響が出てしまっても，やめられないのだろうか。

現在の日本は，経済問題，人間関係，多種多様な価値観の中で，“生きづらさ”を抱えて，生きている人が多く存在している。

依存症の原因や要因は多くの研究者によって明らかにされてはいるが，この社会で“生きづらさ”を抱え生きていく中で，「気分を変えてくれる」物質や行為に出会い，その「心地よさ」に頼り，手放すことが容易ではなくなったと考えることができる。言い換えると，なかなかやめられない社会が存在しているということである。

セルフ・ネグレクト状態の人も依存症の人もまさに，その“生きづらさ”と関連があるといえよう。

2）依存症に関連する最近の考え方

依存症になる人は意思が弱いといわれることが多いが，決してそうではない。私たちの脳にはドーパミンがあり，脳の情報伝達の働きに影響を与え，脳内に放出されると“快感”を感じる。自分でやめようと思っても，脳の回路が変化してしまい，自分の意思ではやめられなくなっているのである。これが，本人の意思ではないという所以である。

さて，依存症の回復には，仕事も家族も失ってどん底まで行きつくという“底つき”体験が重要だといわれた時代があった。今でもその論理に間違いはないが，“底つき”の状態も曖昧であり，“底つき”と生命の危険が不明瞭等の議論もあり，回復のための第一原則ではないといわれている。

また，依存症は「否認の病」ともいわれるように，「依存症ではない，単なる失敗，もう深酒はしない」と常套句のように言い放つ人も多く，治療につなげることが非常に困難な病である。

いずれにしても，依存や依存症と思われる人が，何らかの問題を抱えている場合には早期に発見し，医療や相談機関につなげることが重要であり，さらには予防の視点も重要である。

3）依存症の種類

依存には，大きく分けると「物質依存」と「行為（プロセス）依存」がある。

「物質依存」とは，アルコール，薬物などのような依存性物質の摂取によって引き起こされる依存のことである。

「行為依存（プロセス依存）」は，ある特定の行為やその行為の過程に引き込まれ，やめられなくなってしまう依存のことである。パチンコ，ゲーム，インターネット，最近では盗癖（クレプトマニア）も話題となっている。

いずれも，同じ回数や量に満足できず，徐々に増加し，ついには自分ではコントロールができなくなる状態となる。

例えば，ギャンブルで一度も勝ったことがない人は，ギャンブル依存症にはならない。勝った経験，つまりは“快感”をもう１回と続け，次こそはとコントロールが効かなくなる。窃盗でいえば，店内で何かを１個盗み，成功した経験があると，次は２個３個と続けてしまい，最初から大量に盗むことはないといわれている。

4）依存症のある人への治療

物質依存症や有害な使用に関する治療では，心理社会的治療が治療の主体となり，薬物治療は補助的な役割を担っている。

1　心理社会的治療

個人の症状や問題，本人の動機に合わせた認知行動療法である。過去の失敗などのエピソードや物事に対する認知を振り返りつつその認知を変えることで，自分自身の行動や感情，生活を改善しようとする治療法である。

2　薬物治療

アルコール依存症では，アルコール離脱予防，抗渇望薬，抗酒薬等があり，本人の身体症状や精神症状に合わせた専門的な治療が行われている。専門医療機関では回復プログラムがあり，解毒期（身体症状や精神症状の治療），リハビリテーション期（社会生活に戻るための訓練），アフターケア期（再発予防）など，その状況に合わせた治療が行われている。さらに，これらは自助グループへの主体的参加と組み合わせている。

物質依存症の治療目標は，依存物質の摂取を完全にやめ続けることで，これが安定かつ完全な目標である。アルコール依存症でいえば，治療目標は断酒であるが，実際には依存症者にとって断酒のハードルは高く，治療継続が困難な人が多数を占めている。そのため，ドロップアウトをしないように節酒から始める人など，現在では多様な治療方針に転換し，治療が継続できるような新たな取り組みが進められている。

3　自助グループ（セルフヘルプグループ）

依存症の治療には自助グループは欠かせない存在であるが，仲間づくりだけが目的ではない。自助グループでは，「言いっ放し，聞きっ放し」というルールに則り，体験を話し，他者の体験談を聞き，自分を見つめる機会ととらえ，回復の道へとつなげている。継続して通うと，否認していた依存症を「自分は依存症である」と認めるこ

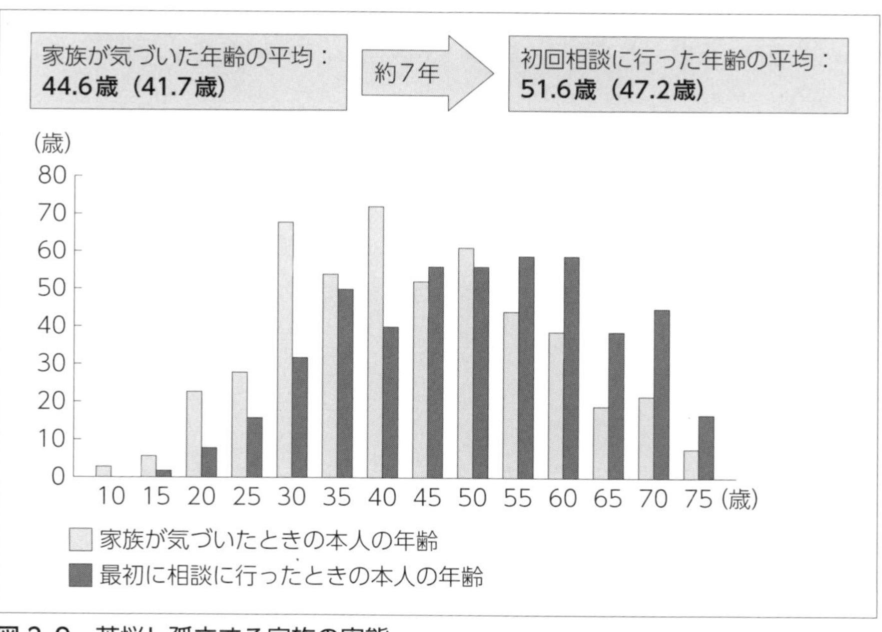

図 2-9　苦悩し孤立する家族の実態

吉岡幸子：アルコール依存症家族への支援― 2008 年全国調査との比較，日本アルコール関連問題学会雑誌，18(2)，11-14，2016. を参考に作成

とができるようになり，「回復するには一人ではどうにもできない」とも認識でき，当事者同士のつながりの意味が理解できるようになる。

自助グループの最終目的は，飲まない（酒），使用しない（薬物など）時間を共有し，自分の回復に希望がもて，生きてゆくことに自信や勇気を得ることである。つまり，今まで頼ってきた物質や行為が必要ではなくなり，酒や薬物などに頼らなくても平安に過ごせるような新しい生き方を見つけることを目的にしている。

5）依存症者の状況や家族が抱える困難

依存症の本人は否認しているため，自ら受診することは稀であるが，家族もまた，受診にはつながっていない現状がある。

筆者らが行った全国の家族調査研究[48]では，家族が相談機関につながるまでに約7年も経過していた（**図 2-9**）。また「相談機関がわからない」と回答した家族が66%，「世間体があり相談できない」39%，「家族が疲弊していて相談する気になれない」24%であり，治療や相談機関につながることが難しく，家族の抱える深刻さが浮き彫りになった。

しかし家族も，「高齢だから仕方ない」「どうにもならない」ではなく，家族も相談機関につながり，また，家族の自助グループの仲間を得て，さらに正しい知識を得て，その対応を学ぶことが，回復への近道である。

2 依存症でセルフ・ネグレクト状態にある人への対応

セルフ・ネグレクト状態の人へ支援をする中で，お酒の飲み方に問題がある人，また，パチンコやゲーム三昧の人に出会い，対応に困ることは決して稀ではなく，支援の行き詰まりを感じている支援者も多いであろう。

セルフ・ネグレクトは，『セルフケアの不足』と『住環境の悪化』が《中核概念》であり，「サービスの拒否」「財産管理の問題」「社会からの孤立」はそのリスクを高める要因である。

一方で，依存症の人においても，《中核概念》は異なるものの，リスクを高める要因や背景には類似部分もある。

依存症の場合は，「依存症である」ことへの否認が強く，医療や相談になかなかつながらず，医療・福祉サービスを拒否する事例が多い。また，金銭の適切な管理ができず，依存物質や行為に金銭を最優先して使用し，生活に必要な食費や被服費，冷暖房費，医療費などへの金銭の使用は惜しんで使わない事例も多い。さらに，家族や職場，あるいは社会から孤立している事例も多い。

このような事例への関わりは非常に困難を要するが，本書に収載しているアセスメントツール，支援ツールに準じて支援・対応し，緊急時のアセスメントは**「セルフ・ネグレクト深刻度アセスメントシート」**（**表4**，p316）を用いると有効的である。

1）支援のポイント

1　身体的症状

多くの事例では本人にはなかなか会えず，会えても詳細は不明な事例が多い。しかし，そのような状況でもアセスメントは可能であり，一部を紹介する。

物質依存症の中でも，アルコール依存症は身体的副作用が表われやすい。しかし，肝機能障害は一般的に知られているものの，それ以外の症状はあまり知られていない。**表2-6**に示されている症状は，世良らがアルコール依存症者が受診する以前の身体症状に聞き取り調査を行った結果である[49]。参考にしてほしい。

2　精神面

会話が成り立たない，つじつまが合わない等，認知症の疑いや精神疾患が推測できたとしても，家族状況や生育歴，現病歴等の情報が不足し判断に困ることが多い。

認知症，精神疾患等の疑いがあり，医療中断や治療が放置されている場合には，まずは医療につながることを支援の目標として考えることが重要である。認知症，精神疾患の場合では，その背景にアルコール問題が潜んでいる場合もある。「酒を飲まないと寝られない」「酒を飲むと元気になれる」と話す事例では，その背景にアルコールが関係していることも考えられる。

2）環境面

セルフ・ネグレクト事例では室内環境が不衛生な状態の場合が多く，室内に入れない場合もある。しかし，家屋の外からでもアセスメントは可能である。

表 2-6　アルコール医療を受診する前にあった身体的症状（N＝75）

症状のあった身体的副作用	人数（%）
下痢 （尿失禁 （便失禁	73 名（97.3%） 44 名（64.5%）） 36 名（48.0%））
不眠	40 名（53.3%）
記憶力低下	40 名（53.3%）
胸やけ	26 名（35.5%）
肝機能障害	22 名（29.3%）
高血圧	20 名（26.6%）
歯磨き時の吐き気等	20 名（26.6%）
下肢のしびれ	20 名（26.6%）
眼のかすみ	18 名（24.0%）
糖尿（アルコール性糖尿病）	10 名（13.3%）
四肢がつる	10 名（13.3%）
湿疹	10 名（13.3%）
頭痛	8 名（10.6%）
耳鳴り	6 名（ 8.0%）
酒さ（鼻・鼻周辺が赤くなる）	6 名（ 8.0%）
手掌紅斑	4 名（ 5.0%）
てんかん（アルコール性てんかん）	4 名（ 5.0%）

重黒木一・世良守行・韮澤博一編：事例でわかるアルコール依存症の人と家族への看護ケア―多様化する患者の理解と関係構築，17，中央法規出版，2019. より

1　におい

室内のにおいとして，食料が腐ったにおい，ほこりやカビのにおい，アンモニア臭（尿・便），畳の腐ったにおい，動物の死骸のにおい，などのさまざまなにおいが混在している場合もある。

2　堆積物

室内に酒瓶や競馬新聞，馬券があればわかりやすいが，本人の年齢や本人にそぐわない物は，パチンコ店の景品とも考えられる。

このような堆積物からは，今現在パチンコ店に通っていなくても，以前の生活歴として推測することができる。

3　転倒や骨折を繰り返す

セルフ・ネグレクト状態にある人は栄養状態に問題もある事例も多く，さらに長年飲酒していた人では，アルコールの影響で骨がもろく，骨粗鬆症となっている場合も多い。特に，女性や高齢者の場合は筋肉量の減少もあり，骨折しやすいといわれている。

4　脱水・熱中症の危険

セルフ・ネグレクトの人は室内にこもっているケースが多く，加えて狭い部屋で飲酒している場合には，暑さによる脱水に加えて，アルコールには脱水作用もあるため，脱水症の危険が高くなる。連続飲酒や酩酊状態だと，本人も気がつかない場合もあり，脱水・熱中症のリスクは高くなる。

3）支援者に望まれる姿勢

セルフ・ネグレクトの背景に依存症がある場合は，どの切り口から支援・対応すべきかと悩むことも多い。何より重要なことは，支援者がセルフ・ネグレクトや依存症に対して陰性感情をもたずに支援し，信頼関係を構築することである。本人なりの生活変化の改善を信じることが大切である。

最もよくない対応は，本人を諭す支援である。説教，説得，あるいは強制的に約束させるという，ある意味“脅し”にもとれる支援はまったく効果がなく，むしろその後の支援に悪影響を及ぼすことがある。

支援にあたっては，多くを語らない人も少なくない。また“嘘”をつかれることも多いであろう。そのような事例への支援の中で，“嘘”が発覚した場合や再飲酒，薬物の再使用がわかった場合は，（“嘘”をつかなければならない，酒や薬物の行為・行動がやめられないほど）問題は深く，まだまだ支援が必要であると認識し，継続的に支援することが大切である。基本的に他者を信頼していない人が多く，「孤立」しているため，支援者が離れれば，ますます「孤立」が加速する。

また，SOSを言語化，表出することができないことが根底にあるため，支援者自身が依存症のことを正しく理解し，回復できる病気であると認識していることが重要である。セルフ・ネグレクトの背景に依存症があっても，一緒に伴奏する姿勢が最も支援の近道である。

3　事例から考える

1）事例

55歳男性。現在独居で戸建てに住み，結婚歴はなく，親の遺産で生活している。元営業マン。

2）経過

- 樹木がまったく手入れされていないため，近隣住民たちが本人宅のポストに樹木の伐採のお願い文を投函し続けたが，まったく反応がなく長年経過した。区役所にも相談にいったが解決には至らず，仕方なく近隣住民が落ち葉の清掃や小枝の伐採も行っていた。
- ある日，ぼやがあり警察沙汰となった。原因は泥酔によるタバコの消し忘れであった。室内は，ゴミが大量にあり不衛生な状況であり，認知症も疑われたため，区保健センター保健師が関わることとなった。庭に酒瓶が大量に転がっており，多量飲酒者だったことがわかった。

- 保健師は頻回に家庭訪問を行った。普通に会話ができることもあるが，怒鳴られることや居留守を使われることもあり，明らかに支援を拒んでいる様子がみられた。その後，自転車で転倒し緊急入院となった。この転倒時も飲酒による酩酊状態であったため，支援が始まった。
- 支援後は，疎遠だった妹と連絡がとれ，アルコール専門病院に入院した。現在は断酒会につながり，回復できた事例である。

介入までの生活として，本人が語った内容を以下に示す。

①近隣が敵となった

「樹木の繁茂の苦情の手紙は知らなかった。近隣住民が樹木を伐採していることは知っていたが，放っておいた」

「区役所が伐採のことで何度も来たが，対応は面倒であったし，どうでもよいと思った時期であった」

②孤立し，飲酒だけの生活

「営業マンをしていたが，身体の不調が続き，退職した」

「競馬・競輪・パチンコ通いをしていたが，それも面倒になり，自宅で演歌を聞きながら飲酒する生活をしていた」

「ふらつきもあったが，飲酒すると回復するので，俺は酒飲み体質と思って生活していた」

3）支援のポイント

継続した支援を繰り返すことである。

- 心配していることを伝え続ける。家庭訪問を行い，不在なら必ず手紙を置くなど，心配していることを伝え続ける。その際に自分の立場や職種などについてわかりやすく伝える。
- 身体面でのアセスメントを重視し，治療・相談機関につなげる。
- 本人から連絡があった場合は即対応する。

SOSを出さない事例においては，職場内で統一した理解が重要である。担当者が不在でも，職場内で対応できるような体制づくりが重要である。

4 依存症に関連した最新の動向

近年，依存症に関連した多くの法律や条例が制定された。セルフ・ネグレクト事例の支援にも関連したものを紹介する。

1）アルコール健康障害対策基本法

不適切な飲酒は健康障害の原因となるため，国は「アルコール健康障害対策基本法」を2014（平成26）年6月1日に施行した（**図2-10**）。アルコール問題の予防から相談・治療，回復支援に至る切れ目のない支援体制の整備のため，都道府県ではア

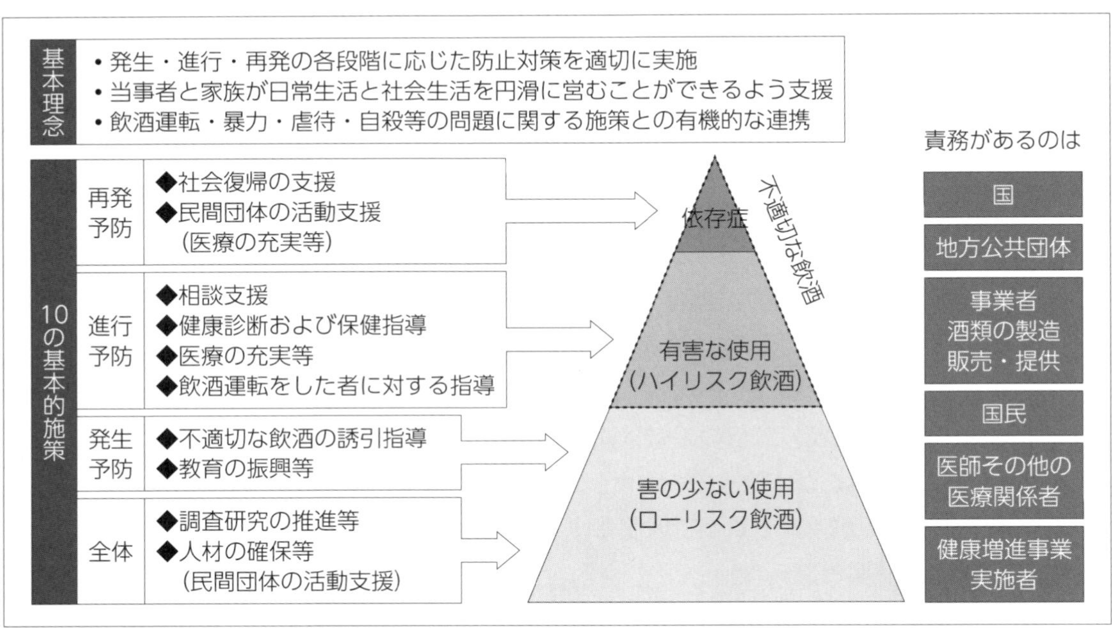

図 2-10　アルコール健康障害対策基本法のイメージ

依存症対策全国センターホームページ（https://www.ncasa-japan.jp/policy/low）より

ルコール健康障害対策推進計画を策定し，その計画が推進されている。2021 年度末には全 47 都道府県で整備見込みである。

生活習慣病のリスクを高める飲酒をしている者は全国約 1,450 万人（厚生労働省「平成 29 年国民健康・栄養調査報告」）といわれており，多方面からの普及啓発だけでなく，相談治療体制づくりが必要であり，各都道府県推進計画の充実した支援に期待したいところである。

2）薬物使用等の罪を犯した人に対する刑の一部執行猶予制度

薬物使用等の罪を犯した人に対する刑の一部執行猶予制度とは，2016（平成 28）年 6 月から開始された制度である。

薬物使用の生涯経験率は有機溶剤が 1.1%，大麻が 1.4%，覚せい剤が 0.5%であった（平成 29 年度厚生労働省科学研究薬物使用に関する全国住民調査）。薬物依存症の年齢層は年々高くなっており，薬物もネットや友人から得るのが圧倒的に多い。

また，刑務所に入所後の薬物依存症者の再犯率は高いといわれている。つまり，再犯せずに社会で生きていくには，孤立することなく，人や地域とのつながりが重要である。長く刑務所に入所していることの弊害も確認されている。そのため，薬物依存症者においては，刑務所内で薬物からの回復に向けた治療や支援を継続的に受け，刑を一部執行猶予する制度ができ，立ち直りの支援をしている。

3）ギャンブル等依存症対策基本法

2018（平成 30）年 10 月に「ギャンブル等依存症対策基本法」が施行された。ギャンブル等依存症が疑われる人の推計値は，約 100 万人であった（平成 29 年度国民医療研究開発機構調査結果）。

ギャンブル等依存症対策基本法では，ギャンブルを，競馬，競輪などの公営競技，パチンコ屋に係る遊戯，その他射幸行為と定義している。日本ではパチンコ愛好家がとても多いが，ギャンブル等依存症対策基本法では，予防，再発防止，本人・家族への支援だけでなく，多重債務，貧困，虐待，自殺，犯罪等に関する施策と有機的な連携を図ることを目的としている。法律に基づく各都道府県推進計画は，現在努力義務として策定され始めている段階である。

4）依存症対策全国拠点機関，専門医療機関・治療拠点機関，依存症対策総合支援事業について

依存症に関する相談や治療機関は，一般病院とは異なり専門性が高いといわれているが，全国的にも専門病院は少ない現状である。

このような状況の中で厚生労働省は，アルコール健康障害・薬物依存症・ギャンブル等依存症に対応する「依存症対策全国センター」のサイトを開設し，住民や支援者にとっても必要な情報をわかりやすく解説し，全国の治療機関や相談機関の情報が簡単に得られるようなサービスを始めている。

7 セルフ・ネグレクトと児童虐待

1 子どもの背景に潜む親のセルフ・ネグレクト

児童虐待が疑われて支援者がその世帯に介入した際に，親のセルフ・ネグレクトが明らかになることがある。その多くが，児に対する世話の放棄「ネグレクト」の事例である。児のネグレクトを疑う状況は，保育所や学校等から，児の身体の清潔が保たれていない，忘れ物が多い，連絡なく休んでいる，治療すべき疾患があるのに病院に連れて行かないなどの状況として報告される。年長児の場合は本人からの話で，子どもを残したまま長時間外出している，食事を与えないなどの家での様子が把握されることもある。

子どもへの世話を怠っている背景には，親自身の『セルフケアの不足』あるいは『住環境の悪化』が存在する。具体的には，親自身の治療が必要な疾患の放置，物があふれた居室で生活をしている等があげられる。児童虐待予防においては，虐待者である親への支援も不可欠であり，セルフ・ネグレクト状態にある場合には，その特性に配慮した関わりがより一層必要となる。

近年，児童虐待の相談件数は毎年増加の一途をたどっている。児童虐待はその種別として，身体的虐待，心理的虐待，性的虐待，ネグレクトの四つに分類される。子どものネグレクトに焦点を当てると，全国の児童相談所における児童虐待の相談件数のうち，ネグレクトの相談件数は，過去10年間でおよそ2倍に増えている[50)]。さらに，厚生労働省が毎年報告している「子ども虐待による死亡事例の検証」では，心中以外の虐待死において，ネグレクトの占める割合が40%強と，他の虐待の種別に比して最多となってきている[51)]。子どもの生命を脅かす虐待の形態として再認識すべき点である。

親自身がセルフ・ネグレクトであることは，子どもへの虐待を通して顕在化する，言い換えれば，子どもの問題が絡まなければ表面化することはない親のセルフ・ネグレクトの問題について，本節では触れていきたいと思う。

なお，近年，「母子保健」を広く父親も含めた「親子保健」ととらえて扱うことから，本章でも同様に父親も含めて述べていく。

2 親のセルフ・ネグレクトとリスク要因

セルフ・ネグレクトの原因はいまだ解明されていない部分が多い。また，高齢者のセルフ・ネグレクトについては，国内・海外とも研究報告が多くみられる中で，高齢者以外の若年者（65歳未満）のセルフ・ネグレクトについて示した研究は見当たらない。親のセルフ・ネグレクトについて述べる際に,《中核概念》である『セルフケアの不足』と『住環境の悪化』に視点をおき,セルフ・ネグレクトのリスク要因に近接するさまざまな状況に照らして述べていきたい。

1）産後の抑うつ状態

子どもの誕生により,親はそれまでと一変した生活を要求される。出産後は夫婦や家族の役割を変化させながら状況に対応し,徐々に子どものいる生活へ順応していく。しかし今日,少子化核家族化が進行していることから,周囲からの子をもつ親へのサポートは十分ではない。子育ての負担は特に母親に大きくのしかかってきている。

国民生活基礎調査によると,18 歳未満の児童のいる世帯の割合は,2019（令和元）年度では全世帯の 21.7%となっており,過去 30 年間の間におよそ半減している。また,子育て世帯のおよそ 8 割が核家族である[52]。男性の育児休業の取得率は 7.48%[53]であり,父親の育児参加は部分的であることが否めない。子育てをしている親は,地域で同じように子どもをもつ親に出会うことが難しいことや,祖父母の協力も日常的には得られにくいことから,母親は近隣に相談し合える仲間や育児の協力者がいない中で,心身の負担がかかり抑うつ状態に陥ることもある。負担感が増大し,抑うつ状態になるとセルフケア不足となる。『セルフケアの不足』は,まさにセルフ・ネグレクトの《中核概念》であり,その状況が改善されず逸脱したときに,自身のケアのみでなく子どもへの世話の怠りを呈し,児へのネグレクトとして把握されることになる。このような状態から生じる子への世話の放棄は,ある意味無意図的であるととらえるべきであろう。児童虐待の中で意図的に行われたネグレクトとは,一線を画す必要があると考える。

2）ライフイベントへの不適応

前書『セルフ・ネグレクトの人への支援』[1]では,セルフ・ネグレクトに陥る典型的なリスク要因として,ライフイベント（人生上の出来事）をあげている。親世代にとって,結婚や子どもの誕生はライフイベントの一つである。社会学者のアントノフスキー(Antonovsky A）は,ライフイベントはその出来事が引き起こす多くの結果や影響が重要であると述べている[54]。

妊娠・出産・子育てという一連のライフイベントによって引き起こされる出来事に対し,何らかの原因で適応ができない状況下ではストレスが増強し,セルフ・ネグレクトの潜在的リスクとなる可能性があると考えることできる。妊娠中に葛藤を抱えたまま出産に至ったり,望まない妊娠／計画しない出産であるなど,子育てがもたらす日々のさまざまな出来事に向かう気持ちが形成されず,子どもへの愛着がもてない状況となり,子どもへのネグレクトや周囲からの孤立が生じてくる。専門職と連携した対応が必要となる状況ととらえていく。

3）ため込み症

ため込み症（hoarding disorder）は,米国精神医学会による診断基準である DSM-5 に収載されている診断名である。物を過度に入手（収集）し,処分することが困難であり，乱雑さを伴うという問題を抱えており[55)]，セルフ・ネグレクトの《中核概念》である『住環境の悪化』をもたらす。ため込み症についての欧米の研究では，およそ思春期以降で発症することが報告されており，ライフイベントの変化（婚姻・妊娠・出産）で悪化することが知られている[56)57)]。ため込んだ物により，日常生活や子育てに支障をきたしている場合，医師の診断を受けることが必要なケースもある。

セルフ・ネグレクトとされる人々がすべて「ため込み症」であるわけではない[1)]が，成人期にみられる健康問題として，支援が必要な対象ととらえていく。一方で，子どもに必要な物品が増える中で，片付けの対処行動が適切にとれないことによる『住環境の悪化』が生じている状況は，「＝ため込み症」ではないことを理解しておく。

3　事例を通して考える親のセルフ・ネグレクトと支援

乳幼児を抱える親のセルフ・ネグレクトの状況は，その多くが市区町村で実施される乳幼児健康診査や育児相談の場，あるいは保育所・幼稚園からの連絡で把握される。学童以降の場合は，教育機関からの連絡や地域の住民からの通報によるものがある。児の発育・発達上のリスク，安全上のリスクが予測され，家庭訪問など個別フォローに移行した中で親自身がセルフ・ネグレクト状態であることが発見される。発見から具体的な状況までの事例を紹介するとともに，支援のポイントをまとめる。

1）事例

1　ケース①：10か月児健診からの把握による事例

健診当日の計測において，児の体重増加不良と発達の遅れが認められた。問診票から，児に離乳食を与えておらず，ミルクのみで育てていること，当日の母親の様子から自身も整容が適切に行えていないといった状況がみられた。会場の隅のほうに座り，他の母親のように会話をしたりせず，極力人との関わりを避けているような，いわゆる“気になる母親”であった。健診終了時に，促した個別相談に回らず帰宅してしまったため，フォロー対象とし，後日，児の体重測定を名目に訪問を実施した。居宅内は物であふれており，いわゆるゴミ屋敷状態であった。母は20代後半にうつによる受診歴があったが，出産前は夫のサポートもあり症状もなく生活できていた。児の出産後は里帰りもせず育児をしていたが，1か月健診を過ぎた頃より家事がおっくうになっていき，調理もままならなくなり，夫がコンビニエンスストアで買ってくるもので済ませるようになっていた。室内にためられたゴミ袋の中身は，弁当の空き容器がほとんどであった。外出せず，睡眠リズムも乱れがあった。夫と面談し，受診につながり内服開始となった。福祉部局と連携し，児は保育所入所につながった。

2　ケース②：養護教諭により把握された事例

小学2年生女児。4月の進級以降，保護者からの提出物が滞ったり，忘れ物が多いこと，服装や整容も不潔さが目立つようになってきていた。健康診断の結果，児が肥満であったことから，養護教諭が母親へ電話連絡すると，「わかりました」という返事のみで的を得ない状況であった。母親の精神面で疾患のリスクが予測されたため，保健センター保健師と養護教諭が訪問を行った。

2DK の居宅は，玄関から部屋の壁に沿って物が所狭しと置かれていた。居間とその奥の寝室はスペースを確保するように，部屋の壁に沿ってすり鉢状に物を重ねてあった。家族は夫婦と児の３人暮らしである。これまで，隣町に住む母方の祖母が毎日のように通って家事と育児をサポートしていたが，半年前に脳梗塞で入院となり，来られなくなっていることが明らかになった。保健師からは，母親は軽度の知的障害の可能性があり，日常生活の支援のために担当課と連携していくことが伝えられた。

3　ケース③：中学生男子，不登校による事例

飲食店勤務の父親と祖父母との４人暮らし。両親は児の幼少期に離婚し，父方の実家で祖父母と同居することになった。父親は祖父と言い争うことが多く，家を空けることもしばしばあった。本児は祖父母にかわいがられて育った。事例把握の３年前に祖母が脳梗塞を発症し在宅で祖父が介護をする状況となった。

本児は中学１年の２学期より，「臭い，キモイ」等いじめられたことをきっかけに不登校となっていた。担任がたびたび訪問していくうちに，ゴミ屋敷状態の中で祖父母と本児が生活している状況を把握した。特に，父親の部屋は物があふれて足の踏み場もない状況であった。

父親は不定期に私物を取りに戻り，その際に児に生活費を与えていた。本児はそのお金をゲームセンターで使ってしまい，菓子パンなどで食事を済ませていた。祖父はアルコール性肝障害で受診を中断しており，祖母は介護サービスを受けていなかった。世帯はたびたびライフラインが止まってしまうこともあった。

担当者は父親と連絡をとったが，祖父との確執もあり支援には拒否的であった。地域包括支援センターと連携し，祖父母の介護サービスを導入し，本児に対しては，地域の支援者が洗濯の仕方を教えるなどサポートし，スクールソーシャルワーカーの介入もあり徐々に登校に向かうようになった。やがて，祖父母に対し介護保険サービスが導入となった。

2）支援のポイント

1　親の SOS のサインを見逃さないで支援に向ける

ケース①の母親にみられるように，セルフ・ネグレクトの状況にあっても，親は何らかの SOS のサインを発していると考えることが必要である。うつ状態にありながら必死の思いで健診のために来所した背景には，児の成長・発達を把握したい思いが推察できる。その時期に見合った育児がなされていない状況は，意図的であるならばネグレクトといえるのであろうが，自身のセルフ・ネグレクト状況により行えていないことを踏まえて，支援者は親のアセスメントを行っていくべきである。

現在，児童虐待予防の対策において，自治体は乳幼児健診の未受診者の全数把握を実施している。該当する親の背景に，親自身のセルフ・ネグレクトが存在しないかという視点を加えていき，問診表なども含めて，親の体調と健康管理の状況を把握していくことが望まれる。

2　学校保健と地域の連携により支援に向ける

ケース②と③にみられるように，学齢期の児のネグレクトは，同じ洋服を着続けている，入浴していない様子，忘れ物が多い，不登校という形で表面化する。世話の放棄について，児自らは認識できず，親や家の状況について訴えてくることも少ない。親のセルフ・ネグレクトが深刻で，親がパワーレスになっている場合は，子どもは心配で登校を渋ることもあるし，親がそのような状態になったのは自分のせいであると受け止める場合もある。

現在，学校と地域の連携による児童虐待防止の取り組みが進められている。ケース③の男児は，幼少期からの本人を知る近隣住民の支援がみられた。祖父母が地域との関係を良好に保ってきていたことも背景としてあった。学校での様子と，近隣住民が把握できる世帯の様子とを関係機関が共有して，ネグレクトの背景に支援すべき家族の状況がないか，把握していくことが重要である。

近年の自然災害の発生や新型コロナウイルスの感染拡大防止の状況下で，休校措置がとられるなどの場合では，家庭の中にある問題がみえにくくなり，学齢期の子どもと親の状況について学校のみで把握することは困難である。地域の中で子どもと親を見守る体制の整備が求められている。子育ての背景に絡む親のセルフ・ネグレクトについて，地域社会の認知を広げていくことが必要である。

3　母子保健と学校保健の連携によりセルフ・ネグレクトの親を支援する

児童虐待予防は，妊娠期からの予防を重視しており，現在，母子健康手帳の交付時から支援が必要な特定妊婦[1]を早期に把握しフォローする体制がとられている。児の誕生後は母子保健事業を通じ，養育上リスクを抱える親子に対して虐待予防の視点をもって介入がなされている。これらの過程の中で，親のセルフ・ネグレクトを視点においたアセスメントはいまだ一般的ではない。生活状況を把握する上でセルフ・ネグレクトの状態像を参考にしていただくことが可能であると考える。

さらに，母子保健事業で把握した親のセルフ・ネグレクト状況について，学校保健と連携し就学後も引き続いてフォローされる体制が望まれる。就学前からの継続した支援で，親のセルフ・ネグレクトの悪化を高める「社会からの孤立」を防止することにつながっていくものと考える。

---

[1] 特定妊婦とは，出産後の子どもの養育について出産前において支援を行うことが特に必要と認められる妊婦のことであり，経済的困難や複雑な家族構成，親の知的・精神的障害などで育児困難が予測されるなどのリスクを抱えている。

8 セルフ・ネグレクトの予防

1 セルフ・ネグレクトの予防段階

セルフ・ネグレクトの予防は，大きく分けて，「セルフ・ネグレクトにさせない」「セルフ・ネグレクトの重症化を予防する」の二つに分けることができる。

1）セルフ・ネグレクトにさせない

1　セルフ・ネグレクトは自分にもいつかは起こり得るものと理解し共感する

セルフ・ネグレクトは，特別な人が陥る状態なのか，それとも誰もがなり得る状態なのか。専門職であっても，住民であっても，なぜセルフ・ネグレクトに至るのかを，自分にも起こり得るものとして理解しておくことが必要である。そして，セルフ・ネグレクトは高齢者だけに起こり得るのではなく，若い年代にも起こり得ることを認識する必要がある。そうでないと，単なる変わり者，あるいは自分には起こり得ないこととして，支援が必要ない者ととらえてしまう。例えば，ワークショップや研修会を開催してセルフ・ネグレクトは自分にもいつかは起こり得るものと理解し共感することが，セルフ・ネグレクトにさせない第一歩である。

2　人はなぜセルフ・ネグレクトに至るのかについて理解する

人はなぜセルフ・ネグレクトに至るのかについて理解するために，現在の日本の状況を知る必要がある。2018（平成30）年1月に実施された全国調査の結果では，セルフ・ネグレクトは高齢者と若年者どちらにも発生していて，支援件数としては高齢者が多数を占めている状況であった[58)]。高齢者では，セルフ・ネグレクト状態になったと思われるのは70歳以上が多く54％を占めていた。一方若年者では，40～50歳代が多く60.4％を占め，20歳代も16.3％存在していた。セルフ・ネグレクトのきっかけはさまざまな疾患や状況であることがわかった。

①高齢者がセルフ・ネグレクトになるきっかけ（複数回答の結果）

高齢者がセルフ・ネグレクトになるきっかけは，「認知症（その疑い含む）あり」が41.2％と最も多く，次いで「精神疾患（その疑い含む）あり」29.4％，「身体の疾患・けが・体調不良あり」19.5％となっていた[58)]。

したがって，「精神疾患（その疑い含む）あり」を除くと，高齢者がセルフ・ネグレクトになるきっかけとして，要支援・要介護状態，もしくはその一歩手前のフレイル[1]（虚弱）と称される状態が考えられる。

飯島らはフレイル（虚弱）の第一段階を「社会性／心のフレイル期」として，社

[1] フレイルとは，加齢に伴い身体の予備能力が低下し，健康障害を起こしやすくなった状態である。すなわち，介護が必要になる前段階のことである。

会とのつながりを失うことをあげている[59]。また，社会とのつながりが失われると身体や心の衰えが進んでしまう（いわゆるフレイルドミノ）と指摘している[59]。星らは，高齢者の「身体的健康」と「社会的健康」は「精神的健康」が基盤となっている可能性があることを明らかにしている[60]。

以上から，高齢者の精神的な健康や社会とのつながりが，セルフ・ネグレクトにさせないための基盤と考えられる。

②若年者がセルフ・ネグレクトになるきっかけ（複数回答の結果）

若年者がセルフ・ネグレクトになるきっかけは，「精神疾患（その疑い含む）あり」が41.7%，次いで，「若いころからの引きこもりあり」24%，「身体の疾患・けが・体調不良あり」21.9%，「アルコール依存症あり」19.8%であった。また，「近親者の死亡や病気あり」が29.2%となっていた[58]。本章にて既述の「セルフ・ネグレクトとひきこもり，8050問題」「セルフ・ネグレクトと精神障害，発達障害」「セルフ・ネグレクトと依存」で示された事例等と関連づけて，若年者のセルフ・ネグレクトの予防を考えていく必要がある。例えば，精神疾患もしくは発達障害がある人がひきこもりになり，本人の生活を支えていた近親者の死亡や病気により，セルフ・ネグレクト状態として支援の対象となったなど，いくつかのきっかけとなる状況が積み重なっていると考える。

視点を変えて考えてみると，主に精神疾患をベースとした若年のセルフ・ネグレクト事例には，専門職が関わっていく中でセルフ・ネグレクトを予防できる重要なターニングポイントがあることがわかる。このターニングポイントを見逃すことなく，予防的な見通しをもった支援計画が必要であろう。

2）セルフ・ネグレクトの重症化を予防する

前述の2018年1月に実施された全国調査[58]では，セルフ・ネグレクトに至る行為の結果を判断する能力がない（「あまりない」と「全くない」）割合は，高齢者事例で68.4%，若年者事例で51.1%だった。一方で，セルフ・ネグレクトに至る過程での自由意思を有している者（「かなりある」と「まあまあある」）の割合は，高齢者事例で72.3%，若年者事例で66.3%と高く，事例への介入の難しさがうかがえる。

次に，対応終了の事例の状況では，高齢者事例の60%が入院もしくは施設入所，29%が死亡となっている。また，若年者事例では，45%が入院もしくは施設入所，25%が死亡となっている。一方，対象者の健康，生活の改善した割合は，高齢者事例で20.7%，若年者事例で25%となっていた。

以上から，セルフ・ネグレクトの重症化を予防するためには，ベースにある疾患は高齢者事例と若年者事例では若干異なっているが，認知症を含めた精神疾患の管理が大切であり，対象者の自由意思を尊重しながら，対象者の不十分な判断能力を補う支援を行う必要がある。そのためには，地域での見守りネットワークの強化と対象者の社会参加の場の確保（居場所づくり）が求められる。

2 見守りネットワーク構築のために

「東京都高齢者虐待対応マニュアル」[61]では，高齢者虐待防止ネットワークの機能の一つである「早期発見・見守りネットワーク」について，「住民が中心となって虐待の防止，早期発見，見守り機能を担うもの」としている。これはセルフ・ネグレクトにおいても同様であるといえる。

本書では，見守りネットワーク構築のために活用できる地域アセスメントツールを紹介している。自治体もしくは地域包括支援センターなどが，組織としてどの程度セルフ・ネグレクトを支援する体制が整っているかをアセスメントするためのツールと，セルフ・ネグレクトを予防し対応するために自治体などにおける実施可能な具体的な取り組みを確認するチェックリストの２種類である（詳細は第７章１を参照）。

以下には，セルフ・ネグレクトにおいて見守りネットワークを構築するための留意点を述べる。

1　セルフ・ネグレクトの概念となる項目を理解し確認する

セルフ・ネグレクトについては，まだ十分周知されているとはいえない。専門職ですら，知識としてわかっていても，いざ目の前にすると判断がつかないことは多い。どの程度，どの範囲であればセルフ・ネグレクトなのかを判断することは難しい。まずはセルフ・ネグレクトを専門職が正しく理解し，事例検討等で実際の事例を共有しながら，職員の温度差を縮めていくことが求められる。特に若年者の事例では，精神疾患を有していることなども多いため，ベースとなる精神疾患をフォローしている関係者，例えば，医療機関，保健センター，保健所などとの情報共有が重要である。

2　セルフ・ネグレクトに至る経過を理解する

専門職であっても，住民であっても，なぜセルフ・ネグレクトに至るのかを，自分にも起こり得るものとして理解しておくことが必要である。まずは，自分にもいつかは起こり得るものと共感できるようなワークショップや研修会を開催することが有効である。例えば，高齢者の場合，老人クラブなどで孤立死予防の一環としてセルフ・ネグレクトを周知する機会がある。若年者の場合であれば，発達障害や精神疾患を有する児童・生徒・学生に関わる教職員への研修会が有効であり，現在の対応だけでなく，対象者の一生を見据えた支援を理解することが重要である。教員免許更新制に伴い受講する講義内容に盛り込んでいくなどの連携が求められる。

3　個人の異変の察知ポイントを知る

セルフ・ネグレクトサインシート（**表1**，p312）を使用して，個人の異変をチェックする。どのようなことを察知してほしいのか，なぜこのような視点が必要なのかの根拠を，住民や事業者に理解してもらうために研修会や協議会を開催することが必要である。

4　緊急性を判断し通報する

個人の異変を察知した後に，どのようにどこへ情報提供するのかは異変のレベルによっても異なる。生命に関わる差し迫った危険があれば，消防・警察であるが，体調の不良など健康面に悪影響が出ているレベルであれば，行政の保健センター，保健所，高齢福祉課，地域包括支援センターなどが通報・相談先となる。また，空振りをおそれて通報を躊躇することがないよう，民間事業所と協定を結ぶ際には，結果として本人に問題がなかったとしても，責任を負う必要はないことを明示することも，見守りへの協力を推進する上で有効である。

3 見守りの方法

見守りには，見守りの頻度と深さが求められている。できるだけ網の目を細かくして，見落とさないことが必要であり，「緩やかな見守り」「担当による見守り」「専門的な見守り」の三層構造で行う（**図 2-11**）[62]。

見守りには，ある程度の見通しをもっていること，つまり計画性が必要である。特に専門的な見守りでは，今ある対象者の姿を観察するだけでなく，これから対象者の身の上に起こり得る危険や問題を予測し，予測した状況が起こったときにどう対処すべきかを日頃から想定し計画することが大切である。ただ，住民などの専門職ではない人々が，すべてこのような対象者の起こり得る将来の姿を見抜く力をもっているわけではない。住民参加型の見守りネットワークシステムでは，参加した住民が事例を通して徐々に学習し，気づき，一人ひとりがエンパワーされることで対象者に起こり得る将来の姿を見抜く力をもつことが期待できるのである。

4 コミュニティの再構築としての地域づくり

2018 年の全国調査[58]では，「何らかの形で見守りネットワークを構築している」と回答した自治体は 59.3%と過半数を超えていた。「民間事業者との連携」は 40.6%,

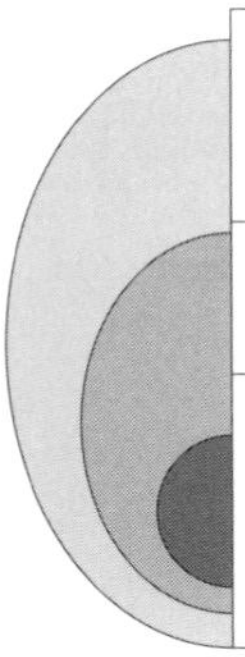

緩やかな見守り	地域住民・民間事業者 ⇒日常生活・日常業務の中で「いつもと違う」「何かおかしい」と感じたら専門の相談機関へ相談，連絡
担当による見守り	民生・児童委員，老人クラブ，ボランティア ⇒安否確認や声かけが必要な人に担当を決めて定期的に行う
専門的な見守り	地域包括支援センター，精神科の医療機関，保健センター等の専門機関 ⇒認知症，虐待など対応が困難なケース等に専門的な知識と技術で行う

図 2-11　地域での見守りの方法

東京都福祉保健局：高齢者等の見守りガイドブック─誰もが安心して住み続けることができる地域社会を実現するために，第 3 版，2，2018. を参考に作成

「住民ボランティア等の養成」は12.9%だった（詳細については，本章の「9　セルフ・ネグレクトとソーシャルキャピタル」を参照されたい）。

しかし，見守りネットワークシステムを構築したものの，システムが形骸化し，関係機関や近隣住民との連携がとれずに機能していないという話も聞く。セルフ・ネグレクトは，人の一生の中でのさまざまなきっかけによって，“顕在的な支援すべき状態”として現れる。持続的に機能している見守りネットワークは，“顕在的な支援すべき状態”の一歩手前で発見し，地域で見守っていけるシステムであってほしい。ここではセルフ・ネグレクトに対する見守りネットワークシステムの運営上のポイントを述べる。

1）ネットワークシステムのアセスメント・モニタリングの定期的実施

ネットワークシステムのモニタリングを定期的に実施することにより，運営上の不都合や不具合などを明らかにし，ネットワークが機能しているかの評価をすることが必要である。まずは予防のネットワークシステムができているかを評価し，不足するものが何かを確認する。その後は定期的に地域アセスメントツール（第７章１参照）で評価することで，モニタリングに活用していただきたい。

2）住民へのアカウンタビリティの実施

住民に対して見守りネットワークシステムの説明の機会をもつことは，住民へのアカウンタビリティ（説明責任）としても重要である。具体的には，事業の目的や課題，意図や狙いなどを明らかにし，結果としてどれだけの成果や効果を上げたかをわかりやすく説明して，行政や専門職に対して住民の理解と納得を得ることである。

また，アカウンタビリティの機会をもつことが重要なのは，住民に対する見守りネットワークシステムの周知につながるだけでなく，セルフ・ネグレクト事例を取り巻くすべての住民が支援のメンバーになり得るからである。住民一人ひとりがセルフ・ネグレクトを知って，気づいてもらう，相談してもらう，見守りながら支援してもらうという流れをつくることが重要である。住民が見守りネットワークの主役であることから，住民にどのようなシステムの構築を目指しているのかを説明し，住民とともに検討していくことが望ましい。

3）見守りネットワーク協議会の開催

見守りネットワークシステムの運営を協議する場を設置することは，自治体が通常行っている手法と同様である。協議会には，定期的な事業報告とそれに対する評価を受けるという機能と，地域で実際に経験した（もしくは経験している）事例を検討する機能をもたせる。協議会のメンバーは，地域の実態を把握しており，近隣地域住民と地域にとって影響力の大きい人（民生委員，自治会の役員など）を入れる。自分たちの地域の高齢者などに対する見守りネットワークシステムであるという共通認識があれば，自分たちの問題として主体的に検討できる。

特に，孤立死などが起こった場合に，なぜ発見できなかったのかなど，システムの弱点を確認することも重要である。

4）広報やキャンペーンの実施

何らかの健康問題に関する住民への広報やキャンペーンは，年1回でもよいので定期的に行う。マスメディアを活用することにより，セルフ・ネグレクトは誰でも陥る可能性のある状況であり，どのようなサインがあるのか，あればそれを誰に伝えるのかなど，住民の共通した認識を得ることができる。また，老人クラブや自治会の集まりなど，高齢者が集う場を利用して啓発活動をしていくことも必要である。

5）住民参加型の見守り体制の推進

図2-11では，担当による見守り体制として民生・児童委員，老人クラブ，ボランティアが示されており，その機能として，安否確認や声かけが必要な人に担当を決めて定期的に行うことがあげられている。しかし，民生・児童委員が本来の職務をさらに広げることは負担が大きいことである。住民ボランティアは活動の広がりは期待できるが，前述の全国調査においても，ボランティア養成を実施している自治体は12.9%にとどまっており，住民参加型の見守り体制は十分とはいえない状況である。では，老人クラブはどうであろう。老人クラブは自治会単位で組織され60歳から加入できるが，実際の加入者の平均年齢は高く，サービスを受ける側という印象である。

しかし，石川県内灘町のある地区の老人クラブ（通称，鶴親会）は，2013（平成25）年から7年間，自主的に地域の見守り体制を築いて実践している（p94のColumn参照）。すなわち，老人クラブがサービスを提供する側として活動しており，全国的にみても先駆的な活動の一つといえる。

鶴親会の見守り活動は，独居高齢者や支援の必要な高齢者が住み慣れた地区で生活を続けられるように，地域住民が主体となって「声かけ・見守り」をし，助け合う温かい地域づくりを目的としているが，地域の高齢者がセルフ・ネグレクトになることを予防し，また，早期発見するための活動としても機能している。具体的には，月1回，鶴親会主催の体操教室での15分程度の休憩時間を使って，見守りマップづくりを行っている。自分たちの学区の地図（当初は模造紙の地図を使っていたが，途中からデジタル地図となった）を見ながら，体操教室の参加者からもたらされる情報を地図上で更新していく。そして，その場には必ず地域包括支援センターの職員が参加し，ハイリスクな高齢者は支援につなげていく。この見守りマップづくりは単に情報を共有することが目的ではなく，「連れ合いが亡くなった人を一人にしない」「出歩かなくなった人を放っておかない」「元気がない人を見過ごさない」ための活動である[63)64)]。

国も自助・互助活動の推進とはいっているが，新たにボランティア組織を養成するには時間と労力が必要である上に，必ずしも思ったような活動組織に育って，継続してくれるかの保証がない。では，地域の既存組織である老人クラブの活動はどのような変革が可能であろうか。今回紹介した鶴親会の活動が，既存組織の活用の参考になり，セルフ・ネグレクトの予防につながることを願う。

最後に，ネットワークシステムは「切れ目のない」セルフ・ネグレクト支援を実現

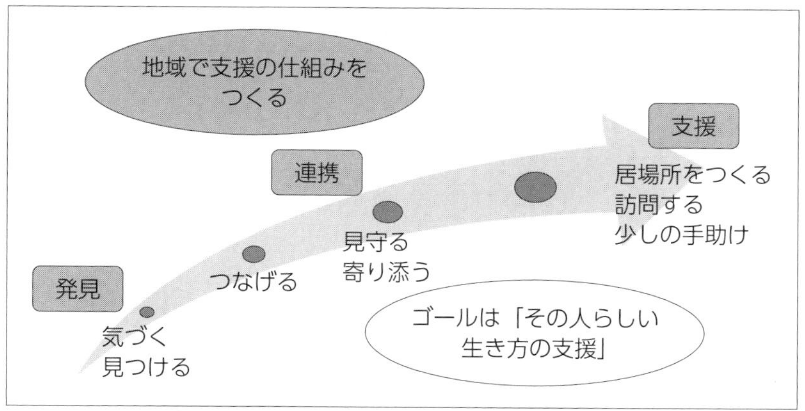

図 2-12　地域で支援の仕組みをつくる

岸恵美子研究代表：基盤研究（B）セルフ・ネグレクト高齢者への効果的な介入・支援とその評価に関する実践的研究より

するものである。**図 2-12** に示すように，「発見」「連携」「支援」をシームレスにつなぎ，その人らしい生活への支援を目標に住民とともにゴールを目指していく取り組みである。途中でバトンが落ちないよう，落とさないよう，システムを機能させることが重要である。

Column

セルフ・ネグレクトにさせない緩やかな「地域見守り活動」
―老人クラブと地域包括支援センターの連携が，見守り支え合う地域を創る―

1 老人クラブによる「地域見守り活動」のはじまり

石川県内灘町の一地区の老人クラブ（通称，鶴親会）で行われている「地域見守り活動」は，町の地域見守り活動事業に協力した形で 2013（平成 25）年に始まり現在も続いている。

現在，3 団体が町の地域見守り活動事業に協力しているが，老人クラブは鶴親会だけである。会員は，*“町から，「地域見守り活動」のモデル地区になってもらえないかという申し出があり，『やるだけやってみよう』と前向きな決断をしてモデル地区になった。他のどの老人クラブも引き受けなかった活動を一歩踏む出す力が鶴親会にあった。”*と当時を振り返って話す（鶴親会の組織図は**図 1** を参照）。鶴親会のある地区は団塊の世代の人々が転入した新興住宅地で，60 代で老人クラブに加入する人々がいたことが特徴といえる

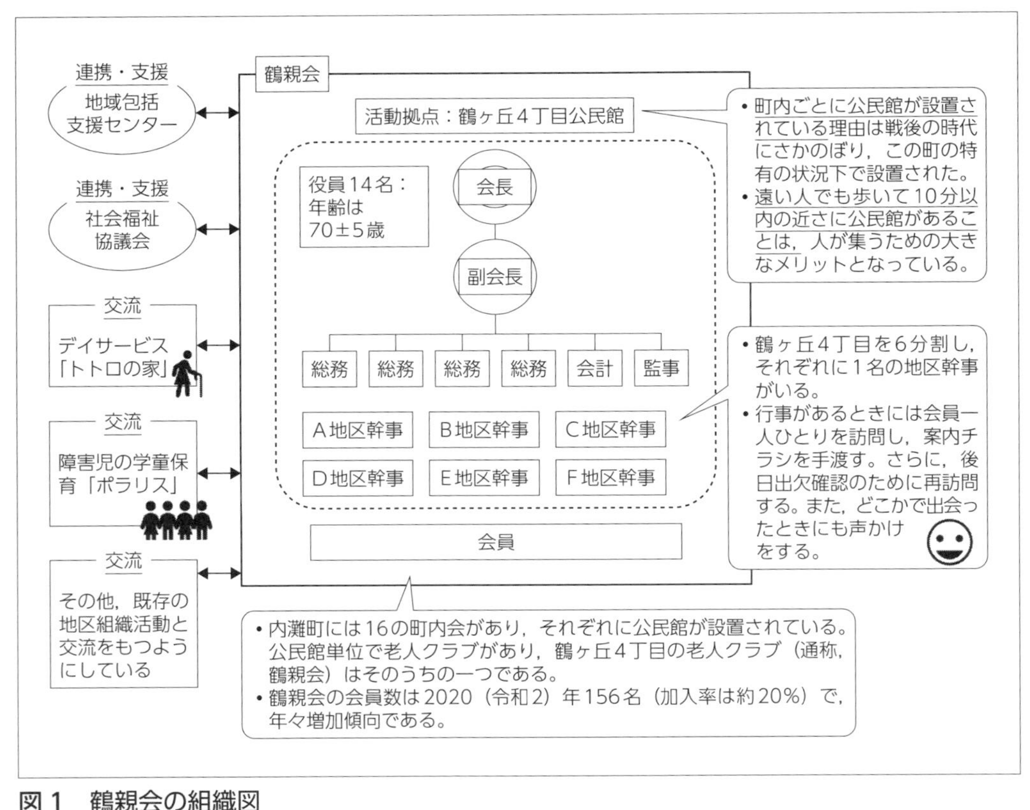

図 1　鶴親会の組織図

が，他の老人クラブより平均年齢が若いというわけではない。“*見守り活動の情報共有の場である「楽しく体操」は，初めは 7，8 人だったけど『なんだか楽しそう』ということで参加者が増えた。毎回 30 人くらい集まるので，情報交換も成り立ち見守り活動が続いた*”と言う。

2　地域見守り活動の内容（図 2）

地域見守り活動は，毎週月曜の 10 時～11 時に行っている「楽しく体操」の時間に実施している。具体的には，月 1 回，「楽しく体操」の合間の「アメちゃん休憩」のときに，拡大した町内地図（通称，地域見守りマップ）に一人暮らし・高齢者世帯・子どもと同居世帯などと色分けすることから始め，変化を記録し，気になる高齢者を共有する。このときには地域包括支援センターが参加し，情報を収集し，認知症が進んだ一人暮らし高齢者など，心配される事例を支援につなげている。

鶴親会には，見守り活動を持続可能にする仕組みがある。地域を「見る」から「観る」までは，鶴親会の見守り活動の役割は大きい。しかし，地域を「診る」から「看る」までは，地域包括支援センターなど専門職の役割だと線引きしている。セルフ・ネグレクトを予防するためには，鶴親会の見守り活動のように，緩やかな見守りだが孤立しそうな高齢者を見落とすことなく見守り続ける活動が欠かせない。鶴親会の見守り活動は，隣近所を

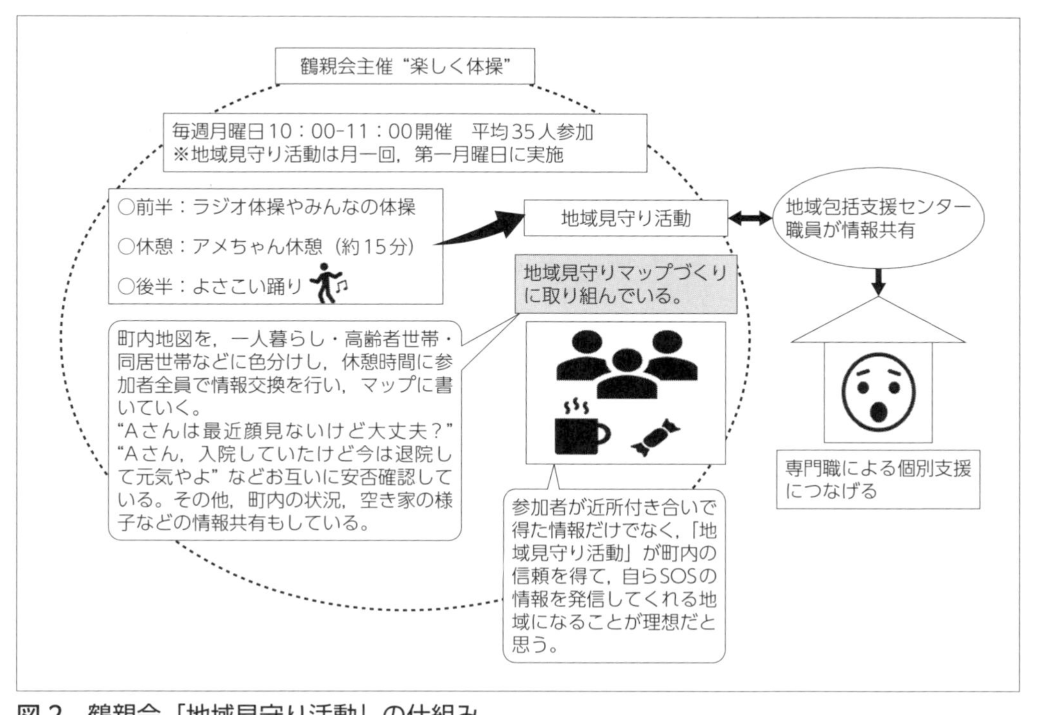

図 2　鶴親会「地域見守り活動」の仕組み

さりげなく気にかけ，住民同士が情報共有しながら様子を観て，孤立する前に誰か（住民でも地域包括支援センターでもよい）が手を差し伸べる活動であり，それを持続可能にする仕組みが内包されていた。“*玄関まで入るとか，役員として普段と違った介入をするとか，日頃の近所付き合いの範囲を逸脱する関わりはしないし，求められていない*”と，会員は口をそろえて話す。

また，地域包括支援センターとの関係について，“*「楽しく体操」に参加した人からの情報を地域見守りマップに記載し，地域包括と情報共有し，心配な高齢者は地域包括で支援してもらったり，何かあったら相談したりする関係なので自分自身の安心につながっている*”と語っている。

3 地域見守り活動の課題

1．鶴親会の課題

①この見守り活動を次の世代でも継続できるように，うまくバトンタッチすることが課題である

地域見守り活動は，2013年に始めたときからほとんど役員が変わっていない。当初60代だった役員も70歳前後となったので，60代から参加できるような魅力的な活動内容を構築する必要がある。

②見守り活動の情報共有の場である「楽しく体操」への参加者を減らさない工夫が必要である

「楽しく体操」に参加する人が少ないと見守り活動が成り立たない。鶴親会の場合，“*「楽しく体操」は体操を盛り上げてくれる指導者の存在が大きい。指導者といっても鶴親会の仲間なので気楽で楽しく，参加者の満足度も高く，多くの人が集まってくれる*”と，体操の指導者の役割を評価している。これからも，第二，第三の指導者を確保しつつ，参加者を減らさない工夫が必要である。

2．地域包括支援センターからみた鶴親会の見守り活動とその課題

地域包括支援センターの職員は，“*先祖代々変わらぬ人間関係があり近所の家にも自由に入っていく地区では見守り活動はそれほど必要を感じない。鶴親会の地区のような新興住宅地こそ，地域見守り活動が必要だ*”という。また，“*鶴親会の見守り活動は，セルフ・ネグレクトにさせないための住民同士のつながりの強化や，セルフ・ネグレクトの早期発見に貢献している。ただ，セルフ・ネグレクト事例の支援開始後は，もともと拒否的なことが多いため住民は手が出しにくい*”と指摘している。

4 コロナ禍での活動について

コロナ禍の影響で，2020（令和2）年3月から8月まで6か月間活動を中止していた

が，コロナ禍でも日頃の声かけなどはこれまでどおり行っていた。9月に「楽しく体操」を再開したところ，多くの情報が集まり，気になる高齢者を地域包括支援センターと共有することができた。今後，地域見守り活動の情報共有の場である「楽しく体操」は三密を避けて時間を半分の30分に短縮して実施する予定であり，見守り活動も継続するとのことである。

最後に，セルフ・ネグレクトにさせない緩やかな「地域見守り活動」の事例を紹介する。

- 高齢の女性宅はこれまで近所付き合いがほとんどなく，地域の行事にも参加していなかったが，子どもが他界し一人暮らしになったことから，不安を感じ泣きながら声をかけてきた。閉ざされた玄関扉は開かれ，笑顔で会話してくれるようになった。
- 障害がある子どもと二人暮らしの高齢の母親は，「地域見守り活動」を知って，いざというときに見守ってほしいと，自ら話してくれた。「地域見守り活動」を通して信頼してくれたと感じた。

鶴親会のみなさんは，この二つのエピソードのように，“*「地域見守り活動」が町内の信頼を得て，自らSOSの情報を発信してくれる地域になることが理想だ*”と語った。

9 セルフ・ネグレクトとソーシャルキャピタル

1 ソーシャルキャピタルと健康

近年，さまざまな分野でソーシャルキャピタルが注目されている。ソーシャルキャピタルは「社会関係資本」と訳されることも多く，ごく簡単にいえば，地域社会や組織などのコミュニティにおける人と人との関係性の蓄積を表す概念である。例えば，地域に住んでいる人が，それぞれ互いに信頼し合っていたり，何かあったときには「お互いさま」と助け合ったり，豊かなネットワークをもっているような地域は，「ソーシャルキャピタルが高い」ということになる（ソーシャルキャピタルを個人がもつネットワークの特性とする見方もあるが，本節では主にコミュニティ全体の集合的な影響を想定する）。

ソーシャルキャピタルは，教育，経済，治安といった，地域社会の重要な課題に対し，概してよい影響があることがこれまでの研究で示されてきた。そして，健康とも関連することが多くの研究で明らかになってきた。わが国の健康政策においても，ソーシャルキャピタルは重要な概念として位置付けられてきており，「健康日本 21」の第二次計画（2013（平成 25）年～）には「ソーシャルキャピタルの向上」が目標として設定された。また，「地域における保健師の保健活動に関する指針」（2013 年）では，市町村などの地域保健活動においてソーシャルキャピタルを醸成し，活用することが明示された。さらに現在，国が目指している地域包括ケアシステムの構築や地域共生社会の実現も，地域のソーシャルキャピタルを醸成すること（高め，豊かにしていくこと）が不可欠な要素である。

セルフ・ネグレクトとソーシャルキャピタルの直接の関連を示す研究成果は今のところ少ないが，セルフ・ネグレクトのリスクファクターとしてあげられている要因のうち[65)]，特にうつなどの精神的健康や社会的孤立，教育，貧困（経済的不平等）などは，ソーシャルキャピタルとの関連が示されているものである[66)～68)]。また，セルフ・ネグレクト事例への対応において，対象者を地域から排除せず，行政や近隣が支援者となれるようなコミュニティづくりの視点をもつことも重要であり[1)]，ソーシャルキャピタルはセルフ・ネグレクトとも密接に関わると考えられる。

以下では，地域におけるセルフ・ネグレクトの予防や対策を考える上で重要なソーシャルキャピタルの論点を整理したい。

2 ソーシャルキャピタルをどの側面で考えるか？

ソーシャルキャピタルの概念を一躍有名にしたのは，アメリカの政治学者のパットナム（Putnam RD）である。パットナムは著書『哲学する民主主義』で，ソーシャルキャピタルについて「人々の協調行動を活発にすることによって社会の効率性を改善できる，信頼，互酬性の社会規範，ネットワークといった社会組織の特徴」と述べている[69]。この「信頼」「規範（お互いさまの心持ち）」「ネットワーク」の三つの特徴は，多くの研究でソーシャルキャピタルを表す指標として用いられているが，これらの特徴の発露として，「人々の協調行動を活発にする」という視点が重要である。日常生活において，何らかの問題に直面した際，それまでに培われた人間関係が力を発揮することが多くある。例えば，大きな災害が起こったときに，日常的に互いに顔の見える関係を築き，助け合いが行われていた地域において，犠牲者が最小限にとどめられたという報道がされることがある。そうした全体的な，地域（または組織）に蓄積された「ちから」がソーシャルキャピタルだといえよう。

ソーシャルキャピタルにはさまざまな側面がある（特定のコミュニティが以下のどれか単一の側面をもつということではなく，さまざまなソーシャルキャピタルの要素を含んでいることを理解することが重要である）。まず，関係性（ネットワーク）のあり方に着目して，同じ特性をもつ人同士の閉じた結びつきである「結束（bonding）型」と，異なる特性をもつ人同士を結びつける「橋渡し（bridging）型」に分ける見方がある。さらに，異なる社会階層とのつながりを指す「連結（linking）型」のソーシャルキャピタル（例えば，地域の各住民組織と行政などの公的機関とのつながりなどがこれに該当する）も提示されている[70]。

次に，ソーシャルキャピタルの構成要素に着目して，人々の価値観や態度，規範，信念などの「認知的（cognitive）」な側面と，地域や組織の構成，慣習や規則，その活動範囲などの「構造的（structural）」な側面に分ける考え方がある[71]。例えば，認知的な側面に着目した研究では，子どもへの虐待について，地域の人々が互いに信頼し合っていると感じている母親や，地域に相談できる人がいると感じている母親は，そうでない母親と比較して，子どもへの身体的虐待が少ないことが報告されている[72]。また，構造的な側面に着目した研究では，地域で自治会，老人会，趣味・スポーツなどのグループ活動に一つ以上参加をしている高齢者は，そうでない高齢者と比較して，3.5 年後に ADL（日常生活動作）低下，もしくは死亡するリスクが半分程度低くなることが示されている。さらに，全体として活動参加割合が高い地域に住む高齢者は，そのリスクがより低い傾向にあった[73]。

こうしたソーシャルキャピタルの側面や要素に着目することで，地域においてより具体的な課題への対策が可能となるであろう。例えば，地域全体で取り組むべき課題については，特定の団体や組織についての結束力を高めるよりも，各団体・組織間を幅広くつなぐ橋渡し型ソーシャルキャピタルに着目することが重要かもしれない（結束型のソーシャルキャピタルは，そこに参加しない人を排除し，かえって孤立を生んでしまう可能性がある，という負の側面も指摘されている）[67]。

また，人への信頼感などの認知的ソーシャルキャピタルは，多くの研究で健康との関連が指摘される重要な側面ではあるが，そうした個人の価値観を変えることは容易なことではない。セルフ・ネグレクトの予防と対策を考える場合にまず着手できることは，地域において，リスクある住民を早期発見して支援するためのネットワークを構築すること，すなわち，自治会や老人会，民生委員などの各種地域団体や役職，民間事業者などの組織，そして行政など，さまざまな団体・組織を橋渡す，構造的なソーシャルキャピタルを醸成していくことだと考えられる。また，そのために行政等の公的機関が旗振り役となって各団体・組織との調整を図っていくことも必要かもしれない。

3 ソーシャルキャピタルをどの範囲で考えるか？

ソーシャルキャピタルはさまざまな範囲で議論される。アメリカにおける先駆的な研究では，州を単位として，他人を信用できないと思う人が多い州では死亡率が高いという関連が報告されている[74)]。わが国では，2002（平成14）年に内閣府が実施した調査において，ソーシャルキャピタルが高いとされた都道府県は，出生率や65歳以上の女性の平均余命が高いなどの関連が示されている[75)]。また，国レベルでソーシャルキャピタルを議論することもある。

このようにマクロなレベルのソーシャルキャピタルが議論される一方で，より身近な範囲においても，ソーシャルキャピタルを考慮する重要性が指摘されている。例として，筆者らが宮城県栗原市で高齢者を対象に実施した質問票調査の結果を紹介したい[76)]。合計1万1,821人から得た調査結果（回収率83.9%）を，回答者の居住する自治会単位で集計して評価した結果，ソーシャルキャピタルが豊かな自治会は，概して健康状態のよい高齢者が多い傾向にあることが示された。例えば，近所付き合いが盛んと考えられる自治会は抑うつ傾向が良好な高齢者が多かった（**図2-13**）。同じ自治体内であっても，このような地域差がみられたのである。セルフ・ネグレクトの予防や早期発見においても，こうした身近な自治会や日常生活圏域におけるソーシャルキャピタルが重要な役割をもつと考えられる。

4 ソーシャルキャピタルをどう醸成するか？

では，どのようにすれば地域のソーシャルキャピタルを醸成させることができるのだろうか。実際のところ地域の実情はさまざまであり，どんな地域でも使える「魔法の杖」はないといってよい。しかしながら，参考になる実用的な切り口がいくつか提唱されている。その一つに，金子らによる「ルール」「ロール」「ツール」という考え方がある[77)]。ソーシャルキャピタルの高いコミュニティをよくみると，これらの三つがバランスよく考慮されていることが多く，筆者も事例の整理などに活用している。特に，地域の強みや課題を把握し，その方策を考えるのに適した切り口であると考え

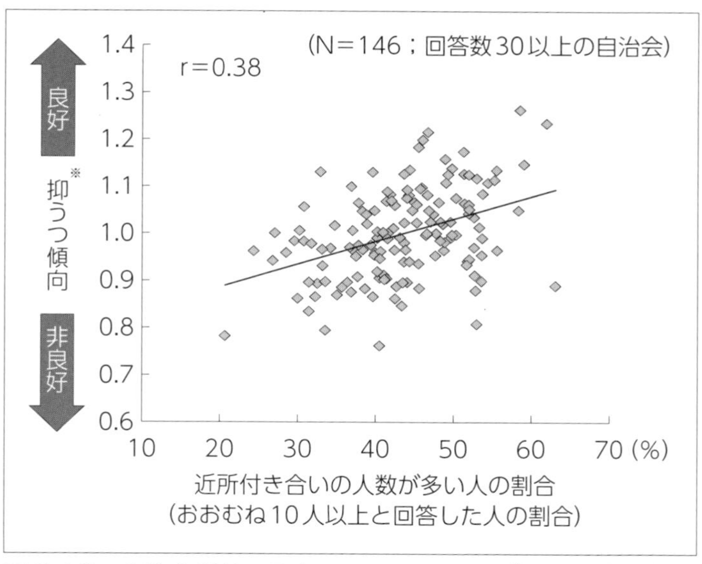

図 2-13　自治会単位でみたソーシャルキャピタルと高齢者の抑うつ度の関連

※ 抑うつ傾向は，GDS-5（geriatric depression scale の 5 項目版）が 5 点中 2 点以上の割合について，全回答者を基準として，自治会ごとに性別と年齢を間接法で調整した指数（基準＝1 とする）を算出した。

今村晴彦・内山映子他：小地区単位でみたソーシャル・キャピタルと健康に関する地域相関研究，日本未病システム学会雑誌，20(2)，1-10，2014. より

ている。具体的には，「ルール」は「自生した規則性（制度や規則，約束事)」，「ロール」は「自発的にわりふられた役割性（役割分担)」，「ツール」は「交流のための道具性（メディア)」である[77]。「ルール」「ロール」「ツール」はそれぞれ相互に関連しており，また時間とともに変わり得る。例えば，ルールを明確にすることでコミュニティ内の役割分担が明確になることもあれば，自発的な役割からルールが形づくられることもある。また，そうした「ルール」「ロール」をわかりやすく可視化したり，機能させたりするための「ツール」(例えば，パンフレットやチラシ，SNS の活用や，必要な資材の作成，場の確保など）も必要である。

具体的な例をあげよう。筆者が**図 2-13** で紹介した宮城県栗原市のある自治会区域において，2012 年に高齢者の健康づくりとふれあいのための「いきいき健康サロン」を立ち上げた話である。この地域には住民が集う集会所もあり，また，民生委員や保健推進員などの活動もあったものの，住民同士がふれあう行事や機会はあまりなかった。そこで，新たに月 2 回のサロン（その後月 1 回）を立ち上げる企画を提案し，多くの住民が役割をもつことができるように，さまざまな「ルール」をつくった。一例として，集会所に血圧計と体重計を設置し，「サロンに来たら，まず血圧・体重の自己測定をする」という「ルール」を設定した。その際，地区の民生委員と保健推進員には，操作方法がわからない参加者に対して説明や補助をする，という「ロール」

を担ってもらった。また，「ツール」として，参加者に手づくりの記録ノートを配布し，測定結果を定期的に記入してもらった。単に「自己測定をする」という「ルール」をつくっただけでは，参加者には浸透しなかったかもしれない。そこに「ロール」と「ツール」も加わることで，健康状態が可視化され，参加者同士が話し合うきっかけとなるなど，参加の大きなモチベーションになったことが観察された。こうした小さな「ルール」「ロール」「ツール」の積み重ねによって，この「いきいき健康サロン」は平均20人以上の参加者が通う活発なサロンとなった[78)]。

このように，さまざまな「ルール」「ロール」「ツール」をバランスよく取り入れることで，より効果的にソーシャルキャピタルを醸成できる可能性がある。特にセルフ・ネグレクト対策は，現在のところ国などによる制度が整備されていない分野である。そのため，自治体ごとに地域のさまざまな資源を掘り起こし，セルフ・ネグレクト対策を目的とする「ロール」を付与してネットワークを構築すること，そのために「ツール」も活用しながら「ルール」づくりをする，ということが必要であろう。本書はセルフ・ネグレクトに関して，アセスメントツールや支援ツールなどの「ツール」を特に重視しているが，これらも，セルフ・ネグレクト状態，もしくはそのリスクがある人を効果的に可視化し，専門職などの関係者と共有するための，広い意味でのつながりづくり＝ソーシャルキャピタル醸成に資する「ツール」であると考えられる。

5 ソーシャルキャピタル醸成に関連した自治体の取り組み

以下では，セルフ・ネグレクトの対策におけるソーシャルキャピタル醸成に関連した自治体の取り組みの実態を紹介したい。用いたデータは，2018（平成30）年1月に実施された全国調査[58)]の結果である。この調査では，全国1,890市区町村（政令指定都市は区単位）の高齢福祉担当部署を対象に質問票を送付し，673市区町村から回答が得られた（有効回答率35.5%）。セルフ・ネグレクト状態にある高齢者の事例の予防・早期発見を目的とした10の取り組みの実施状況のうち，ソーシャルキャピタル醸成に関連した取り組みとして，「地域ケア会議の実施（事例対応を検討する場の実施）」「見守りネットワーク構築」「住民ボランティア等の養成」「民間事業者（電気，ガス，水道，新聞等）との連携（早期発見，連絡の依頼）」の四つについて着目した（その他の取り組みの状況は，第7章1を参照）。

セルフ・ネグレクトの対策を目的として，「地域ケア会議の実施」は主に行政等の公的な機関における組織・職種間の，「見守りネットワーク構築」および「住民ボランティア等の養成」は主に地域の住民団体や役職間の，「民間事業者との連携」は地域と事業者間の，それぞれ橋渡し型のソーシャルキャピタルを醸成するための取り組みでもあると考えられる。またこれらは，地域や行政組織内に，セルフ・ネグレクトに関連した取り組みを行う役割，すなわち「ロール」を付与するための「ルール（仕掛け）」ともいえよう。調査の結果，最も多く取り組まれていたのは「見守りネット

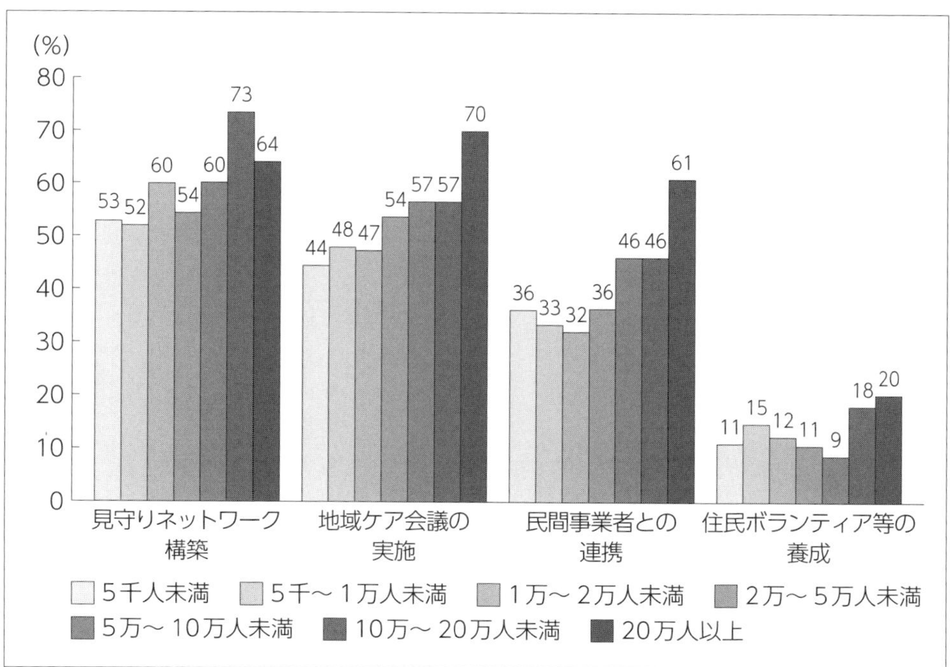

図 2-14　人口規模別にみたソーシャルキャピタル醸成に関わる取り組みの実施割合

岸恵美子研究代表：若年のセルフ・ネグレクトに対応するアセスメントツールと介入プログラムの開発，科学研究費助成事業研究成果報告書（課題番号 16H05610），2019. を参考に作成

ワーク構築（59.3%）」であり，多くの自治体において重要視されている取り組みであることが考えられた。続いて，「地域ケア会議の実施（53.6%）」「民間事業者との連携（40.6%）」「住民ボランティア等の養成（12.9%）」の順番であった。「住民ボランティア等の養成」は最も低い実施割合であったが，保健推進員や介護予防サポーターなど，セルフ・ネグレクトに関連しないボランティアの養成は多くの自治体で取り組まれており，そうしたボランティア住民が，地域でセルフ・ネグレクトの予防や対応に関連した役割を担っている可能性も考えられる。

もう少し掘り下げて，これらの取り組みがどのような自治体において行われているのかをみてみたい。先に述べた内閣府の調査では，東京都や大阪府などの都市部において，ソーシャルキャピタル指数が低い傾向が示されているなど[75]，ソーシャルキャピタルの醸成は地域性に左右され，人口規模の少ない地域やもともとソーシャルキャピタルが高い地域ほど実施しやすい可能性がある。そこで，まず前述の実施割合を人口規模別にみた結果が**図 2-14** である。興味深いことに，いずれの取り組みも，概して人口規模が大きくなるほど実施割合が高い傾向がみられた。この結果は，人口規模の多い，いわゆる都市部の自治体において，セルフ・ネグレクトとその対策が重要な地域課題となっていること，またそのために地域のソーシャルキャピタル醸成がより必要とされていることを示唆しているかもしれない（ただし大規模な自治体ほど，対策に投入できる人的資源や予算が多い可能性もあり，より精緻な検証が今後必要である）。

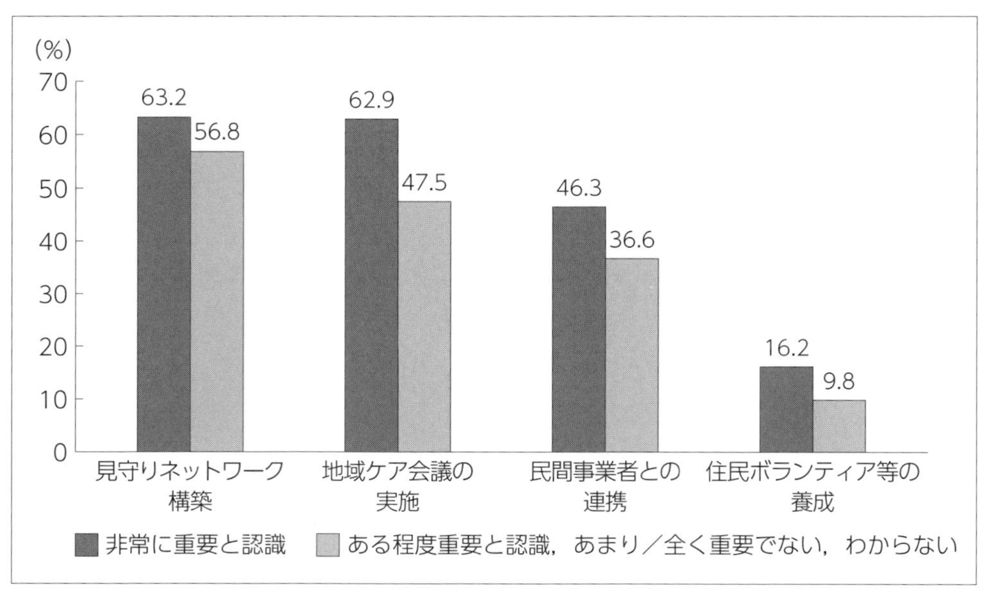

図 2-15　セルフ・ネグレクト対応の重要性の認識とソーシャルキャピタル醸成に関わる取り組み

岸恵美子・坂本美佐子他：全国の自治体におけるセルフ・ネグレクト事例への対応と課題，第 77 回日本公衆衛生学会総会，2018. を参考に作成

調査でもう一つ示されたことは，これらの取り組みは，自治体のセルフ・ネグレクトに関する問題認識から出発している可能性が高い，ということである[79)]。**図 2-15** は，「セルフ・ネグレクト状態にある高齢者への事例対応の必要性について，どのように認識しているか」という質問について，「非常に重要な問題と認識している」と回答した自治体と，それ以外（ある程度重要，あまり／全く重要でない，わからない，のいずれかに回答）の自治体別に，各取り組みの実施割合をみた結果である。いずれも非常に重要な問題と認識している自治体ほど，実施割合が高いことが示された。特に，「地域ケア会議の実施」は約 15％の差がみられた。この傾向は，人口規模別にみた場合でもほぼ同様であった。すなわち，どの人口規模の自治体においても，セルフ・ネグレクトの問題を強く認識している自治体ほど取り組みを実施していた。

以上の議論をまとめると，地域におけるセルフ・ネグレクトの予防や早期発見には，ソーシャルキャピタルが重要な役割を果たす可能性が高いが，一方で，セルフ・ネグレクトは比較的新しい健康課題であり，地域全体で取り組んでいくためには，まず行政等の公的機関がこの課題について認識をもち，それぞれの地域の実情に応じた「ルール（仕掛け）」づくりを積極的に働きかけていくことも重要ではないか，ということである。

文献

1）岸恵美子編集代表：セルフ・ネグレクトの人への支援―ゴミ屋敷・サービス拒否・孤立事例への対応と予防，中央法規出版，2015.

2）ランディ・O・フロスト，ゲイル・スティケティー，春日井晶子訳：ホーダー―捨てられない・片づけられない病，ジオグラフィック社，2012.

3）Lauder W, Roxburgh M, et al.：Developing self-neglect theory：analysis of related and atypical cases of people identified as self-neglecting, J Psychiatr Ment Health Nurs, 16, 447-454, 2009.

4）日本精神神経学会日本語版用語監修：DSM-5 精神疾患の診断・統計マニュアル，医学書院，245-249, 2014.

5）環境省自然環境局総務課動物愛護管理室：人，動物，地域に向き合う多頭飼育対策ガイドライン～社会福祉と動物愛護管理の多機関連携に向けて～，p2-4, 2021.（https://www.env.go.jp/nature/dobutsu/aigo/2_data/pamph/r0303a.html）（最終アクセス 2021 年 5 月 1 日）

6）国土交通省：地域に著しい迷惑（外部不経済）をもたらす土地利用の実態把握アンケート結果，平成 21 年 4 月 23 日公表.（http://www.toshi.or.jp/app-def/wp/wp-content/uploads/2017/04/ 国交省「地域に著しい迷惑（外部不経済）をもたらす土地利用の実態把握アンケート結果」.pdf）（最終アクセス 2021 年 5 月 1 日）

7）野村祥平：ひとつの地域における高齢者のセルフ・ネグレクトに関する実態，高齢者虐待防止研究，4(1), 58-75, 2008.

8）岸恵美子研究代表：セルフ・ネグレクトに対応する介入プログラム開発と地域ケアシステムモデルの構築報告書，2008 年度～2010 年度科学研究費補助金（B）研究成果報告書，2011.

9）野村祥平：高齢者のセルフ・ネグレクトの理論的概念についての研究―内容分析と非階層クラスター分析を用いたセルフ・ネグレクトを構成する下位概念の検討，ルーテル学院大学博士論文，2017.

10）ニッセイ基礎研究所：セルフ・ネグレクトと孤立死に関する実態把握と地域支援のあり方に関する調査研究報告書，平成 22 年度老人保健健康推進等事業（国庫補助事業），（厚生労働省委託），ニッセイ基礎研究所，2011.

11）あい権利擁護支援ネット：セルフ・ネグレクトや消費者被害等の犯罪被害と認知症の関連に関する調査研究事業報告書，平成 26 年度老人保健事業推進費等補助金（老人保健健康推進等事業），（厚生労働省委託研究），あい権利擁護支援ネット，2015.

12）Dong XQ, Simon M, et al.：Elder self-neglect and mortality risk in a community dwelling population, JAMA, 302(5), 517-526, 2009.

13）斉藤雅茂・岸恵美子・野村祥平：高齢者のセルフ・ネグレクト事例の類型化と孤立死との関連―地域包括支援センターへの全国調査の二次分析，厚生の指標，63(3), 2016.

14）野村祥平・岸恵美子他：高齢者のセルフ・ネグレクトの理論的な概念と実証研究の課題に関する考察，高齢者虐待防止研究，10(1), 175-187, 2014.

15）鄭熙聖：独居高齢者のセルフ・ネグレクト研究―当事者の語り，法律文化社，2020.

16）厚生労働省：10 代・20 代を中心とした「ひきこもり」をめぐる地域精神保健活動のガイドライン―精神保健福祉センター・保健所・市町村でどのように対応するか・援助するか，2003.（https://www.mhlw.go.jp/topics/2003/07/tp0728-1.html）（最終アクセス 2021 年 5 月 1 日）

17）厚生労働省：ひきこもりの評価・支援に関するガイドライン，2010.（https://www.mhlw.go.jp/stf/houdou/2r98520000006i6f.html）（最終アクセス 2021 年 5 月 1 日）

18）内閣府：若者の生活に関する実態調査報告書，2016.

19）内閣府：生活状況に関する調査，2019.

20）岩田正美：社会的排除――参加の欠如・不確かな帰属，有斐閣，2008.

21）Hortulanus R, Machielse A, Meeuwesen L：Social Isolation in Modern Society, Routledge, 2006.

22) Holt-Lunstad J：The potential public health relevance of social isolation and loneliness：prevalence, epidemiology, and risk factors, Public Policy & Aging Report, 27(4), 127-130, 2017.
23) 藤森克彦：単身急増社会の希望—支え合う社会を構築するために，日本経済新聞出版社，2017.
24) 伊藤順一郎他：「社会的ひきこもり」に関する相談・援助状況実態調査報告，2003.
25) KHJ 全国ひきこもり家族会連合会：長期高年齢化する社会的孤立者（ひきこもり者）への対応と予防のための「ひきこもり地域支援体制を促進する家族支援」の在り方に関する研究報告書～地域包括支援センターにおける「8050」事例への対応に関する調査～，平成 30 年度厚生労働省生活困窮者就労準備支援事業費等補助金社会福祉推進事業，特定非営利活動法人 KHJ 全国ひきこもり家族会連合会（平成 31 年 3 月発行）.
26) 厚生労働省：発達障害の理解のために.（https://www.mhlw.go.jp/seisaku/17.html）.（最終アクセス 2021 年 5 月 1 日）
27) 森則夫・杉山登志郎・岩田泰秀編著：臨床家のための DSM-5 虎の巻，126，日本評論社，2015.
28) Finney CM, Mendez MF：Diogenes syndrome in frontotemporal dementia, American Journal of Alzheimer's Disease & Other Dementias, 32(7), 438-443, 2017.
29) MacKnight C：Taking the solitude out of self-neglect in the elderly, The Canadian Alzheimer Disease Review, July, 18-21, 2001.
30) Radebaugh TS, Hooper FJ, Gruenberg EM：The social breakdown syndrome in the elderly population living in the community：the helping study, British Journal of Psychiatry, 151, 341-346, 1987.
31) Abrams RC, Lachs M, et al.：Predictors of self-neglect in community-dwelling elders, American Journal of Psychiatry, 159(10), 1724-1730, 2002.
32) Dong XQ, Simon MA, et al.：Decline in cognitive function and risk of elder self-neglect：finding from the Chicago Health Aging Project, Journal of the American Geriatrics Society, 58(12), 2292-2299, 2010.
33) Dong XQ, Simon MA：Prevalence of elder self-neglect in a Chicago Chinese population：The role of cognitive physical and mental health, Geriatrics & Gerontology International, 16(9), 1051-1062, 2016.
34) 岸恵美子・坂本美佐子他：地域包括支援センターにおけるセルフ・ネグレクト事例への対応の実態と課題（第 2 報）—対応した高齢のセルフ・ネグレクト事例の分析より，日本公衆衛生看護学会抄録集，2018.
35) Aamodt WW, Terracina KA, Schillerstrom JE：Cognitive profiles of elder adult protective services clients living in squalor, Journal of Elder Abuse & Neglect, 27(1), 65-73, 2015.
36) Macmillan D, Shaw P：Senile breakdown in standards of personal and environmental cleanliness, British Medical Journal, 2(5521), 1032-1037, 1966.
37) ナオミ・フェイル，ビッキーデキラーク・ルビン，高橋誠一・篠崎人理・飛松美紀訳：バリデーション・ブレークスルー—認知症ケアの画期的メソッド，全国コミュニティライフサポートセンター，2014.
38) ナオミ・フェイル，藤沢嘉勝監訳：バリデーション—認知症の人との超コミュニケーション法，第 2 版，62-74，筒井書房，2001.
39) Hwang JP, Tsai SJ, et al.：Hoarding behavior in dementia. A preliminary report, Am J Geriatr Psychiatry, 6(4), 285-289, 1998.
40) 一般社団法人日本老年医学会ホームページ（https://www.jpn-geriat-soc.or.jp/tool/tool_02.html）（最終アクセス 2021 年 5 月 1 日）
41) Lebert F：Diogenes syndrome, a clinical presentation of frontotemporal dementia or not?, International Journal of Geriatric Psychiatry, 20(12), 1203-1204, 2005.
42) Ungvari GS, Hantz PM：Social breakdown in the elderly. I, Case studies and management, Comprehensive Psychiatry, 32(5), 440-444, 1991.

43）Clark ANG, Mankikar GD, Gray I：Diogenes syndrome. A clinical study of gross neglect in old age. The Lancet, 1(7903), 366-368, 1975.
44）医療情報科学研究所編：病気がみえる vol.17 —脳・神経，344-351，メディックメディア，2017.
45）Neary D, Snowden JS, et al.：Frontotemporal lobar degeneration：A consensus on clinical diagnostic criteria, Neurology, 51(6), 1546-1554, 1998.
46）池田学：前頭側頭葉変性症の臨床，老年期認知症研究会誌，19(5), 92-97, 2012.
47）水野裕：実践パーソン・センタード・ケア—認知症をもつ人たちの支援のために，ワールドプランニング，2008.
48）吉岡幸子：アルコール依存症家族への支援— 2008 年全国調査との比較，日本アルコール関連問題学会雑誌，18(2), 11-14, 2016.
49）重黒木一・世良守行・韮澤博一編：事例でわかる　アルコール依存症の人と家族への看護ケア—多様化する患者の理解と関係構築，中央法規出版，2019.
50）厚生労働省：平成 30 年度児童相談所での児童虐待相談対応件数（速報値），2019.（https://www.mhlw.go.jp/content/11901000/000533886.pdf）（最終アクセス 2021 年 5 月 1 日）
51）厚生労働省：子ども虐待による死亡事例等の検証結果等について（第 16 次報告）（https://www.mhlw.go.jp/stf/seisakunitsuite/bunya/0000190801_00001.html）（最終アクセス 2021 年 5 月 1 日）
52）厚生労働省：2019 年国民生活基礎調査の概況，2019.（https://www.mhlw.go.jp/toukei/saikin/hw/k-tyosa/k-tyosa19/index.html）（最終アクセス 2021 年 5 月 1 日）
53）厚生労働省：令和元年度雇用均等基本調査，2020.（https://www.mhlw.go.jp/toukei/list/dl/71-r01/03.pdf）（最終アクセス 2021 年 5 月 1 日）
54）アーロン・アントノフスキー，山崎喜比古・吉井清子訳：健康の謎を解く—ストレス対処と健康保持のメカニズム，有信堂，2001.
55）ゲイル・スティケティー，ランディ・O・フロスト，五十嵐透子訳：ホーディングへの適切な理解と対応　認知行動療法的アプローチ—セラピストガイド，金子書房，2013.
56）Tolin DF, Meunier SA, Frost RO, Steketee G：Course of compulsive hoarding and its relationship to life events, Depression and Anxiety, 27(9), 829-838, 2010.
57）Samuels JF, Bienvenu OJ, et al.：Prevalence and correlates of hoarding behavior in a community-based sample, Behaviour Research and Therapy, 46(7), 836-844, 2008.
58）岸恵美子研究代表：若年のセルフ・ネグレクトに対応するアセスメントツールと介入プログラムの開発，科学研究費助成事業研究成果報告書（課題番号 16H05610），2019.
59）飯島勝矢監：フレイル予防ハンドブック，東京大学高齢社会総合研究機構，2016.
60）星旦二・高城智圭他：都市郊外在宅高齢者の身体的，精神的，社会的健康の 6 年間経年変化とその因果関係，日本公衆衛生雑誌，58(7), 491-500, 2011.
61）東京都保健福祉局高齢社会対策部在宅支援課：東京都高齢者虐待対応マニュアル—高齢者虐待防止に向けた体制構築のために，2006.
62）東京都福祉保健局：高齢者等の見守りガイドブック—誰もが安心して住み続けることができる地域社会を実現するために，第 3 版，2018.
63）浜崎優子・殿山範子：老人会が作る高齢者見守りマップの電子マップ化の試み，日本看護科学学会学術集会，2016.
64）浜崎優子・殿山範子：大学との協働による高齢者共助マップ共創システムに対する老人会会員の意識調査，日本公衆衛生看護学会学術集会，2017.
65）Pavlou MP, Lachs MS：Self-neglect in older adults：a primer for clinicians, Journal of General Internal Medicine, 23(11), 1841-1846, 2007.
66）Putnam RD：Bowling alone：The collapse and revival of American community, Simon & Schuster, 2001.
67）Kawachi I, Subramanian SV, Kim D, eds.：Social capital and health, Springer. 2008.
68）稲葉陽二：社会的孤立と社会参加，稲葉陽二・藤原佳典編著：ソーシャル・キャピタルで解く社会的孤立—重層的予防策とソーシャルビジネスへの展望，1-16，ミネルヴァ書房，2013.
69）ロバート・D・パットナム，河田潤一訳：哲学する民主主義，206-207，NTT 出版，2001.
70）Islam MK, Merlo J, et al.：Social capital and health：Does egalitarianism matter? A literature review, International Journal for Equity in Health, 5(1)，2006.
71）Krishna A, Shrader E：Cross-cultural measures of social capital：a tool and results from India and Panama, Social Capital Initiative Working Paper no.21, The World Bank, 2000.
72）Fujiwara T, Yamaoka Y, Kawachi I：Neighborhood social capital and infant physical abuse：a population-based study in Japan, International Journal of Mental Health Systems, 10(13)，2016.
73）Imamura H, Hamano T, et al.：Relationships of community and individual level social capital with activities of daily living and death by gender, International Journal of Environmental Research and Public Health, 13(9), 860, 2016.
74）Kawachi I, Kennedy BP, Lochner K, Prothrow-Stith D：Social capital, income inequality, and mortality, American Journal of Public Health, 87(9), 1491-1498, 1997.
75）内閣府国民生活局市民活動促進課：ソーシャル・キャピタル—豊かな人間関係と市民活動の好循環を求めて，57-66, 2003.
76）今村晴彦・内山映子他：小地区単位でみたソーシャル・キャピタルと健康に関する地域相関研究，日本未病システム学会雑誌，20(2), 1-10, 2014.
77）金子郁容・松岡正剛・下河辺淳：ボランタリー経済の誕生—自発する経済とコミュニティ，150，実業之日本社，1998.
78）今村晴彦：地域におけるソーシャル・キャピタル醸成と健康との関連，博士論文（慶應義塾大学大学院政策・メディア研究科），2015.
79）岸恵美子・坂本美佐子他：全国の自治体におけるセルフ・ネグレクト事例への対応と課題，第77回日本公衆衛生学会総会，2018.
80）日本家族研究・家族療法学会セミナー委員会編：家系図と家族療法，金剛出版，1988.
81）日本家族研究・家族療法学会編：家族療法テキストブック，金剛出版，2013.
82）原田豊：支援者・家族のためのひきこもり相談支援実践ガイドブック—8050 問題，発達障害，ゲーム依存，地域包括，多様化するひきこもり支援，福村出版，2020.
83）松下年子・吉岡幸子・小倉邦子編：事例から学ぶ　アディクション・ナーシング—依存症・虐待・摂食障害などがある人への看護ケア，中央法規出版，2009.
84）依存症対策全国センター：薬物使用等の罪を犯した人に対する刑の一部執行猶予制度とは.（https://www.ncasa-japan.jp/policy/suspended）（最終アクセス 2021 年 5 月 1 日）

第3章

ツールの全体構成と基本的な使用法

1 アセスメントツールと支援ツールの位置づけ

本書では，個別支援の展開時に用いるツールとして，５種類の「アセスメントツール」と３種類の「支援ツール」を紹介する。ここでは，各ツールをどの時期にどのような目的で用いるのかを整理したい。

アセスメントツールは，気になる対象者の状況を把握し，セルフ・ネグレクト状態の兆候があるかを見つけることを目的とした「**表１　セルフ・ネグレクトサインシート**」，セルフ・ネグレクトの可能性があるかを見分ける「**表２　セルフ・ネグレクトのスクリーニング５項目**」，事例の強みと弱みを整理し，支援の方向性を見える化する「**表３　セルフ・ネグレクトアセスメントシート**」，事例の深刻度をアセスメントする「**表４　セルフ・ネグレクト深刻度アセスメントシート**」，必要に応じて近隣への影響をアセスメントする際に用いる「**表５　セルフ・ネグレクトによる近隣への影響アセスメントシート**」の５種類のシートで構成されている。これらアセスメントツールは，現状から“アセスメントして判断”するために必要な情報を整理し，現状を見える化できることが特徴である。

一方，支援ツールは，支援プロセスに沿って，「**表７　把握・見守り期の支援ツール**」「**表８　初動期の支援ツール**」「**表９　展開期の支援ツール**」の３種類がある。支援ツールは，本人やその家族，地域住民等と直接関わって情報収集したり，支援・対応を検討するためのツールである。そのため，セルフ・ネグレクトの人やその家族に対してどのような支援を実施するのか，相談者や近隣住民にどのような姿勢・態度で対応するのかといった，具体的な支援方法やプロセスが示されている。

両ツールは，事例把握・現状把握から支援計画の立案，実施，評価，モニタリング，計画の見直しというPDCAサイクルの中で活用される。そのプロセスにおいて，「支援ツール」で支援のプロセスを評価し，「アセスメントツール」で現状や支援の成果を確認するといった使い方が可能である（**図3-1**）。

なお，「**表６　支援評価票**」は，支援内容やアセスメント結果を，セルフ・ネグレクト改善の視点から評価するための評価票である。支援計画で定めた評価時期に実施したり，ケース会議時のサマリーとして，他の支援記録とともに資料として用いたりすることが可能である。

５種類のアセスメントツール，３種類の支援ツール，および支援評価票（**表6**）は，巻末に**資料**として収載しているので，活用いただきたい。また，アセスメントツールの具体的な活用方法は**第４章**に，支援ツールの具体的な活用方法は**第５章**にまとめているので参照していただきたい。**第6章**では，地域におけるセルフ・ネグレクトの事例に対して，各ツールを活用して，アセスメント，支援・対応等を行った内容を紹介している。実際の支援にあたって参考にしていただければ幸いである。

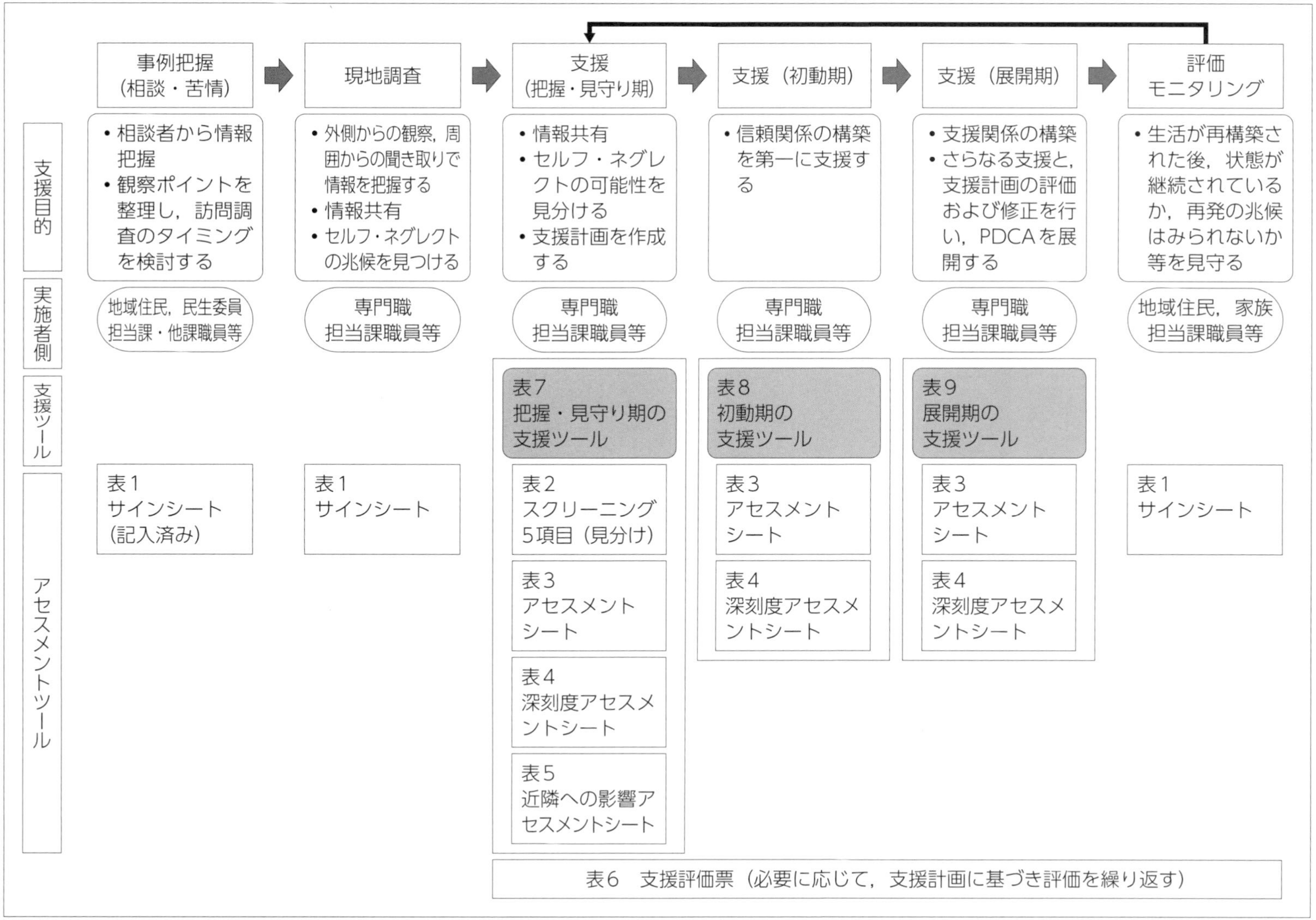

	事例把握（相談・苦情）	現地調査	支援（把握・見守り期）	支援（初動期）	支援（展開期）	評価 モニタリング
支援目的	• 相談者から情報把握 • 観察ポイントを整理し，訪問調査のタイミングを検討する	• 外側からの観察，周囲からの聞き取りで情報を把握する • 情報共有 • セルフ・ネグレクトの兆候を見つける	• 情報共有 • セルフ・ネグレクトの可能性を見分ける • 支援計画を作成する	• 信頼関係の構築を第一に支援する	• 支援関係の構築 • さらなる支援と，支援計画の評価および修正を行い，PDCAを展開する	• 生活が再構築された後，状態が継続されているか，再発の兆候はみられないか等を見守る
実施者側	地域住民，民生委員 担当課・他課職員等	専門職 担当課職員等	専門職 担当課職員等	専門職 担当課職員等	専門職 担当課職員等	地域住民，家族 担当課職員等
支援ツール			表7 把握・見守り期の支援ツール	表8 初動期の支援ツール	表9 展開期の支援ツール	
アセスメントツール	表1 サインシート（記入済み）	表1 サインシート	表2 スクリーニング5項目（見分け） 表3 アセスメントシート 表4 深刻度アセスメントシート 表5 近隣への影響アセスメントシート	表3 アセスメントシート 表4 深刻度アセスメントシート	表3 アセスメントシート 表4 深刻度アセスメントシート	表1 サインシート
			表6　支援評価票（必要に応じて，支援計画に基づき評価を繰り返す）			

（評価 モニタリングから支援（把握・見守り期）へ戻る矢印）

図 3-1　支援プロセスに応じた支援目的と各ツールの使用時期

2 支援プロセスに応じた支援目的と各ツールの使用法

図 3-1 に沿って，支援プロセスに応じた支援の目的および内容と，目的に沿った各ツールの使用法について，**表 3-1** に示す。

表 3-1　支援プロセスに応じた支援目的や内容，各ツールの使用方法

支援プロセス	説　明	支援の目的や内容	使用するツール（使用者）
事例把握（相談・苦情）	• 担当課または専門職等が近隣住民や関係機関から相談・苦情を受けたときである。 • 住民や関係機関が“気になる人”を見つけて，相談・連絡をしてくるときである。	• 相談者が**表 1** を持参している場合，担当部署はそれをもとに情報を聞き取る。 • 聞き取った内容から，現地調査時の観察ポイントの整理，訪問のタイミングや訪問の理由づけを検討する。	《アセスメントツール》 **表1　サインシート**（記入済み） **表1　サインシート**（地域住民・民生委員・担当課・他課職員等）
現地調査	• 事例把握後，対象者の状況を確認するため，初めて現地を訪問し調査するときである。	• **表 1** は，対象者の状況を把握し，組織内で情報を共有するときや，担当部署への相談に向けた情報整理等に用いる。 • 外側から観察できる範囲の情報をもとに，**表 1** で該当すると思われる項目にチェックし，セルフ・ネグレクトの兆候を見つける。すべての項目をチェックする。1 項目でも該当する項目があればセルフ・ネグレクトの兆候があると判断する。 ※すべての項目をチェックすることで，事例の全体像を把握することができる。 ※継続的に観察・チェックすることで，事例の状態変化を経時的に確認することもできる。	《アセスメントツール》 **表1　サインシート**〔専門職・担当課職員等（以下，専門職等)〕
支援（把握・見守り期）	• 担当課職員と専門職がペアになり，訪問による支援を始める時期である（専門職のみの訪問も可）。 • 訪問結果から，**表 2** を用いて，該当事例がセルフ・ネグレクト状態の可能性を見分ける。	• 担当課職員および専門職は，本人および家屋周辺の状況を把握する。近隣住民や関係機関からも直接情報収集する。 • **表 2** より，セルフ・ネグレクトの可能性を見分ける。 • **表 3**，**表 4**，必要であれば**表 5** を用いて，個人の健康や生活の状態や近隣への影響を把握し，支援目標および支援計画を作成する。	《支援ツール》 **表 7　把握・見守り期の支援ツール項目**（専門職等） 《アセスメントツール》 **表 2　スクリーニング 5 項目**（専門職等） **表 3　アセスメントシート**（専門職等） **表 4　深刻度アセスメ**

支援プロセス	説　明	支援の目的や内容	使用するツール（使用者）
	• 同時に，アセスメントツールを活用しながら支援の方向性を考え，『支援計画』を作成する（支援計画書の様式は各機関で使用しているものを用いる）。	• 支援目標を定めるのが難しい場合は，この時点で仮として設定し，その都度修正する。 • 支援計画には，近隣に対するフォローや説明等を，いつ誰がどのように対応するかも計画に含める。	**ントシート**（専門職等） **表5　近隣への影響アセスメントシート**（専門職等） 〈必要に応じて〉 **表6　支援評価票**（専門職等）
支援（初動期）	• 支援目標の達成のために，支援計画に基づいた支援を実施する。 • なお，支援のタイミングおよび目的の違いから，支援を3期に分けて示すが，各期の境界は柔軟にとらえる。	• 専門職は，本人との信頼関係の構築を第一に，情報収集および支援を行う。	《支援ツール》 **表8　初動期の支援ツール項目**（専門職等） 《アセスメントツール》 **表3　アセスメントシート**（専門職等） **表4　深刻度アセスメントシート**（専門職等） 〈必要に応じて〉 **表6　支援評価票**（専門職等）
支援（展開期）		• 支援関係を構築する。 • 担当課または専門職等は，解決に向かうための支援・評価・計画修正を適宜実施し，PDCAを展開する。	《支援ツール》 **表9　展開期の支援ツール項目**（専門職等） 《アセスメントツール》 **表3　アセスメントシート**（専門職等） **表4　深刻度アセスメントシート**（専門職等） 〈必要に応じて〉 **表6　支援評価票**（専門職等）
評価 モニタリング	• 支援目標が達成（解決）された後，自立した生活が営めて，再発していないかを定期的に評価する時期である。 • 再発の予防および早期発見のために**表1**を用いる。	• 導入されたサービスや支援により整えられた生活が維持継続されているか，再発の兆候はみられないか等をモニタリングする。	《アセスメントツール》 **表1　サインシート**（地域住民・民生委員・担当課・他課職員等） 〈必要に応じて〉 **表6　支援評価票**（専門職等）

第4章

セルフ・ネグレクト
アセスメントツールの活用

1 アセスメントツールの活用方法

1 アセスメントツールについて

セルフ・ネグレクトとは状態や症状あるいは一部の行為をいうが，日本ではまだ共通の定義はない。セルフ・ネグレクトのアセスメントの目的は，本人が「セルフ・ネグレクト」であると確定もしくは診断することではなく，セルフ・ネグレクトの本人が示すサインを早急かつ的確に把握し，支援チームにつなげることである。

セルフ・ネグレクトアセスメントツール（以下，アセスメントツール）は，「セルフ・ネグレクトサインシート」「セルフ・ネグレクトのスクリーニング５項目」「セルフ・ネグレクトアセスメントシート」「セルフ・ネグレクト深刻度アセスメントシート」「セルフ・ネグレクトによる近隣への影響アセスメントシート」「支援評価票」から構成されている（第３章も参照）。

2 アセスメントツールの全体構成と使い方

周囲に“気になる人”がいたら，**「セルフ・ネグレクトサインシート」（表 1）**でチェックする。一つでも該当する項目があれば，地域包括支援センターなどの専門職に相談する。専門職はできれば２人以上で訪問し，**「セルフ・ネグレクトのスクリーニング 5 項目」（表 2）**でチェックする。スクリーニングの結果，１項目でも該当しセルフ・ネグレクトの可能性があると判断したら，「支援ツール」（第３章，第５章参照）と併用しながら，**「セルフ・ネグレクトアセスメントシート」（表 3）**および**「セルフ・ネグレクト深刻度アセスメントシート」（表 4）**でセルフ・ネグレクトの状態を評価した上で，**「支援評価票」（表 6）**に記入する。なお，必要に応じて**「セルフ・ネグレクトによる近隣への影響アセスメントシート」（表 5）**を活用する。

図 4-1 にアセスメントツールの全体構成を示す。**表 1～表 6** の詳細は次項より説明する。また，**表 1～表 6** の各シート等は巻末にまとめているので参照し活用してほしい。

3 セルフ・ネグレクトサインシート（表 1）

「セルフ・ネグレクトサインシート」（表 1，p312**）**は，気になる住民の現状把握のために情報を収集し，セルフ・ネグレクトの兆候があるかを見つけるツールである。これにより，関係者の情報整理に活用したり，他の支援者等と情報共有したりするときのツールとして用いることができる。活用方法の概要は次のとおりである。

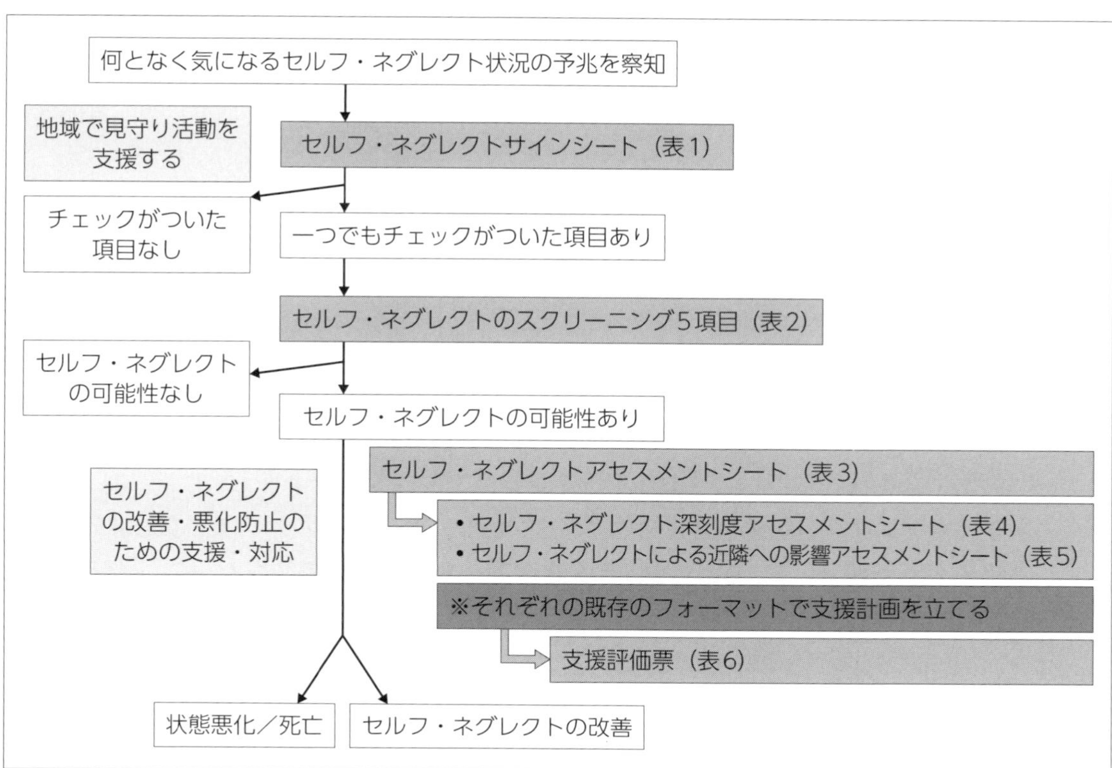

図 4-1　アセスメントツールの全体構成イメージ

1）主たる目的

本シートは主に，気になる住民の状況を把握し，セルフ・ネグレクトの兆候があるかを見つけるための資料とすることを目的としている。

その他，本人の状態を見える化し，他の支援者や相談先と共有しやすくする，本人の状態を定期的に記録する，などの活用目的もある。

2）調査するタイミング，活用方法

地域でセルフ・ネグレクトが疑われる住民を把握したとき，本人について関係機関に相談しようと準備しているとき，継続的に本人の状況を確認するときなど。

セルフ・ネグレクトの兆候があると疑われる本人について，病院など他施設から相談があった際，自宅等に状況を確認しに行ったときにチェックリストとして用いる方法も想定される。

3）記載者

近隣住民，民生委員，担当課職員，保健医療福祉職員など，資格の有無にかかわらず誰でも使用可能である。

4）記載内容

本シートは，セルフ・ネグレクトが疑われる状態像を，①本人の状況，②家屋および家屋周囲の状況，③社会との交流，の三つの視点で整理して，箇条書きに示したチェック表である。その項目に該当している可能性が高い場合にチェック✓をする。

5）留意点

各々の項目すべてを確認してチェックする。現状から推測できる項目も含めて，該当する項目にはすべてチェックを入れる。チェックに迷う場合は，少しでも可能性があると思われればチェックをつける。

なお，65 歳以上の高齢者を対象とする項目や，50 代以下のみを対象としている項目がある。これらは主たる対象者を示しているが，対象年齢でない場合でもチェックしてもよい。

4 セルフ・ネグレクトのスクリーニング 5 項目（表 2）

気になる住民について「**セルフ・ネグレクトサインシート**」（**表 1**）を用いてセルフ・ネグレクトの状態や潜在的危険性を予測し，セルフ・ネグレクトの兆候があると認められた場合，次の段階として「**セルフ・ネグレクトのスクリーニング 5 項目**」（**表 2**，p313）を活用する。

「**セルフ・ネグレクトサインシート**」は誰でも記載できることを想定しているが，「**セルフ・ネグレクトのスクリーニング 5 項目**」は，ケアマネジャー(介護支援専門員)，社会福祉士，保健師などの専門職が，訪問時にセルフ・ネグレクトの可能性があるかを見分けるために開発されたツールである。この 5 項目は，セルフ・ネグレクトの《中核概念》である「健康行動」「個人衛生」「住環境」と《付随概念》の「サービスの拒否」「社会からの孤立」の 5 つの概念から構成されている。

スクリーニング項目として三つの《中核概念》にとどめず二つの《付随概念》を含めた 5 項目とした理由は，この《付随概念》がセルフ・ネグレクトの改善の鍵を握る重要な概念であると判断されるからである。必要な受診をせずに疾患が悪化してしまう，コントロールが必要な状態であるにもかかわらず服薬を拒否する，あるいは生活に必要な福祉サービスでさえも受けようとしないことなどに代表される「サービスの拒否」は，適切な医療・福祉サービスにつながらないことから対象者の健康を悪化させてしまう要素となる。また，「社会からの孤立」については，親戚や近所の住民との関係が途絶えてしまうことで，対象者が何かをしようという意欲や関心が削がれてしまい，そのことから身体機能や社会性が低下し，セルフ・ネグレクト状態のさらなる悪化につながる可能性がある。これらの点より，三つの《中核概念》に加えて二つの《付随概念》に基づいて対象者の状況を十分に検討することが重要であると考え，スクリーニング 5 項目を設定した。

このスクリーニング 5 項目は，次の点に留意して使用する。

①1 項目でも当てはまる場合にはセルフ・ネグレクトの可能性が考えられるため，関係者間で総合的に検討する。ただし，この「スクリーニング 5 項目」はセルフ・ネグレクトの可能性を見逃さないためのツールであり，診断基準ではない。特に，5 項目のうち，《中核概念》である「健康行動」「個人衛生」「住環境」に

は該当せず，《付随概念》である「サービスの拒否」「社会からの孤立」に単独で「はい」がつく場合には，あらためて《中核概念》について慎重に確認する。「サービスの拒否」「社会からの孤立」のどちらかに単独で「はい」がつく場合には，健康上・生活上の支援は必要であるがセルフ・ネグレクトではない場合も考えられるため，支援の必要性については別途検討していく。

総合的に検討した結果，セルフ・ネグレクトの可能性があると考えられる場合には「**セルフ・ネグレクトアセスメントシート**」（**表3**）を用いてより詳しいアセスメントを行う。

②本人と話ができる場合には，それとなく「受診回数」や「入浴」「清掃」の頻度も尋ねる。これらの質問によって，本人の気持ちを侵害して信頼関係を損ない，その後の支援ができなくなる可能性があるようであれば，無理に回数や頻度を確認する必要はない。

③スクリーニング項目の状況に該当しない場合は「いいえ」を選択する。

5 セルフ・ネグレクトアセスメントシート（表3）

1）主たる目的と評価のポイント

スクリーニング5項目のうち一つでも「はい」にチェックが入れば，シートの各項目にその程度に従ってすべての項目に点数をつける。このアセスメントシートは他者と比べて程度を測るアセスメントシートではなく，個人の時系列の変化を見て支援の方向性を焦点化し，支援の評価として継続的，定期的に使用することを目的としている。

「**セルフ・ネグレクトアセスメントシート**」（**表3**，p314）は，強み領域と弱み領域の2側面から評価する。セルフ・ネグレクトの状態像の程度を測ると同時に，支援の糸口を見いだすために強み領域も評価をしていくことが大切である。

2）弱み領域の概念構成

「**セルフ・ネグレクトアセスメントシート**」の弱み領域は，専門職が支援の必要性があると認識する程度から明らかにしたセルフ・ネグレクトの状態像[1)]から作成されている。

全米高齢者虐待問題研究所（The National Center on Elder Abuse：NCEA）では，セルフ・ネグレクトが，自身の世話を放棄することで健康被害を引き起こし，人としての安全性や尊厳を脅かすものとして，他者からのネグレクトと同様に注意すべき虐待の一類型としている。

NCEAでは，精神的に健全で正常な判断力があり，自らの行為の結果がわかっており，事理弁別能力が「ある」とみなされた場合には支援の対象から外れるが，日本では事理弁別能力があるとみなされる事例であっても，透析の中断や急性感染症の治療の拒否に対しては生命の危険の可能性があると判断し支援の対象としている。また，ケアをする人の心情として見て見ぬ振りはできないという倫理的な側面も含めている。

そこで，このシートは支援の必要性から構成され，セルフ・ネグレクトの《中核概念》である「健康行動」「個人衛生」「住環境」と，セルフ・ネクレクトの状態から生命の危険を加速させる《付随概念》である「サービスの拒否」「社会からの孤立」「金銭・財産管理」から構成した。

3）強み（ストレングス）領域を活用して生活支援をする技法

1　問題指向型アプローチ

セルフ・ネグレクトの状態像は《中核概念》《付随概念》とも，人としてネガティブな側面のみを取り上げた問題指向型のアプローチを基盤としている。問題指向型のアプローチはまず専門職が問題点を探し明確化する。そして専門職は対象となった人が自ら問題を解決しようとする力の発揮を支援する。問題指向型アプローチは医学モデルのアプローチともいわれ，マイナスの状況を０（ゼロ）の状況に戻すことで釣り合いのとれた状態にするという発想である。

しかしながら，背景となる弱みは必ずしも解決できるとは限らず，さらにセルフ・ネグレクトの人々は，専門職が支援を必要だととらえていても，自らの状態を大きな問題ととらえていない場合もあり，問題を対象者に突きつけることが対象者と支援者の信頼関係を築くうえで妨げとなることがある。また，問題としてあげられた点が改善された（例えば，たまっていた家のゴミが一時的に片付いた）としても，問題そのものが解決されたとは限らない（物が堆積したゴミ屋敷状態の再発は多くの支援者が経験していることである）。問題指向型のアプローチのみでは対象者の地域での生活力を向上させるには不十分であり，生活の質が向上するとはいえない。

2　目標指向型アプローチ

近年では，アプローチの方法として，強みに着目した目標指向型のアプローチがある。人々がもつ希望の実現に向けて強み（ストレングス）を活用して生活を支援する技法（ストレングスモデル）である。ストレングスにはその人の「特性，技能，才能，能力，環境，関心，願望，希望」の八つがあり，これはあらゆる人がもっているものである。セルフ・ネグレクトアセスメントシートは，ストレングスモデルを基盤に構成されている。ストレングスモデルの特徴は，対象者が本来の自分を取り戻すリカバリー（回復）に向けてありたい自分を自身の言葉で表現し，支援者と共有するところにある。支援者の役割は社会環境と個人両面にわたる幅広い資源を探り出し確保し，対象者の生活力が向上するように支えることである。

3　ストレングスモデルにおける支援のポイント

ストレングスモデルにおける支援のポイントを，六つの原則[2)3)]を参考に以下にまとめる。

①セルフ・ネグレクトの人々の内在するリカバリーの力を信じること

生活状況の改善の意思をもたず，支援者の働きかけに拒否をしているように見える人々の回復の力を信じれば，その人の意向に耳を傾け，反応を見守ることが可能になる。

②焦点は欠陥ではなく個人のストレングスである

セルフ・ネグレクトの状態にある人がこれまでに頑張ってきたことや手に入れてきたことに焦点を当てる。欠陥も，見方を変えれば強みになる。

③地域を資源のオアシスとしてとらえる

地域は差別に満ちた荒野ではなく，その人がいる場所にはその人が求めるニーズを満たす資源，例えば大事にしてきた友人など，回復の一翼を担いたいと考える地域住民がいると考える。

④対象者こそが支援過程の監督者である

セルフ・ネグレクトの人々の決定に委ねる。自発的に決めることに困難を感じている人々でも，真のシナリオの監督となる機会を見出す。

⑤支援者と対象者の関係性が根本であり本質である

困ったとき，助けが必要なときにいてほしい人と求められるようにする。誠実な人，信頼できる人，良き理解者と認識されること。

⑥私たちの仕事の主要な場所はその人の望む場である

物理的な距離は精神的な距離でもあり，その人の生活の場でのサービスの提供をめざす。

4）セルフ・ネグレクトアセスメントシートで支援の方向性を焦点化

強み（ストレングス）の中には，本人の体力や意欲，抱負，あるいは世話をしてくれる家族の存在，昔なじみの友人や地域での交流関係，対象者が有する貯蓄や年金なども含まれる。《中核概念》の弱み領域のポイントが高くても，《付随概念》であるサービスの受け入れや社会とのつながりにおいて強み領域のポイントがあれば，対象者との関係性を継続し対話により，生活改善につなげることが可能になる場合もある。

逆に，個人衛生が守られていても，家が壊れ他人との関わりを拒絶する場合には，天候により健康状態が悪化する可能性があるが，まったく別の清潔な身なりができる力に焦点を当てた関わりから，解決の糸口を見いだしていくこともある。

5）点数の付け方

強み，弱みそれぞれに，「かなりある（最大限に存在）＝2点，ややある（中等度に存在）＝1点，ない（最低限に存在）＝0点」としてすべてに点数をつける。

- 不明の場合はリスクでもあるので弱みに2ポイント，強みは0ポイント
- 疾患の有無がわかったところで判断する。疾患がなければ強みに入れる
- 金銭・財産管理についても不明の場合は弱みに2点を加点
- 対象者への支援の評価として定期的に継続的に使用する

6 セルフ・ネグレクト深刻度アセスメントシート（表4）

「セルフ・ネグレクト深刻度アセスメントシート」（表4，p316）は，一般的な応急

処置マニュアルとは区別し，セルフ・ネグレクトによくみられる症状・状態について，緊急支援の必要性に応じて整理したものである。したがって，一般的な応急処置の方法や内容については他のマニュアル等を参照していただくこととし，ここでは言及しない。

レベルＡには生命が脅かされている場合の症状・状態をあげている。訪問時，問いかけに返事がない，起き上がれないなどの場合は，生命の危険があるため，ただちに医療機関への搬送または受診・往診を検討する。また，訪問すると立ち上がってきて，質問に受け答えができる状態だとしても，電気や水道が止められ，家屋が壊れて夏の暑い日差しや冬の寒い風が吹き込む中での生活が続くと死に至ることもあるため，季節や状況に応じて緊急度レベルＡとして医療機関や施設に保護することを検討する。

レベルＢは，セルフ・ネグレクト状態が本人の身体・生活に著しい支障をきたしているものの，生命の危機に直面している状況ではない場合の症状・状態をあげている。緊急度としてはレベルＡより下がるが，状態の継続により身体・生活の状態が悪化し，レベルＡに移行する可能性がある。特に，糖尿病，高血圧等の治療が必要な慢性疾患があるにもかかわらず受診やサービスを拒否する場合には，状態の悪化により生命が脅かされる状況に移行する危険性が高くなることが考えられる。心身の状態や生活状況を改善していくために，社会資源を活用し定期的なサービスにつなげる等，継続的な支援を検討する必要がある。

レベルＣは，本人の身体・生活に影響が生じているが，影響は部分的であるか，顕在化していない症状・状態をあげている。経済的困窮により最低限の生活（衣食住など）に支障をきたしている場合，家屋内外に不用品が堆積している場合，住居のドア等が壊れたままになっている場合などもレベルＣに該当する。状態が悪化してレベルＡまたはＢに移行する可能性があるため，定期的な見守りで様子を確認するとともに，必要時にはサービスにつなげることができるような関係性を築いていくことが重要である。ただし，レベルＣでも，薬物やアルコール依存症，認知症，うつ病，配偶者の死，サービスの拒否等がある場合には，状態が急速に悪化し，緊急度が上がることが考えられるため，総合的に判断することが必要である。

7　セルフ・ネグレクトによる近隣への影響アセスメントシート（表5）

「セルフ・ネグレクトによる近隣への影響アセスメントシート」（**表5**，p317）は，セルフ・ネグレクトと考えられる事例について，近隣への影響が大きいかどうかを判断するための指標としてこれまでの筆者らの研究成果や文献検討から作成したものである。セルフ・ネグレクト事例と公衆衛生上の課題については第７章で詳しく説明しており，「地域アセスメントツール」に近隣の健康被害を相談する機関の有無についても項目を設けているが，**「セルフ・ネグレクトによる近隣への影響アセスメントシート」**は，近隣への影響について，近隣住民がどの程度被害を受けているかという観点よりも，むしろ近隣に影響を与えてしまっていることによって本人の社会的孤立が深まり，適切な社会的サポートを得ることができずに回復が遅れてしまう可能性が考えられることを鑑みて，近隣への影響についてアセスメントすることが必要であると判断される場合に用いることを想定している。したがって，本シートは必要時のみ使用するものとする。

作成にあたっては，いわゆる「ゴミ屋敷」を対象とした条例等のうち，すでに施行されている自治体（横浜市，八王子市，足立区，京都市（順不同））の内容[4)~7)]を参考にし，筆者らの研究班で検討を行った。近隣へ明らかに影響を及ぼすと考えられる要因として，非常に強く感じられる悪臭・異臭（原因の一例として，処理されていない生ゴミや多頭飼育など），害虫（ハエ・ゴキブリ・蚊など）やネズミ等の大量発生，堆積したため込み物の敷地を越えての倒壊が考えられる。現在のところ敷地を越える事例ではなくても，家屋そのものが古く手入れされていないために倒壊する危険性がある場合は，周囲への影響が大きいことが考えられる。

また，実際にセルフ・ネグレクト状態が原因となり火事に至った件数を正確に把握することは難しいが，ため込んだ物の付近での喫煙や火気使用により失火の危険性がある場合，万が一の際の近隣への影響は重大となることが考えられる。さらに，ため込んだ物や樹木などが敷地外に出ており交通の障害となっている場合には，救急車や消防車等の緊急車両やゴミ収集車等の通行の妨げとなることが考えられる。これらに該当する場合は周囲への影響が大きいと考え，「レベルＡ（最重度）　近隣への影響が高度に存在する」とした。

以下，それぞれの項目について，近隣への影響の程度に着目して「レベルＢ（重度）近隣への影響が中等度に存在する」と「レベルＣ（軽度）　近隣への影響はない・もしくは存在するが軽度である」に整理した。

「レベルＡ（最重度）　近隣への影響が高度に存在する」と判断される場合，本人への支援・対応とともに，近隣住民への支援・対応も行っていくことを検討する。「レベルＢ（重度）　近隣への影響が中等度に存在する」と判断される場合は，近隣住民との調整を図りながら，定期的な状況確認や支援などを継続していく。「レベルＣ（軽度）　近隣への影響はない・もしくは存在するが軽度である」と判断される場合は，本人の回復のために緩やかな見守りを続けていく。１項目以上に該当する事項がある場合には，高いレベルの条件に従い支援を行うこととした。

冒頭でも述べたとおり，本シートは現場の声を参考に筆者らの研究班で検討した上で作成しており，妥当性については今後検証していく予定である。実際に，現場でセルフ・ネグレクトと考えられる事例に対応する際に活用していただく中で，より実践的かつ活用しやすい内容へと改善していくことが今後の課題である。

2 Q&A―アセスメントツールのポイントが具体的にわかる

①アセスメントツールの使い方

Q01 誰が使うツール？

Q 専門職でなくてもアセスメントツールは使用できますか？

A アセスメントツールのうち，**「セルフ・ネグレクトサインシート」（表1）**については，地域の住民活動（自治会や婦人会，老人クラブなど）で気になる住民の状態を把握するときに活用することが可能です。**「セルフ・ネグレクトサインシート」（表1）**の項目には，「地域行事への参加が急に減ってきた」「服装や身だしなみに関心がなくなってきた」「痩せてきたり体調が悪そうにみえる」「庭や家屋の手入れがされていない」などがあります。例えば，次のような使用法もあります。

- 地域住民が「サインシート」の項目に沿って気になる住民の状態を確認することで，状態を「見える化」し，セルフ・ネグレクトの兆候があるかを検討することができます。
- 地域住民が気になる住民の状態を「サインシート」で「見える化」することで，専門職に連絡・相談するときに状態を伝えやすくなります。
- 複数の地域住民が把握している情報を1枚の「サインシート」に記入することで，気になる住民に関する情報を多角的に整理すると同時に，住民同士の意見交換の場にもなります。
- セルフ・ネグレクトとは特定されなかったけれども，念のため地域住民が見守りを行う場合に，「サインシート」を用いて定期的に確認することで，状況の変化を経時的に把握することができます。

セルフ・ネグレクト状態にある人をできるだけ早く支援につなげるため，地域住民が参加する勉強会などで「サインシート」を紹介いただきたいと思います。

また，近隣に「気になる人」がいるという相談が住民からあった場合に，民生委員や見守り相談員が「サインシート」を使用することもできます。ただし，「サインシート」はセルフ・ネグレクトかどうかを「判断」するものではなく，セルフ・ネグレクトの「兆候がある」かどうかを見つけるシートです。「サインシート」にチェックが入った住民について連絡や相談があった場合には，アセスメントツールの全体構成の図（**図4-1**）に従って，専門職が**「セルフ・ネグレクトのスクリーニング5項目」（表2）**，**「セルフ・ネグレクトアセスメントシート」（表3）**，**「セルフ・ネグレクト深刻度アセスメントシート」（表4）**を使用して，さらにアセスメントを深めてください。

セルフ・ネグレクトを予防し早期に発見するためには，近隣住民からの情報がとても貴重です。ただし，住民同士で話し合われた内容や「サインシート」にチェックした項目は，住民同士での情報交換の結果です。近隣住民から，専門職が気になる住民についての情報を求められた場合には，専門職が把握している疾患や障害に関する情報などを，本人の許可なく近隣住民に伝えることがないように留意してください。

Q02 サインシートにチェックを入れるとどうなる？

Q 「**セルフ・ネグレクトサインシート**」（**表1**）には□がついていますが，すべての項目にチェックを入れたほうがよいでしょうか？

A 「**セルフ・ネグレクトサインシート**」（**表1**）は，セルフ・ネグレクトの兆候があるかどうかという潜在的危険性を予測するシートですので，「本人の状況」「家屋および家屋周囲の状況」「社会との交流」の各々の項目すべてを確認してチェックしてください。複数の人が関わっている場合は，各々がチェックした「サインシート」を確認し合うことや，皆で話し合ってシートをチェックすることも有効です。

「サインシート」にチェックする方法ですが，明らかに該当している項目にはもちろんチェックを入れますが，疑いの段階でもよいので，該当する可能性がある項目にはチェックを入れてください。「サインシート」の項目に一つでもチェックが入れば，その人はセルフ・ネグレクトの兆候があると考えます。そのため，各項目において「該当しているかもしれない」と思ったらチェックを入れてください。そして，チェックが一つでも入れば次の「**セルフ・ネグレクトのスクリーニング5項目**」（**表2**）に進み，セルフ・ネグレクトの可能性があるかどうかを確認してください。

そして，「スクリーニング5項目」に当てはまれば，「**セルフ・ネグレクトアセスメントシート**」（**表3**）に進みますが，当てはまらずセルフ・ネグレクトの可能性が否定された場合でも，リスクが高いことには変わりないので，緩やかな見守りを続けてください。その際もまた「サインシート」を用いることができます。

Q03 それぞれのシートは使うのに順番がある？

Q アセスメントツールはツールの全体構成（**図4-1**）に従って，**表1**から順番に使う必要がありますか？

A セルフ・ネグレクトの状態に陥ってしまう人は，さまざまな事情で，長い時を経て今のライフスタイルになっています。そして，人との信頼関係が構築できなかったり，社会への信頼も喪失していたりする場合が多いので，支援にも時間を要します。本人に会えない場合には，必要な情報が把握できない場合もありますし，情報の真偽すら定かでない場合もあります。ですから，基本的には，**「セルフ・ネグレクトサインシート」**（表1），**「セルフ・ネグレクトのスクリーニング5項目」**（表2），**「セルフ・ネグレクトアセスメントシート」**（表3），**「セルフ・ネグレクト深刻度アセスメントシート」**（表4）と，順番に沿って，そして慎重に進めていってください。
しかし，相談や通報などから，物が多く堆積していて生活に支障をきたしていることが明らかな場合や，すでに生命に関わる状況にありただちに支援する必要があるなど，セルフ・ネグレクトの状態であると即座に判断できる場合は，すぐに支援方針を明確にする必要がありますので，「サインシート」や「スクリーニング5項目」をスキップし，「アセスメントシート」「深刻度アセスメントシート」から使用することも可能です。ただし，連絡や相談の経緯，過去の関係機関での相談の有無などは，事業所などで使用している記録用紙に記載しておくことは必要です。
「アセスメントシート」はセルフ・ネグレクトの特徴の項目から構成されていますが，同時に強み領域・弱み領域もアセスメント項目としていますので，支援計画の立案時に活用してください。

Q04 アセスメントシートは個別支援以外に活用できる？

Q セルフ・ネグレクトアセスメントシートは「個人の時系列の変化を見て支援の方向性を焦点化し，支援の評価をして継続的，定期的に使用することを目標としている」とありますが，個別支援以外に活用する方法はありますか？

A **「セルフ・ネグレクトアセスメントシート」**（表3）は，セルフ・ネグレクトの《中核概念》である「健康行動」「個人衛生」「住環境」と《付随概念》である「サービスの拒否」「社会からの孤立」「金銭・財産管理」の6項目から成り立っています。
セルフ・ネグレクト事例の場合は，関わる専門職が皆同じ情報をもっているわけではありません。本人のどの場面を見たかによって，あるいは本人からどのような話を聞いたかによって，専門職によって把握した情報が異なり，結果アセスメントが異なることがあります。事例検討を行ったら，支援者間で意見が対立してしまい，なかなか方針が決まらなかったという話を聞くことがあります。関わる専門職が「アセスメントシート」に各々チェックし，どのような情報からそのようにチェックをしたのかを共有し，まずは事例について情報を共有した上で，支援方針を決定することが重要です。
このシートの弱み領域は，専門職が支援の必要性があると認識する程度から明らかにした，セルフ・ネグレクトの状態像から作成しています。そのためにセルフ・ネグレクトを理解するための資料として使用できます。また，「アセスメントシート」は弱み領域とともに，強み（ストレングス）領域も抽出します。例えば，住居内には物が堆積していたとしても，身体の汚れや悪臭はないという強みがあれば，そこに注目し，支援の糸口へとつなげていきます。

個別支援以外の使い方の一つとして，支援者自身の事例の捉え方の傾向を知ることもできます。確認までに使用してみてはどうでしょうか。「アセスメントシート」には31の小項目があり，「弱み領域」「強み領域」の二つの視点から詳細にアセスメントするツールです。支援者個人で31項目をつけて，互いに確認し合うと点数の付け方のズレを発見することができます。このズレを支援者同士で確認することで，見逃しやすい視点に気づくこともできると思います。ツールの考え方や点数の付け方は，「アセスメントシート」の活用の頁（p119）を参照してください。
また，事業所内等でセルフ・ネグレクト事例に関わり，アセスメントシートを継続して使っていくと，所内職員のアセスメントの経験値が高まっていき，正確に状態像をとらええることができるようになります。セルフ・ネグレクト事例に対し，常にこの「アセスメントシート」を使うことで，管内の事例の全体像を把握することにもつながります。

②各事例への活用・応用

Q05 火災の危険性の高い事例には

Q 火災の危険性の高い事例は，深刻度アセスメントシートではレベルAとして考えればよいでしょうか？
また，このような事例の場合は，どのように関わればよいでしょうか？

A 物が多く堆積している家屋のすべてが火災を起こすとは限りませんが，支援者が対象者の家屋内に入り，実際に引火しやすい物品が電気ストーブなどの暖房器具の熱で加熱気味であったり，ストーブの上に洗濯物が干してあったり，加えて，本人の注意力や判断力が低下している場合などは，「**セルフ・ネグレクト深刻度アセスメントシート**」（**表4**）のレベルAとして考えてよいでしょう。
支援者が対象者の家屋内に入って，本人に注意喚起を促すことはもちろんですが，消防などと協力して消防署員に指導をしてもらうことが効果的な場合もあります。

Q06 窓に段ボールはどのレベル？

Q 窓に段ボールを貼り付けているような老朽化した家に住んでいます。深刻度アセスメントシートでは，レベルBとしてとらえてよいでしょうか？

A 段ボールやビニールシートなどを窓に貼り付けて生活している場合，たとえ電気や水道などのライフラインがつながっていても，真夏で猛暑日が続いたり，冬の日中でも気温が氷点下になったりするような地域では，「**セルフ・ネグレクト深刻度アセスメントシート**」（**表4**）のレベルAととらえるなど，地域や季節，対象者の健康状態などからレベルを判断します。

Q07 こんなときは？　アセスメントツールの活用（1）

Q 家のすべての窓から，物が天井まであふれているのが見えます。家も老朽化が激しく，窓の雨どいも壊れており，その家のそばを通ると危険を感じます。蜘蛛の巣もたくさん張っています。住んでいるのは女性で仕事はしているようですが，近所付き合いはないようです。痩せていて，食事をとっているのかも心配になります。アセスメントツールをどのように活用して関わればよいでしょうか？

A 明らかにセルフ・ネグレクトの事例であり，深刻で早急な対応が必要な事例と思われます。アセスメントツールの「**セルフ・ネグレクトアセスメントシート**」（**表3**）と「**セルフ・ネグレクト深刻度アセスメントシート**」（**表4**）に記入することによって，強み（ストレングス）・弱みと深刻度について，支援者が共通認識することが必要です。女性が65歳以上であれば，地域包括支援センターが中心に支援することになると思われますが，65歳未満の場合には，自治体の障害保健福祉部署，もしくは保健センターなどの保健師による対応になるかと思います。

把握した部署がアセスメントツールを活用して状況を把握することにより，連携する機関に情報を提供し，必要であれば連携・協力して対応していく必要があります。

Q08 こんなときは？　アセスメントツールの活用（2）

Q 2年前の60歳での夫の定年を機に転居してきた夫婦。仲睦まじく，愛犬とともに毎日散歩している姿を，近隣住民の多くが見かけていました。しかし，1年前に妻と愛犬を相次ぎ亡くしてから，夫をあまり見かけなくなり，以前は手入れが行き届いていた庭も，今では面影がなくなりました。先日，夫を見かけたら，痩せ細り，顔色が悪く，具合も悪そうでした。どのようにツールを用いて関わればよいでしょうか？

A とても心配な事例です。セルフ・ネグレクトの要因の一つに「身近な人の死」があります。また，身近な人の死だけでなく，ペットの死も喪失体験としてセルフ・ネグレクトの要因になることが考えられます。対象者の年齢が65歳以上であれば，地域包括支援センターが関わることになるかと思いますが，この事例の夫のような狭間の年齢である65歳未満の場合には保健センターの保健師等が関われる可能性がありますので，地域包括支援センターと連携して関わる必要があるでしょう。

男性はなかなか地域と関わることが難しいので，関わるきっかけづくりには工夫が必要です。グリーフケアが必要な事例ですが，例えば，「男性だけの○○グループ」を立ち上げることや，男性を地域のグループに紹介したり，何らかのグループにボランティアとして協力してもらうなどが考えられるでしょう。いずれにしても，「**セルフ・ネグレクトサインシート**」（**表1**）を活用して，緩やかな見守りをしながら地域で支えていくことが必要な事例かと思われます。

文献

1）小長谷百絵・岸恵美子他：高齢者のセルフ・ネグレクトを構成する因子の抽出―専門職のセルフ・ネグレクトへの支援の認識から，高齢者虐待防止研究，9(1), 54-63, 2013.
2）萱間真美：リカバリー・退院支援・地域連携のためのストレングスモデル実践活用術，医学書院，2016.
3）チャールズ・A・ラップ，リチャード・J・ゴスチャ，田中英樹監訳：ストレングルモデル―リカバリー志向の精神保健福祉サービス，第3版，金剛出版，2014.
4）横浜市：横浜市建築物等における不良な生活環境の解消及び発生の防止を図るための支援及び措置に関する条例，平成28年9月26日条例第45号.（https://cgi.city.yokohama.lg.jp/somu/reiki/reiki_honbun/g202RG00001893.html）（最終アクセス2021年5月1日）
5）八王子市：いわゆる「ごみ屋敷条例」の制定と関連条例の改正について.（https://www.city.hachioji.tokyo.jp/kurashi/gomi/shinotorikumi/gomiyasiki/p024043.html）（最終アクセス2021年5月1日）
6）足立区：足立区生活環境の保全に関する条例（通称：ごみ屋敷対策事業）.（https://www.city.adachi.tokyo.jp/kankyo-hozen/241024.html）（最終アクセス2021年5月1日）
7）京都市保健福祉局：京都市における不良な生活環境を解消するための支援及び措置について.（http://www.toshi.or.jp/app-def/wp/wp-content/uploads/2017/08/houmu02_3.pdf）（最終アクセス2021年5月1日）

第5章

セルフ・ネグレクト支援ツールの活用

1 支援ツールの活用方法

1 支援ツールの作成根拠

セルフ・ネグレクトの対象者への支援では，スムーズにサービス導入につながらない，あるいは，制度の狭間にあることで利用できる社会資源がない，生活環境の不全が近隣に影響を及ぼしているなど，支援計画を立案する上で苦慮することが多い。対象者自身は，必ずしも支援を求めていない，または求められない状況にあるため，支援担当者は戸惑いを感じる場面が多々あるのではないだろうか。本人に対する具体的な支援は手探りで，担当者の判断に依拠する部分が大きくなり，困難なケースとして扱われる。支援の指標となるものを模索しつつ対応している状況ではないだろうか。

ここで示す支援ツール（巻末資料の**表 7**～**表 9** 参照）は，条例による先駆的対応を行っている自治体（神奈川県横浜市，東京都足立区，京都府京都市）の専門職のインタビュー調査および支援記録の質的分析により，支援内容を筆者ら研究班による検討を加えて整理をしたものである。いわば，専門職の実践知を集約したものであるため，セルフ・ネグレクトの支援において参考とし活用することが可能である。支援の内容は，対応の経過に応じて確認できるように，前書[1)] で提示した 3 期に分けて作成した。

「把握・見守り期」は，住民や関係機関等からの相談に応じて，課題の把握や本人に会う（顔を合わせる）ことを目標とする時期とした。「初動期」は相手に合わせた支援方法を提示し，会話できるような信頼関係の構築を目標とする時期とし，「展開期」は支援関係を構築しながら課題解決，生活の再構築，再発防止への対応，地域づくりを目標とする時期とした。

また，各期の支援内容は，対象が明確となるように，「本人への支援」「家族・親族への支援」「近隣・地域住民に向けた支援」に分類し，さらに，生活環境に関して視点を置くべきところである「家屋および家屋周辺状況等の現地確認」と，専門職の協働における視点について「関係機関との連携」に分類して示した。本ツールを活用することにより，これまで対応に困難をきたしていたようなセルフ・ネグレクトの人への対応の糸口とすることが可能である。

2 対応の基本的フローチャート

セルフ・ネグレクトの人への対応における基本的フローチャートを，**図 5-1** に示す。これは，近隣住民や関係機関等の地域からの相談・苦情を前提に対応方法を整理したものである。

手　順	対応方法
相談・苦情	• 近隣住民，関係機関等から相談・苦情を受ける
現地調査	• 現地で訪問調査・モニタリングをする • 近隣住民や関係機関から情報収集を行う
支援・対応	• 対象者，家族／親族に会うことを目標に訪問する • 定期的，継続的に訪問して信頼関係を構築する • 課題解決，生活の再構築ができる支援関係を構築する • 地域とのつながりがもてるように，地域を巻き込み，地域づくりを行う

図 5-1　基本的なフローチャート

3　支援ツールを活用できる場面

支援ツールは，次のような支援・対応の必要な場で活用できる。

- 本人，家族／親族に対する支援，苦情の原因解決のための支援，生活再構築に向けた支援
- 相談者（苦情者・通報者）への具体的な対応
- 近隣住民への対応・支援
- 家屋および家屋周辺状況等の実態調査時の視点（確認事項として，放置物・堆積物・物やゴミのため込み等の有無，樹木の繁茂，害獣虫，悪臭，放置物・堆積物などの越境，多頭飼育など）
- 市区町村の福祉部門や関係機関との連携，民間事業者との連携・調整等
- 地域ケア会議，事例検討会（ケースカンファレンス）での支援方針の検討

また，活用の例をあげると，自治会や近隣住民から相談があった事例にセルフ・ネグレクトの可能性がある場合には，「把握・見守り期」の支援ツールの項目に照らし合わせて考えるとよい。セルフ・ネグレクト事例の支援方法がわからない支援機関のスタッフであれば，まずは「把握・見守り期」「初動期」の支援ツールに当てはめると，現状と今後の支援の確認ができる。生活の再構築に向けた支援であれば，「展開期」の支援ツールを参照するとよいだろう。支援機関や関係機関のスタッフが集まる地域ケア会議等の事例検討の場では，今後の支援方針や地域づくりの確認として「展開期」の支援ツールを活用する方法もある。

セルフ・ネグレクトの人が抱える背景は時代とともに多様化してきている。最近よくみられる実際の事例を次にあげるが，各事例とも個別性が高く，複合した健康問題を抱えている。

- 8050 問題：① 80 代の親が 50 代の子どもの生活を支えるという問題，②経済的問題，ひきこもり，介護の問題などで親子で社会から孤立する事例，③ 80 代の

親が施設入所や亡くなった後に，50 代の子どもが支援対象となる事例
- 児童虐待などから把握された母子：子どもに対する虐待（ネグレクトなど）の背景として親自身がセルフ・ネグレクトの問題を抱えている事例
- 若年者のセルフ・ネグレクト：仕事や収入を得るための活動をしているが，生活環境上，近隣とのトラブルがある事例
- 多頭飼育：最初は 1 頭の愛護動物が，気がつけば一人で飼育できない頭数に増えて不衛生な生活環境となった事例

セルフ・ネグレクトの人の中でもため込みがある人の特徴は，物への執着が強く，人との信頼関係を構築することが難しいという点である。また，若年者のセルフ・ネグレクトの特徴として，疾病などがない場合には本人は普段通りの生活を送り，日中は仕事やボランティアを行っているため会うことが難しい。また，物への執着が強く，特に親から引き継いだものや親と関係のある物を捨てられないなど，何かしらのこだわりがみられる場合がある。まずは，訪問の時間帯を変えながら頻回に訪問して生活の状況を把握し，定期的な訪問により信頼関係をつくり，支援関係を構築することが大切である。

支援ツールは，セルフ・ネグレクト事例に対応する機関に所属する専門職が活用することを前提としている。記載されている項目は，多くの事例に対応できるように，中には抽象的な項目もあるが，後述する「支援ツールのポイント」や「支援ツールの活用の実際」で具体的な支援内容を示しているので，そちらを参照してほしい。セルフ・ネグレクトは事例により特徴が異なり個別性が高いため，各ツールの支援はすべての事例に該当するとは限らない。それぞれの特徴をとらえて，各事例の強みを活かしながら支援をすることが望ましい。支援ツールの内容を参考にして，実際の事例対応に応用してもらいたい。

4 支援ツールを活用するための各期のとらえ方

ここでは，支援ツールの活用を二つの方法に分けて述べていく。

1）事例の経過を見据えながら，各期に必要な支援を縦断的に確認する方法

セルフ・ネグレクト事例に対する支援を，各時期において，それぞれの対象に具体的にどのように関わればよいかをチェックを入れながら検討していく方法である。その際，ツールに示した支援内容は，状況に応じて俯瞰的にみていくことが大切である。特に，本人との信頼関係が構築される時期である「把握・見守り期」および「初動期」では，本人の状況は“行きつ戻りつ”するため，状況に応じて，前の時期の支援内容に戻しながら進めることを念頭に置く（**図 5-2**）。セルフ・ネグレクトの人は，日常生活上の些細な変化や生活環境の改善などが不安のもととなったり，ストレスにつながることもある。3 期に分けて示しているが，実践場面では各期の境界を柔軟にとらえて活用することが大切である。「展開期」以降は，導入されたサービスが円滑に

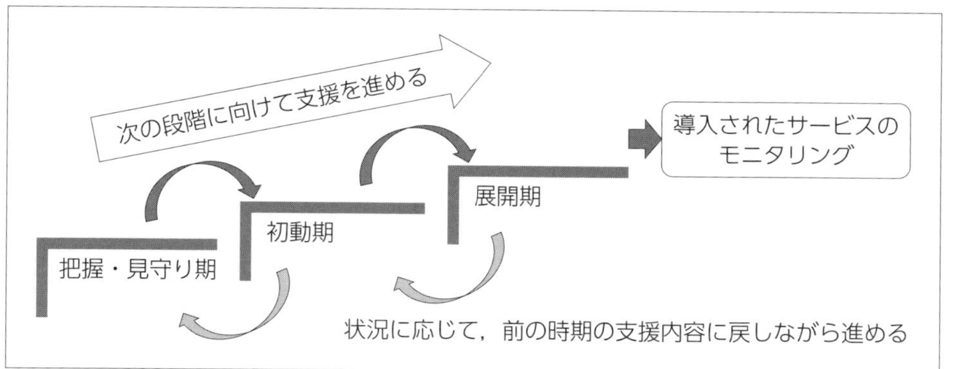

図 5-2　支援の基本的パターン

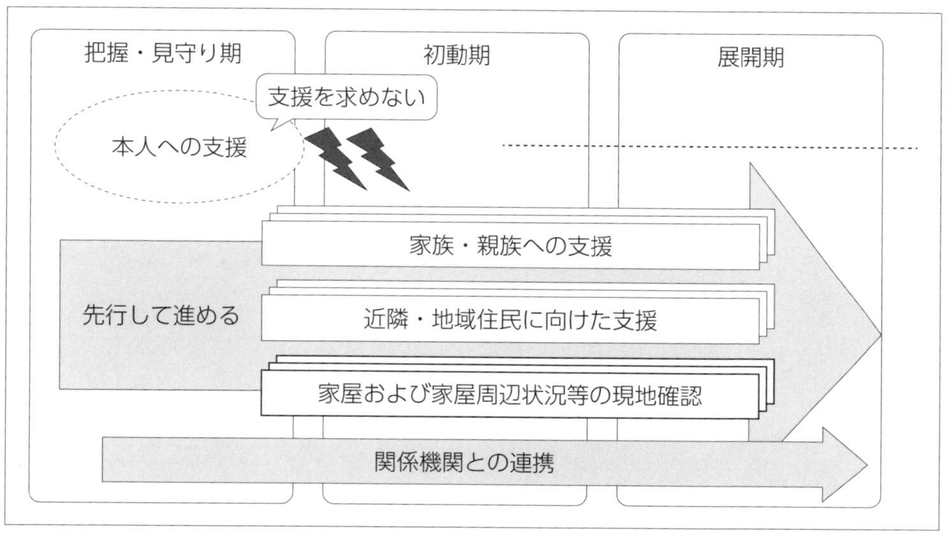

図 5-3　本人が支援を求めない場合の進め方

提供されているかのモニタリング実施とサービス調整の段階として考えていく。

2）対象ごとの支援の内容を，「把握・見守り期」から「展開期」に至るまで，3 期全体にわたり確認する方法

支援の対象別に 3 期の支援を縦断的にみていく方法である。例えば，本人が支援を求めず，「把握・見守り期」からなかなか進展しない場合でも，比較的，家族・親族の協力が得られる状況であれば，家族に対しては次の「初動期」の支援内容に着手することを検討していく（**図 5-3**）。その際に注意すべきことは，家族の協力を本人がどう認識しているのか，家族の協力が得られ生活環境が改善することで，本人がどのように反応するのかを，十分に把握することである。同様に，いわゆるゴミ屋敷等で近隣に被害が及ぶ状況では，近隣住民への支援を先行して行わなければならないこともあるだろう。

家族・親族に対してスムーズな支援を先行して進める際には，本人との信頼関係の構築と同時進行しながら，本人を置き去りにしない支援を行うことが重要である。

5 支援ツールのポイント

1）各期の目標

各期の目標を**表5-1**に整理する。

2）具体的な支援ツール項目

各期に応じた具体的な支援ツールは，巻末資料に収載している**「把握・見守り期の支援ツール」**（表7），**「初動期の支援ツール」**（表8），**「展開期の支援ツール」**（表9）をそれぞれ参照していただきたい。

3）支援ツールの解説

1　把握・見守り期の支援ツール（表7，p319）

把握・見守り期では，住民や関係機関等からの相談に応じて，課題の把握や本人に会うことを目標に訪問する。セルフ・ネグレクトの人の居宅に訪問する際は，外側から住環境や敷地の堆積物を確認する。定期的な訪問により，家屋や家屋周辺状況を確認することで環境の変化を把握できる。また，生命に危機が及ばないか，堆積物の放置による火災リスクについては，常に見極める必要がある。

「本人への支援」では，断続的にでも訪問しながら継続して関わりをもつことで本人の困り事を把握する。訪問しても，本人が不在，または在宅していても拒否があるなど，必ずしも本人と接触できない場合がある。拒否により本人と接触できない場合には，訪問する時間帯を変えて在宅している様子を把握することも有効である。

「家族・親族への支援」では，家族・親族に会える場合には，経過を把握する，本人との関係性や性格等の情報を得ることができる。また，本人と連絡がとれていない場合には，同居家族あてにメモを残すことも一つの方法である。

「近隣・地域住民に向けた支援」では，通報・相談をしてきた住民からも情報収集を行い，住民の困り事を把握することから始めるという方法もある。

「家屋および家屋周辺状況等の現地確認」では，大量の堆積物（ゴミ等）の内容物を把握することで病気や障害を推察できることがある。敷地内の見取り図，近隣住居の配置などの現地で得られた情報やアセスメントを記録に残すことも大切である。

「関係機関との連携」においては，事例によってはすでに他の機関との関わりがある場合を考慮し，連絡をとっておき情報収集を行うことが効果的である。計画的に見

表5-1　各期の目標

把握・見守り期	• 住民や関係機関等からの相談に応じて，課題の把握や本人に会うことを目標とする ＊拒否がある場合には，周囲に支援・対応していく
初動期	• 相手に合わせた方法を提示し，会話できるような信頼関係の構築を目標とする
展開期	• 支援関係を構築しながら課題解決，生活の再構築，再発防止への対応，地域づくりを目標とする

岸恵美子他：極端に不衛生な家屋で生活するセルフ・ネグレクト高齢者に対する専門職の介入・支援，第19回日本在宅ケア学会学術集会資料をもとに加筆

守りができるよう，関係機関との会議を調整し，今後の生活支援を検討して，本人を孤立させないことが重要である。条例等により自治体に調査権がある場合には，住民票の確認や戸籍調査等を実施して家族状況や生活保護歴を確認することも可能となる。

2　初動期の支援ツール（表8，p320）

初動期においても，支援をまだ受け入れられない対象者を含む場合が考えられるため，支援担当者の顔を覚えてもらえるように定期的に継続して訪問する。相手に合わせて具体的な支援の方法を提示し，まずは会話ができるような関係から徐々に信頼関係を構築していく。

「本人への支援」として，本人と接触できた場合には，外見などからセルフケアの状況を把握したり，本人に困り事がないかを確認したり，本人の意識や考えを確認しながら小さな提案ができるとよい。また，堆積物に対してはゴミと認識し片付けに関心がある場合は，現在の状況を客観的に確認できるよう，興味・関心に引き寄せて，今後の具体的な生活をイメージしてもらえるような改善策を提案する。しかし，本人がゴミと認識していない場合には，無理に提案することで拒否につながり，信頼関係が壊れてしまうことがある。それぞれの事例には変化が起こるタイミングがあり，人が関わり，話し合いをすることで，支援の糸口がつかめることが多々ある。本人の状況からタイミングをみて，どのような生活がしたいのかを聞き出すなど本人の気持ちに寄り添うことが重要である。

「家族・親族への支援」では，家族・親族に会える場合には，本人の成育歴等の情報を得ることや，家族の意思や協力関係の有無を確認して，キーパーソンを見つけることも有効である。

「近隣・地域住民に向けた支援」では，すでに近隣住民が不安に思っているなど，関係性が悪化していることも予測できるため，近隣との関係性を把握する必要がある。近隣からの苦情や通報があった場合には，訪問する姿を見せるなど，現在，対応にあたっている状況であることを示し，安心してもらうことが必要である。

「家屋および家屋周辺状況等の現地確認」では，本人の在宅時間を見計らって訪問し，関わりが途切れないようにする。訪問の際には，玄関先から声をかけたり，ドアをノックしたりして，本人からのリアクションのきっかけをつくり，反応を待つことが必要である。また，本人がよく立ち寄る場所を訪問して，利用状況や近況についての情報を得ることもよい。

「関係機関との連携」では，主担当部署を明確にできるよう他部署へ支援の協力を依頼し，顔が見える関係を構築しつつケース会議を開催する。本人ができることから支援する方向性を共有し，方針を検討することが大切である。また，本人の生命のリスクが高い場合には，強制力をもった支援を検討することが重要で，生活環境の改善に関する条例の適用ややむを得ない措置など，緊急時の対応を検討しておく。

3　展開期の支援ツール（表9，p321）

展開期では，本人が支援者からの小さな提案を受け入れ，課題解決，生活の再構築，再発防止への対応，地域づくりを行うため，本人の変化やタイミングをつかみながら支援関係を構築する。

「本人への支援」では，本人の困り事を一緒に解決していく際，言葉を選びながら，本人と支援者が小さな目標を共有して達成できたことを認めつつ，展開の流れをつくっていくことも有効な方法の一つとなる。本人や世帯の状況に応じて困り事に応えていくことが相談しやすい支援関係の構築につながる。本人ができることを支援して，今後の生活を支える必要なサービスや制度を検討する。

例えば，これ以上ゴミが堆積しないようにするために継続的なサービスを導入することや，日々のゴミ出しは誰がどのように支援すればよいのか，本人のできることをどのように指導すればよいのかを検討して，再発防止に結びつけることが大切である。そして，本人自らが，支援者に困り事を発してSOSを求める行動ができるような関係を構築することが大切である。

「家族・親族への支援」では，家族・親族がどこまで本人の生活を支えられるかを見極めることも重要であるため，本人の支援に関する家族・親族の意向を確認する。

「近隣・地域住民に向けた支援」として，近隣住民は，支援者が本人を訪問し話をしている姿を見かけていることがあるため，自治会長や近隣に対しても個人情報には触れず対応経過を説明する必要がある。そして，再発防止に向けて地域を巻き込んでいくことも重要である。

「家屋および家屋周辺状況等の現地確認」では，ある一部のゴミの片付けの対応ができたとしても，他の問題には対応できずに長期的な見守りが必要になることが多い。生命の危険や火災のリスクを踏まえて，民生委員や地域の消防団などによる安否確認のための協力を継続して依頼していく必要がある。

「関係機関との連携」では，セルフ・ネグレクトは本人の状況を理解した上で対応することが重要であるため，関係機関とつながることにより，一つの部署だけでは見えていなかった側面を，広い視点でとらえることができるようになる。そのためには，役所内にコーディネーター役を配置した組織体制が構築できるとよい。今後の状況を予測して，連携すべき職種や必要なマンパワーを見積もることができる。

また，福祉サービスなどをあまり必要としない若年者の場合には，人間関係や就職でつまずいていることがある。生活の再構築や再発防止に向けて，本人のこだわりや特徴を把握して対応を行うことや，ハローワークの利用を勧めるなど，本人の今後の生活支援につながるような幅広い支援が組織で対応できるとよい。8050問題の事例では，親の他界などで状況が変化することもあり，長期的で継続した見守りが早期発見や支援につながる。そのため，担当者間での引き継ぎを行う場合などは，支援レベルが低下しないようにする必要がある。

近隣住民や関係機関と連携して見守りを強化しながら，早期支援ができるように変化をキャッチしていく。

6 支援ツールの活用の実際

ここでは各期で示したツール項目による，具体的な支援方法を示す。それぞれ，**表7〜表9**と合わせて確認してほしい。

1）把握・見守り期（表7）の支援の実際例

1 本人への支援

〈1. 断続的に訪問して顔を覚えてもらい，信頼関係を築く〉

- 事前に電話等で連絡していた場合でも，本人は緊張していることが多いため，初回はまず顔を覚えてもらうことを心がけて短時間で切り上げ，その後は期間を空けずに訪問を行い，徐々に信頼してもらえるようにする。
- 事前連絡なしに訪問した場合は拒否されることも念頭に入れ，所属機関名と地区の担当であること，役割（何をする人なのか）などを告げる程度とし，その後は期間を空けずに訪問し，徐々に信頼してもらえるようにする。

〈2. 本人・家族が訪問の意図をどのように理解しているかを把握する〉

- 会話の内容や非言語的な態度から，専門職の訪問をどのようにとらえているのかを見極める。
- この時期から，「サービスを活用すれば困り事が軽減する。そのために訪問に来る」と理解できる人は少ない。「時々健康チェックと話をしに来る」や，「何かサービスを使うように話に来る」など，段階ごとに訪問の意図が変化するのを理解しているかを把握する。
- 特に高齢者などで，「お金のかかることを，無理強いする」ととらえている可能性のあるときには会話の流れに留意し，意図が伝わっていないときには本人が信頼する他者と同行するなど工夫する。

〈3. 本人の心身の健康状態を把握し，受診の必要性がないかを見極める〉

- 体格（肥満・るい痩など），皮膚の状態（脱水・むくみ・炎症など），ADLの状況，表情や会話のつじつまなど，外見上から把握できる心身の健康状態を確認する。
- 早い時期に，看護師・保健師が健康状態を確認できる機会をもつことも必要である。

〈4. 本人の考えやこだわりを確認し，認知機能の状況を見極める〉

- 言語・非言語的コミュニケーションを通して，本人に認知機能の低下がないかを推察する。
- 社会的交流が少ないことから，物事のとらえ方が偏っているなどの特徴がみられることもある。この時期は，本人なりの解釈を否定することなく，こだわりや考え方の癖を把握していく。

〈5. 継続して関わりをもち，本人の困り事を把握する〉

- 他者との交流が少ない背景を念頭に入れ，継続して関わりをもつ。
- 困り事を自分から表出できない人たちであるため，観察により予測する。

〈6. 本人の話から，家族・親族と本人との関係性を見極める〉

- 家族に関する質問への返答で，躊躇や話題を避けるなどがないかを把握する。
- 特に8050問題を抱えた高齢者では，過度に子どものマイナス面を隠したり，かばったりしていないかを把握する。
- 若年者の場合は，親との死別が契機となっていることもあるため，さかのぼってこれまでの家族関係や生活状況を聞く。

〈7. 不在の場合は本人あてにメモ等を残し，反応をみる〉

- 不在時はメモや名刺を残して連絡してほしい旨を書き，ポストに入れる，あるいは玄関ドアの目の高さに挟む。挟んでいるメモがなくなっていれば，本人がメモを見たことが推測できる。
- 次回訪問時にメモを読んだか聞き，反応をみる。

〈8. 訪問時間帯を変えるなど，本人に会えるよう時間を見計らい接触する機会をうかがう〉

- 不在であり本人と会えない場合は，曜日や時間帯を変えて訪問する。
- 相談者（通報者）から聞いた在宅時間に訪問する。

〈9. ライフライン（電話・電気・ガス・水道など）を確認し生活上のリスクを確認する〉

- 訪問時に電気メーターが作動していることを確認する。
- 公園や公共施設，商業施設の水を使用している（飲料用・洗濯など）等の情報があれば，断水を疑う。
- 下水臭や汚物臭がある場合は断水を疑う。
- 屋外でのたき火や外で煮炊きをしている等の情報があれば，ガス・電気が止まっていることを疑う。
- 訪問時，電話・電気・ガス・水道などの公共料金の督促状が届いていないか，情報を得る。
- 特に高齢者などで明確な返答がない場合は，トイレ／風呂／洗面所／台所の水道／台所のガス台が壊れていないか，使用できるかと質問をする。
- 季節に合わせて，冷暖房器具は何を使っているかを確認しておく。

2　家族・親族への支援

〈10. 家族・親族から経過を把握し，本人との関係性等を確認する〉

- 同居の場合は，なるべく本人のいない場所で，これまでの経過や関係性について話を聞く。
- 別居の場合は，行き来の頻度（最後に会った日時等），電話等によるやり取りの頻度も確認する。

〈11. 家族・親族から本人の性格等の情報を得る〉

- 家族・親族の話から本人の性格等の情報を得る際は，本人との関係性を念頭に入れながら信憑性についても検討する。
- 8050問題を抱えた高齢の親は，本人のことをかばう傾向もあるため，語られた内容の信憑性には留意する。

〈12. 同居家族の心身のリスクの有無を把握する〉

- 訪問時に会える場合は健康状態を把握する。
- 会えない場合は仕事の有無や通院の有無などの情報を，本人や関係機関から把握する。

〈13. 家族・親族からキーパーソンとなる人物を探す〉

- 家族・親族は本人との関わりに消極的である場合も多いため，この時期はまず，窓口となってもらうよう依頼する。
- 本人の生活改善のために担当部署が支援することを強調し，キーパーソンとなる家族・親族の心理的負担に配慮する。

〈14. 本人とコンタクトがとれない場合，同居の家族あてのメモを残す〉

- 同居家族あてのメモは，本人の目に触れる場合もあるため，文面に留意する。
- 訪問の意図がわかるように，名刺とサービスの紹介パンフレットなどを添える。

〈15. 本人および家族との接触が図れない場合は，関係のある別居親族の情報を得る〉

- 関係のある別居家族の情報は，市区町村の担当課に依頼する。

3　近隣・地域住民に向けた支援

〈16. 相談者（苦情者・通報者）に具体的な困り事を確認する〉

- 担当課の連絡先を伝える。
- 現地を訪問し，相談者の訴えを把握する。
- 相談内容の信憑性を推察し，対応の詳細をその場で伝えることを避ける。

〈17. 関わりのある近隣から本人の様子について情報を得る〉

- 本人・家族からの情報が得られない場合に，関係機関で協議し，関わりのある近隣住民や民生委員などから情報を得ることも検討する。

〈18. 本人と近隣住民との関係性を把握する〉

- 訪問時の近隣住民の様子から，状況が緊迫していないかを判断する。
- 近隣住民の代表と，本人への関わり方を一緒に考える。
- 民生委員が把握しているか，支援しているかの情報を得る。

4　家屋および家屋周辺状況等の現地確認

〈19. 玄関先の放置物，害虫の発生，悪臭の有無等を確認する〉

- 玄関先から見える範囲でハエや蚊などが発生していないか，物を動かした際に害虫がいないかを確認する。
- 室内のにおいの有無とにおいの種類（食品の腐敗したにおい，尿臭・便臭など）を確認する。

〈20. 庭の樹木の繁茂や近隣への影響の有無を確認する〉

- 庭や建物周囲の雑草・樹木の叢生を確認する。
- 樹木の叢生が隣家に及んでいないかを確認する。

〈21. 堆積物の種類を確認し，病気や障害の可能性を推察する〉

- アルコール類の瓶や缶，紙おむつなどの大量買いなどある場合は身体状況を聞いていく。

- 特に高齢者では，古紙類が紐でくくられているか，1か所に集められているか否かでADLの状況を推察する。

〈22. 食品の残骸・残飯のため込みから，低栄養等のリスクを見極める〉

- 食品のストックまたは使用後の状態を見て内容を把握する。
- インスタント食品やレトルト食品，菓子類などのストックが多い，生鮮食品の残骸があるなどの特徴をつかみ，日常的に飲食しているものを予測し低栄養等のリスクの有無を把握する。

〈23. 敷地内の見取り図，近隣住居等の配置などを図示し記録する〉

- 敷地内の家屋の位置や，ため込んでいる物の置き場所などを図示し記録することで，生活環境の変化を把握する。
- 近隣とのトラブルがある場合には，近隣住居との位置関係を把握しておく。

〈24. 放置物による放火や火災発生の危険性を推測する〉

- 敷地内に放置された物の中に，灯油缶や使用済みの油類，猫除けのための水の入ったペットボトルなど，自然発火の可能性があるものがないかを確認する。
- 室内のコンセント周囲の放置物から，トラッキングによる火災のおそれがないかを確認する。
- 暖房器具の周囲に物をため込んでいないかを確認する。
- 高齢者では，押し入れの中にバッテリーのある電化製品が詰め込まれていないかを確認する。

〈25. 放置物による，公道・私道の通行上の危険の有無を確認する〉

- 住居周囲の公道・私道に，放置物や樹木の枝のはみ出しがないかを確認する。
- 敷地内に積み上げたものの崩壊が予測されるか否かを確認する。

5　関係機関との連携

〈26. 関係機関へ，本人・家族・親族への支援・対応歴を確認する〉

- 保健医療福祉関連機関から，これまでの関わりの有無を把握する。
- 市区町村の福祉部門に支援歴がない場合，世帯員の健診等の履歴について保健センターに照会する。

〈27. ケース会議により情報を共有し，支援の方向性を協議する〉

- ケース会議の開催を計画する。
- 今後の支援の方向性と役割分担を協議する。

〈28. 市区町村の担当課へ情報提供し，支援の協力を依頼する〉

- 本人・家族の今後の支援・対応について，児童福祉主管課，障害福祉主管課，高齢福祉主管課などの該当課へ情報提供し，協力を依頼する。

〈29. 同居家族の心身のリスクについて情報を把握し，必要なサービスを検討する〉

- 家族が高齢者の場合，地域包括支援センターを中心に今後必要となる支援を検討する。

• 世帯員に児童が含まれる場合は，必要時，保育所・幼稚園・各学校より情報を得る。

〈30. 該当住居が空き家の場合には，市区町村の担当課へ連絡を行う〉

• 空き家の連絡と同時に，支援すべき対象者の住居を特定するため，市区町村に依頼をする。

2）初動期（表 8）の支援の実際例

1　本人への支援

〈1. 定期的に訪問して顔を覚えてもらい，信頼関係を築く〉

• 日常的に他者との関わりが少ない人であることを考慮し，一度の訪問で多くの内容を説明することを避ける。

• 名前や顔を覚えてもらえるように，定期的に訪問する。

• 本人の困り事を聞き，関心のある話題を提供する。

• 予告した日時に訪問できない場合は必ず連絡を入れ，信頼を損なわないように留意する。

〈2. 関わりを求めない場合には，継続訪問により見守りを行い本人の状況の変化を確認する〉

• 在宅しているのに姿を現わさない，担当者を見ると逃げるなどの場合でも，定期的に訪問があることには気がついているので，メモを残しておく。

• 訪問に対し，拒絶の言葉を使う，罵倒するなどの場合は訪問をすぐに切り上げるなど，諭したりせず，また訪問することを伝えて，本人の体調に変化がないか様子を観察する。

〈3. 外見や清潔保持の状況等から，ADL やセルフケアの状況を確認する〉

• 整髪や皮膚の清潔保持の状況を確認する。

• 着衣の汚れの有無や季節に見合った服装であるかを確認する。

• ADL の状況を確認する。

〈4. 堆積物に対する本人なりの考えを確認する〉

• ため込んでいる物の種類により，本人の意図を予測し話を切り出して反応をみる。

• 本人なりの考えの例には，次のようなものが考えられる。

衣類：季節に応じた服装の選択に混乱している，洗濯をしようと思っている，サイズが合わなくなったので誰かにあげようと思っている，古着屋にもっていくつもりである。

本・雑誌・新聞類：分類する予定，残したいところをスクラップする予定である。

食品：少し残っているものは，もったいないのでいずれ食べようと思っている。

ゴミ袋に入れたもの：ゴミ収集に間に合わず捨て損なったので，今度捨てる。

• 身内の思い出のあるものは，捨てられない思いや本人なりの考えを聞く。

• 古紙・雑誌・アルミ缶・鉄製品がたまっている場合は換金予定があるのかを尋ねる。

〈5. 片付けなどで困り事がないか，本人の訴えを聞き出し支援の糸口を探る〉

• 困り事を言語化するのが難しい人であることを念頭に置き話をする。

- 部分的であっても，集める，分類する，袋に入れる，紐で縛る等ができている場合はそれを認め，困難なことは何か聞き出す。

〈6. 人間関係や失業等，きっかけとなる過去のライフイベントの有無を確認する〉

- 家族，友人の話や仕事などの経過で，セルフ・ネグレクトのきっかけとなった出来事を推測する。

〈7. サービス導入後の生活が具体的にイメージできるように話をする〉

- 本人が利用可能なサービスを提示し，それにより何が変わるのかをわかりやすく説明する。
- 本人は，費用負担があるのか，高額ではないだろうかという心配をもちやすく，できるだけお金をかけたくないと考えるため，丁寧に説明する。
- サービスを使わなかった場合のリスクを説明する。

〈8. 在宅時間を見計らって訪問し，関わりが途切れないようにする〉

- 周囲から呼びかけて何らかの反応を待つ。

〈9. 近隣とのトラブルがある場合は，本人が理解しやすいように具体的に説明し認識してもらう〉

- 近隣住民の困り事を正しく認識できているか，誤ってとらえていないか，会話の内容から推察する。
- 近隣住民の中には，本人のことを心配している人がいることを伝える。

〈10. 家屋の片付けについて，業者の利用を提案する〉

- 片付けを専門とする業者がいること，業務の特徴などをかみ砕いて説明する。
- 業者とのやり取りでは，関係機関の担当者が同席することもできることを伝える。

〈11. 他者とのトラブルに対する訴えを聞き，改善策を提案する〉

- 普段の近隣との交流の程度を聞き，トラブル等はないかを把握する。
- 改善策は，まず本人に投げかけて，どう答えるかを確認する。はじめから担当者の意見を言うことは避ける。
- 改善策を提案する際は，少しでも提案が受け入れてもらえるように，複数の選択肢を提示したり，分割した形で提示するなど，本人の反応をみながら行う。

2　家族・親族への支援

〈12. 家族・親族より，本人の成育歴等の情報を得る〉

- 本人の対人面やコミュニケーションの特性をつかむために，家族・親族から情報を得て参考とする。

〈13. 家族・親族に，本人に対する支援への協力を依頼する〉

- 本人に対して関係機関が行う支援の目的と方向性をわかりやすく説明し，協力を求める。
- 支援後の本人の変化などについて，情報を提供してもらう。

〈14. 本人および家族との接触が図れない場合は，別居親族へ連絡をとる〉

- 関係のある別居家族の情報は，市区町村の担当課に依頼する。

〈15. 他職種との同行訪問によりサービス導入の具体的な手続きを行う〉

- 本人が自ら出向いて申請等が行えないことが多いため，関係機関の担当者と同行訪問し，説明や書類の手続きを行う。
- 訪問の人数が多いと心理的に圧迫感を感じる対象者もいることへの配慮を行う。
- サービス導入の手続き（申請）では，なるべく家族・親族の立ち合いを依頼する。

〈16. 家族・親族と業者の作業への立ち会い予定を調整する〉

- 自治体の助成金等により清掃業者や植栽業者に依頼する際には，家族・親族との立ち合いを連絡調整する（担当課）。

〈17. 家族・親族からキーパーソンとなる人物を探す〉

- 家族・親族は本人との関わりに消極的である場合も多いため，まず連絡の窓口となってもらうよう依頼する。
- 本人の生活改善のために，関係機関が支援することを強調し，キーパーソンとなる家族・親族の心理的負担に配慮する。

〈18. キーパーソンとなる家族・親族へ支援計画を説明し了解を得る〉

- 本人に対する今後の支援計画をわかりやすく説明する。
- 支援経過や支援計画の変更が生じた場合も逐次伝える。
- キーパーソンの心理的負担に常に配慮する。

3　近隣・地域住民に向けた支援

〈19. 近隣住民へ本人への対応を継続していることを示し理解を得る〉

- 本人宅への訪問時に立ち寄り挨拶をするなど，支援していることを理解してもらう。
- 近隣住民には，協力してもらっていることに感謝の意を示す。
- 本人・家族の個人情報保護については留意し，個人情報に関わる質問には回答できないことを了解してもらう。

〈20. 近隣へのゴミや堆積物の越境が変化していないかを確認する〉

- 本人への訪問時に，近隣への影響がないかを，目視にて周囲の確認をする。
- ゴミや堆積物について近隣住民で対応したことはないか，話を聞く。

〈21. 関わりのある近隣住民から，本人に関係する困り事を確認し住民のニーズを把握する〉

- 本人や家族と付き合いのある近隣住民から話を聞く際には，本人の了解を得ることが望ましい。

  例）本人が信頼している人：「担当者から一度ご挨拶してもよいか？」
  　　本人が敵対している人：「誤解があるかもしれないから話を聞いてもよいか？」
- 本人も気にしている場合があるので，次回訪問時に結果をわかりやすく説明する。
- 本人の知らないところで担当職員が話を聞き回っているととらえられないように留意する。

4　家屋および家屋周辺状況等の現地確認

〈22. 敷地内の堆積物，悪臭の有無を確認する〉

- 訪問を重ねる中で，敷地内の堆積物がどう変化してきているか，前回と比べて悪臭の発生あるいは増強がないかを確認する。

〈23. 定期的に現地訪問し，敷地内の環境の変化を確認する〉

- 訪問時に敷地内に新たな変化が生じていないかを確認する。
- 本人に対し，家の周りが変わったことを認識しているか尋ねる。

〈24. 室内から家屋の老朽状態を確認する〉

- 床や畳が歩くと沈む，傾いている，壁などに部分的に損壊がある，ドアやふすまが閉まらないなどの状態を確認する。
- 天井からの水漏れ，天井の染みから配管の劣化を予測する。

〈25. 室内の堆積物による転倒のリスクを確認する〉

- 積み上げた荷物・段ボールが崩れた際に，転倒や受傷のおそれがないかを確認する。
- 階段の端に置いた荷物へのつまずきによる転落のリスク，玄関の上がり框に置いたものへつまずくことによる転倒のリスク，床の敷物などにより滑りが生じるリスクなどを点検する。

5　関係機関との連携

〈26. 市区町村のサービス利用に向けて，担当課への協力を依頼する〉

- 市区町村が窓口となるサービスの利用に向けて，担当課に連絡する。
- 申請のために必要となる手続きについて，セルフ・ネグレクト状態であることへの理解を求めて協力を依頼する。

〈27. 本人が利用している施設や担当者から追加情報を得る〉

- 高齢者の場合は介護関連の事業所担当者から，利用の頻度や利用時の本人の状況について情報を得る。

〈28. ケース会議で支援方針を協議し，今後の役割分担を明確にする〉

- 経過について共有し，支援計画に基づき役割分担を決める。

〈29. 関係機関と互いに顔が見える関係を重視し，逐次情報共有を図る〉

- 担当者間では可能な限り，定期的に対面による連絡をとる。
- 担当者が会議に出席できるように，所属所内で理解を得て調整する。

〈30. 本人が自立可能なことから支援する方法を検討していく〉

- 支援者間で本人が自立してできることを共通理解し，支援計画の中に反映する。

〈31. 本人の精神状況について，保健・医療・福祉職の意見を把握する〉

- 精神状況や認知機能のアセスメントのため，同行訪問や精神保健福祉相談などの来所相談で保健・医療・福祉職による見立てを受ける。

3）展開期（表 9）の支援の実際例

1　本人への支援

〈1. 継続訪問して，ため込み状況の変化を追跡する〉

- サービス導入後も継続して訪問し，環境の変化を把握する。

〈2. 訪問時にライフラインを確認して，生活状況の変化の有無を把握する〉

- ライフラインがいったん開通しても，未払い等により再停止されていないか確認する。
- 季節に応じて適切に冷暖房が使用されているかを確認する。

〈3. 本人の心身の状態に変化がないかを確認し，支援のタイミングをとらえていく〉

- 特に慢性疾患がある場合には，体調の変化による受診の必要性など変化がないかを確認する。
- 精神的に安定しているか，不安を生じさせるような出来事の有無を把握していく。

〈4. 支援側からの提案を受け入れてもらえるように，定期的に訪問し信頼関係を維持する〉

- 支援者の提案によりサービスが導入される中で，新たな生活の変化に不安を生じやすい時期であるため，定期的に訪問し本人のニーズを把握していく。

〈5. 本人の考えやこだわりに対し，受容する姿勢を示し信頼関係を維持する〉

- サービスが導入される中でも，本人なりの考えやこだわりの意味を汲み取って支援計画を微調整するなど，受容する姿勢を示す。

〈6. 本人の困っている部分から対応するように，言葉を選び，片付けの流れをつくる〉

- ため込み等の片付けの支援時は，本人の困り事を尊重する姿勢で対応する。
- 本人がゴミと認識していない場合には，早い段階でゴミ，汚い，捨てる，などの言葉を使用しないよう留意する。
- 作業中の本人の表情や様子に留意する。不穏な様子が見られたときには中止する。

2　家族・親族への支援

〈7. 同居家族にキーパーソンが不在の際は，別居親族からキーパーソンとなる人を見定める〉

- 離れて暮らしている親族等で，本人と比較的意思疎通ができる人がいるか把握する。
- 本人の対応に困っている，または課題を解決したいと考えている家族をキーパーソンにする。
- 本人との関係がこじれている親族でも，限定的に協力してもらえる部分があるかを確認する。

〈8. 家族・親族がどこまで本人の生活を支えられるかを見極める〉

- 家族・親族が協力できる範囲（人的支援，物的支援）を見極める。
- 親族から片付けの経過を把握する。
- 本人が最低限の生活ができる経済管理ができているのかを確認する。
- 定期的な草刈り等の管理を依頼する。

〈9. 本人の支援に関する家族の意向を確認する〉

- 本人をどのように支援していきたいと思っているかを確認する。
- 関係機関が支援している状況について，どのように考えているかを把握する。
- 地域住民との関係がこじれ，対立が生じているような状況の場合，転居の可能性を視野に入れて検討しているかなど，家族の意向を確認する。

〈10. 同居の子どもに，必要時，支援・対応の内容を説明する〉

- 若年等の事例の場合で学齢期の子どもがいる状況では，担当者が行っていることをわかりやすく説明する。
- 児童の不安等については，必要に応じて学校保健の専門職（養護教諭，スクールソーシャルワーカーなど）と連携する。

〈11. 家族間の土地・家屋等の相続トラブル発生の可能性を推測する〉

- 条例対応として土地売却に関する手続きの相談が担える担当課において，本人や家族・親族間のトラブルに対応する。
- 相続トラブルに関する情報を得た場合は，自治体内の法律相談等を紹介する。

〈12. キーパーソンと業者が円滑な手続きを行えるように仲介する〉

- 親族へ立ち入り調査の日程を伝達する（担当課）。
- 作業の立ち会いにあたり，事前に親族の了承を得る。
- キーパーソンが業者支援の内容について理解が得られているか確認し，適時業者に説明を求める。

3　近隣・地域住民に向けた支援

〈13. 近隣との関係が悪化していないかを確認する〉

- 近隣住民は関係機関が支援している情報を得ている時期であり，新たな問題が生じている場合は訴えを表出してくることがある。訪問時に，住民が話しかけてくる場合は訴えを把握する。

〈14. 近隣住民へ経過を説明する〉

- 住民から苦情を集約している自治会長などへ，関係機関による支援・対応の理解を促すとともに，対象世帯の見守り協力を依頼する。
- 近隣住民による団体での苦情については，市区町村の担当課で対応する。

〈15. 相談者（苦情者）の訴えに対応し，支援を継続していることへの理解を促す〉

- 支援・対応に対して，目に見えた解決がないなどの苦情がある場合は，訴えを聞き，検討していくことを伝える。苦情を訴える者はこれまで我慢を強いられている場合が多いため，丁寧に対応していく。

〈16. 樹木の伐採時，相談者（苦情者）の敷地への立ち入り作業の了承を得る〉

- 樹木の伐採にあたって，近隣の住民へ，作業日時等を業者から通知してもらう。
- 特に立ち入りが必要な近隣には，市区町村の主管課が直接連絡することで不安等の軽減を図る。

〈17. 近隣住民がほかに活用可能な相談窓口を紹介する〉

- 近隣住民が過度なストレスや心身の不調を感じている場合などは，相談できる窓口を紹介したり，同意を得て必要な機関へ情報を提供したりする。

〈18. 地区担当の民生委員へ，安否確認のための協力を依頼する〉

- 民生委員に日常的な見守りと安否確認の情報について協力を得る。

4　家屋および家屋周辺状況等の現地確認

〈19. 敷地の樹木の伐採，堆積物の除去などの経過を確認する〉

- 原因となる樹木が剪定されているかを確認する。
- 訪問時に改善されていない場所を把握する。

5　関係機関との連携

〈20. 関係機関と，支援の経過および結果について情報を共有する〉

- 支援計画の進捗について，共通理解を図る。
- 中心的に関わる機関や会議を招集する担当を明確にしておき，連絡調整が円滑に行われるようにする。
- 支援の経過を評価し，関わる職種や支援者の調整について検討する。

〈21. 本人の状況の変化に合わせて，担当部署に早期につなぐ〉

- 担当部署で状況を確認し，支援計画の遂行上問題となることがないかを確認する。

〈22. 担当者の引き継ぎによる支援の滞りを避ける〉

- 各機関で担当者が変更となる場合は，セルフ・ネグレクトの事例であることに留意し，対応に滞りが生じないよう所内でフォロー体制を整えるなどの工夫をする。

〈23. 緊急に支援する状況についてあらかじめ検討しておく〉

- 特に高齢者の場合などは，安否の確認がとれない場合の連絡と緊急支援の方法について協議し，共通理解を図る。

〈24. 家屋侵入による安否確認を行う場合には警察と消防へ依頼する〉

- 住居内へ入ることができず，本人の安否が確認できない場合は，緊急性と生命の危険の判断により家屋侵入の対象となるため，警察と消防への連絡を行う。
- 集合住宅の場合は，管理会社や大家への連絡を行う。

〈25. 本人の生活維持のためのサービスや制度を再検討する〉

- 本人が利用しているサービスの利用状況を確認する。
- 今後新たに必要となる支援について，関係機関で検討をする。

〈26. 生活上改善した部分を維持できるように，支援を検討する〉

- 生活環境の変化に伴い本人の精神的ストレスが生じることも考慮し，状況が改善した後も見守り等の訪問などを継続する。
- 本人・家族がニーズを表出できる機会を意図的に設ける。

4）支援ツールをベースにした支援の例：若年者のセルフ・ネグレクト事例

若年者のセルフ・ネグレクト事例の特徴として，①疾患等がない場合，比較的活動している，②物品の収集やため込みが収入源となっている場合がある，③親と近隣住民との関係がそのまま本人との関係に反映されている，④きょうだいや家族・親族の支援が見込まれる，という点があげられる。以下にその例を示す。

具体例 1：疾患等がない場合，比較的活動している

身体的に問題がない場合は，就業していなくても比較的活動しており，支援者の訪問時に会えないことが続く。食堂やコンビニエンスストアなどの特定の場所に通うこともあるため，行き先がわかれば，そこに出向いて接触を図ることも可能である。

自分で食事の確保ができるため栄養状態が悪化するリスクは少ない一方で，慢性疾患の治療を中断している場合などがあり，「把握・見守り期」では，まずは外見上から栄養状態をアセスメントすることが必要である。室内にたまった瓶や缶などから本人の嗜好品を把握していき（例：缶コーヒーばかり飲んでいる），会話の中で確認していく。セルフ・ネグレクト状態にある人は，自身の健康管理についておろそかにしていることが多い。偏った食事をしていないか，残された食品のパッケージなども確認する必要がある。

具体例２：物品の収集やため込みが収入源となっている場合がある

家屋や敷地内に物をため込んでいる場合もある。特に，定職についていない事例などでは，古紙・雑誌，アルミ缶，鉄くずなどを換金するために意図的に収集し，一定量たまるまで保管する。また，放置自転車などを分解するために収集しているなど，放置物には本人なりの意味があることから，周囲からの苦情に対し応じないことが多い。

集合住宅の場合では，通路などの共有部分に置くため，比較的早期から近隣とトラブルが生じるが，戸建ての場合は敷地を越えて近隣に及ぶまで時間経過があり，外からわかる状況になったときには片付けも簡単には済まないことが多い。

戸建ての場合では，庭の雑草や樹木の手入れができておらず，隣家への越境や公道へのはみ出し，それによる近隣住民の通行に危険などが生じてくる。若年の対象者は親の持ち家に住んでいることが多いが，庭の手入れは親が担っていたなど，本人には習慣がなく，雑草や樹木の繁茂には無頓着である。他者から指摘されても，業者に依頼するには支出が絡むので後回しにして，何年も経過する。こういった場合は，「これだけの土地（あるいは広さ）だと手入れが大変ですね」などと伝え，本人の気持ちを汲んだ上で，ボランティアや助成金の情報を提供する，近隣住民へ及ぼしている影響をわかりやすく端的に説明する，などで，本人の気持ちの変化を待つことが大切である。

具体例３：親と近隣住民との関係がそのまま，本人との関係に反映されている

亡き親と地域との交流が良好であった場合は，幼少期からの本人を近隣住民が知っている可能性もあるため，セルフ・ネグレクト状態である本人に対する理解が比較的得られることが予測される。近隣住民の中には普段から気にかけて観察しているという人がいることもあるので，専門職が訪問した際には，近隣住民が見守りに対して協力的であるかを把握することも必要である。反対に，親の世代から近隣とトラブルがあった場合には，現在の本人に対してもおおむね拒否的であることが多い。過去からの近隣との関係は，現在の近隣との関係に影響を及ぼしている。

近隣住民への支援については，まず，本人把握のきっかけとなった相談者や通報者への対応があげられる。住民を代表して通報していることもあるため，丁寧に対応する必要がある。訪問時には立ち寄るなど，担当が関わっていることを理解してもらう。そして，セルフ・ネグレクトの本人だけでなく，相談者の個人情報も保護するということをきちんと伝えていく。相談者は，専門職の支援・対応が始まったことを伝えるだけでも安心することが多い。

具体例４：きょうだいや家族・親族の支援が見込まれる

高齢者の事例と比較して，若年の場合はきょうだい・家族や親族（以下，家族等）も社会的活動をしている世代である点から，課題解決のための協力に期待がもてるところである。本人へのサービス導入の手続きや家屋等の環境改善などで，本人の理解が進まず状況が変化しない場合には，家族等に対応を求めていくことを検討する。家族等に関する情報は市区町村の担当者が得ていることもあるが，個人情報保護の観点から，すべてを共有することはできない場合が多い。家族等への対応は連携会議を通して役割分担を決めて行う必要がある。

実際に家族等に対応を求める場合，本人とは疎遠になっていることが多いため，こちらの提案に対し，なかなか積極的に受け入れてくれないこともある。過去に本人のことで迷惑を被っており，できれば関わりたくないという状況のほうが多い。家族等の中からキーパーソンとなる人を把握し，担当者や関係機関が課題解決の支援をするということを繰り返し説明して理解してもらうことや，今後ますます状態が悪化する可能性が高く，今のうちに予防的に対応するということを強調し，協力を求める。

家族等と接触を図る際には，本人に対してどこまで対応が可能か，どの部分であれば援助が可能かを把握する必要がある。例えば，「入院の手続きはするが，見舞いには行かない」「片付け業者と連絡はとるが，金銭的負担はしない」などであり，その時点での決定は尊重していく。部分的であっても，家族等が本人に関する対応を繰り返す中で，本人の様子が以前とは異なることに気づいて気持ちが変化し，手続き等を担ってもらえるようになる場合があることも視野に入れておく。

また，セルフ・ネグレクトの状況を改善するための家族等の判断や今後の意向と，本人の意思が対立する場合などは，中立的に関わり，折り合いのつくところを探っていく必要がある。支援者が間に立つことで家族関係が好転し，その後の本人や家族等の生活の質が向上することもある。

7　まとめ

セルフ・ネグレクトの人への対応は，発端が住民からの相談・通報や苦情であったり，本人との信頼関係の構築に時間がかかるなど，対応する支援者にとっては相談や訪問のスキルが求められる。通常の事例よりも頻回に訪問するなど，まずは本人と顔を合わせる（会う）ことを目標に支援を始めていく姿勢が大切である。関係機関とともに課題を整理し互いの役割を明確にして関わることや，地域住民と協働しながら，ともに地域で生活していけるような仕組みをつくるよう取り組むことが重要となる。

2 Q&A―支援ツールと事例対応のポイントが具体的にわかる

①支援ツールの使い方

Q01 誰がいつ使うツール？

Q 支援には大勢のメンバーが関わっていますが，支援ツールは，誰がいつチェックすればよいでしょうか？

A 誰が支援ツールをチェックするかについての決まりはありません。ただし，大勢のメンバーが関わっている事例では，互いに確認し，今，目の前に起こっている事実を共有することが最も重要です。

多職種で関わっている場合は，特に支援者の職種や経験年数などによって視点が異なることもありますので，共有することが今後の支援にもプラスになると思います。

チェックする時期については特に決まりはありませんが，支援ツールは，「把握・見守り期」「初動期」「展開期」と支援期間を分けていますので，支援内容に変化があった際には，それぞれのツールを活用するとよいでしょう。

あまり変化がない事例のときには，支援ツールの該当期の項目を確認すると，改めて変化を認めることができるはずです。支援ツールは，この３期において確認すべき項目が異なりますので，メンバーで共有することでより事例を的確に把握できます。

Q02 見守り期に月日や年数といった期間はある？

Q 見守りとして長く関わっている事例です。状況に変化はなく，「把握・見守り期の支援ツール」を３か月に１回程度でチェックしていますが，見守り期には期間があるのですか？

A 「把握・見守り期の支援ツール」におけるチェックの時期について規定はありません。この時期は，相談が入ってから課題の把握や本人に会うことを目標とする時期で，事例によって月日や年数は異なります。できれば本人に会って，状況を把握することが重要です。把握した後に，引き続き「把握・見守り期」とするのか，セルフ・ネグレクトとしてアセスメントするのかを見極めることが必要になります。ただし，セルフ・ネグレクト事例は，さまざまな背景や要因により，SOSを出せない，出すことができない人としてとらえることを基本としていますので，無用に長引かせることはよくありません。

見守り期の評価については，支援者が作成する支援計画に則り，長期目標・短期目標に沿って支援し，必要に応じて，適宜時期や支援内容などを修正していくことが大切です。

Q03 健康状態を把握するには？

Q 本人に会えることができて関わり始めていますが，健康状態が把握できていません。どのように健康状態を把握すればよいでしょうか？

A 健康状態が把握できないとのことですが，本人に会うことができればさまざまな情報が入手できます。

一般的に，セルフ・ネグレクト状態にある人は，会話を積極的にはしませんし，ましてや，自らの健康状態を言わないことのほうが多いです。病気や健康状態を尋ねたとしても，明確な返答があることは少ないはずです。しかし，本人に聞かなくても，外見で健康状態を把握できることはありますし，高齢者であれば，何かしらの疾患や障害があることは想定できます。気になることがあれば，看護職と訪問し，無料で血圧や脈拍を測定できるという提案をしてみるのもよいでしょう。これらを行うだけでも，ある程度の健康状態はわかります。

次に，痛みや痒みの有無については，本人がつらい状態にあるときには答えてくれる場合があります。こちらが医療・看護職であることを伝えることによって，本人の話す内容が変わることはよくあることです。

「把握・見守り期の支援ツール」において，「本人の心身の健康状態を把握し，受診の必要性がないかを見極める」項目がありますが，継続支援をしていく中で，本人から訴えのないことであっても，専門職であれば気づくことがあり，それは重要な視点です。“いつもの健康状態”，例えば，肥満・痩せ，皮膚の状態，ADL の状況，表情や会話のつじつま等をしっかりと把握しておくことで，変化に気づくことができます。

Q04 家族がいない場合の支援ツールの活用

Q 支援ツールに「家族・親族への支援」がありますが，家族がいないとか，家族情報が得られない場合，どのようにツールを活用すればよいでしょうか？

A セルフ・ネグレクト事例において，家族・親族への支援は重要です。しかし，セルフ・ネグレクトに陥るきっかけが，配偶者・家族との死別により「家族が不在」であることや，「家族・親族と疎遠」が背景になっている場合には，家族情報が得られにくいかもしれません。支援ツールの各期において「家族・親族への支援」の視点を提示していますが，無理強いすることで本人との信頼関係に影響が出てくる可能性もあります。無理に家族の情報を聞き出す必要はありませんが，支援者があきらめず関わることで，家族や親族の存在が明らかになる場合や，家族が変わってくれる場合もありますので，支援ツールの「家族・親族への支援」の視点を常に意識して活用してください。

中には，天涯孤独の人もいるかもしれませんが，とても少数だと思います。多くは，家族と何らかの事情で疎遠になっている場合が多いのではないでしょうか。家族情報が得られた場合には，支援ツールの各期における視点を参考に「家族・親族への支援」を行いますが，さまざまな家族の姿が想定できます。人間関係のトラブルや相続などの金銭的トラブル等，深刻な家族関係や家族崩壊をすでに起こしているかもしれません。このように「家族・親族への支援」の際には，双方に深刻な背景があることを念頭に置き，慎重に，そして丁寧に寄り添った支援をしていきましょう。その一方で，家族や親族自身も困り事を抱えている支援の対象者という見方もできます。家族が抱えている「本人の困り事」や「家族の要望」に応えていくことで，課題を解決したいと思っている家族をキーパーソンにできるかもしれません。

セルフ・ネグレクトの状態にある人は自分からSOSを出さないので，家族や社会からの孤立が続き，生命が危険な状態になっても自覚されていないことがあります。支援者は，家族・親族へのSOSの求めに丁寧に寄り添い，家族や親族との関係性を構築することで，セルフ・ネグレクトにある人の生育歴や生活背景などの情報を得ることができ，支援計画につなげることができます。支援者は，セルフ・ネグレクトの人の望む生き方を目標に支援していきますので，支援者がコミュニケーションがとれる家族や親族の考え方に過度に寄り添いすぎると，本人との関係性に影響することもあるかもしれません。そのため，支援者は本人と家族の双方と距離を保ちながら，本人にとっての支援を考えるコミュニケーションスキルが求められます。

Q05 近隣との付き合いがなく，苦情も出ていない場合の近隣への支援

Q 家の中も敷地も物であふれ，さらに猫や犬の糞尿のにおいもあり，腐った物が散乱しています。近隣とはかなり距離があり，付き合いがなく，苦情もありません。支援ツールにある「近隣・地域住民に向けた支援」に該当する項目があまりありませんが，どのようにツールを活用すればよいでしょうか？

A 隣家との距離がある場合はにおいなどの苦情は出てこないこともありますが，本人が何らかの困り事を抱えていることが考えられます。「把握・見守り期」として支援を継続していくためには，隣家や地域からの情報は重要です。

この支援ツールは，各期・各項目に照らし合わせてチェックすることで，重要な視点を見逃さないように作成しています。この事例のような場合，「相談者（苦情者・通報者）への具体的な困り事を確認する」で困り事がないことが確認できたとしても，

継続支援に活用してください。
しかし，重要な視点としては，「近所からの苦情がない」ことの事実を確認することです。近隣住民は「言いたくもないから苦情を言わない」と思っているとも考えられます。また，支援者では把握しにくい，長年のその地域における関係性が潜んでいる場合もあります。一方，近隣との距離が近い場合でも，「言っても変わらないから苦情は言わない」と近隣住民があきらめて，生活していることもあります。
今は苦情がなくても，今後，何らかの変化が出てくる可能性がありますので，チーム内で支援ツールを活用して，近隣への支援も意識しながら関わっていくことが大切です。

Q06 片付けても元に戻る

Q 大量の物があふれている戸建て住宅で，多機関で連携して庭は片付いたのですが，しばらくするとまた元の状態に戻ってしまいます。チームでどのように対応したらよいでしょうか？

A 大量の物を多機関と連携して庭まで片付けることができたということであれば，相談者との信頼関係はできているものと考えられますが，また元に戻ってしまったとのことですので，一度，チーム内で支援方法について見直すことも必要だと思います。支援ツールの各期においては，「本人への支援」「家屋および家屋周辺状況等の現地確認」「関係機関との連携」，それぞれに確認項目があり，再発防止に役立つ項目も含まれています。チームで確認してみてください。
いわゆる「ゴミ屋敷」については，顕在化した問題であり，この事例では“大量の物”ですが，処分しても支援は終了にはなりません。その人なりの背景や要因をチーム内で検討することが重要です。
チーム内の情報だけでは不十分なこともありますので，個人情報を遵守しつつ，近隣住民や民生委員，親族等の情報を得て，どうして大量の物を収集するのか，また，どうして片付けられないのかを検討してください。その人なりの「こだわり」があるかもしれません。
例えば，「妻が好きだった植木鉢を収集している」「まだ使えるので修理しようと思っている」など，何らかのエピソードが潜んでいる場合もありますし，認知機能に問題があるのかもしれません。中には，居住スペースが片付くと落ち着かないと感じる人もいます。
このようなさまざまなことを想定しつつ，継続した見守り体制を維持していけるよう，必要であれば，サービスの再調整をしてください。
高齢者であれば，人や地域とのつながりがもてるような機会をつくって，片付け以外の面，身体活動や認知機能を促進することで，セルフ・ネグレクト状態の改善を図ることも視野に入れてみましょう。

また，若年者で公的サービスの該当にはならない場合は，NPO や民間の支援団体，片付け業者やボランティアなどと連携して，長期的に相談ができる体制を整えていきましょう。

Q07 近隣との付き合いがなく，動物を多頭飼育している場合は？

Q 犬を 10 匹以上飼っているようですが，最近，悪臭・鳴き声がひどく，近所の敷地に入り込むことなどが頻繁になり，近隣住民が悩んでいます。本人はめったに外出せず，近隣住民が声をかけてもとりあってくれず，「把握・見守り期」の支援が進みません。どうしたらよいでしょうか？

A 近隣との付き合いがなく動物を多頭飼育している事例では，高齢の飼い主の場合，心身の状況が悪化すると動物の世話ができなくなるため，いわゆる「犬屋敷」「猫屋敷」などと呼ばれ，動物の逸出・徘徊，また状況によっては動物の死亡などで，近隣からの苦情が増えることもあります。

このような事例，特に高齢者が飼い主の場合は，まずは本人の健康状態を確認しましょう。支援ツールの「本人への支援」に認知機能や健康状態の確認などの項目がありますので，参照してください。

本人の認知機能に問題がありそうなら，支援計画を修正し「把握・見守り期」から「初動期」，あるいは「展開期」として，地域包括支援センターや保健所などに早急に連絡して，医師の診断による確認が必要になります。また，身体機能の衰えにより，飼育ができない場合も同様です。いずれにおいても，飼い主の健康状態は，飼われている動物にも影響が出てきます。

一方で，もともと愛着をもって育てていた場合，短期間で数が増えてしまい，本人自身も困っている可能性があります。本人の意思を尊重しつつ，動物保護の観点から，動物愛護団体や NPO，保健所などと連携することも検討していきましょう。自治体で生活環境保全に関する条例や対策を行っている場合は，その部署へ連絡を行います。地域の動物病院等へ相談しておくことも一つの方法だと考えます。いずれにしても，医療・福祉部門だけでなく，動物愛護管理分野と連携して対応していくことが大切です。

苦情が多い事例では近隣と対立関係になり，本人が孤立する構図が予測されます。このような事例では，支援者とも信頼関係を築くことが難しくなります。そうなると，ますます本人は SOS を言い出しにくくなります。本人が「どうにかしたい」「何とか改善したい」と言えるような支援者の関わりこそ，重要な支援といえます。

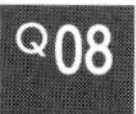

火災や失火の危険がある場合の支援は？

Q 放置物による火災や失火の危険がある場合は，どのように支援すればよいのでしょうか？

A セルフ・ネグレクト事例の場合，なかなか「捨てる」「片付ける」ことが難しく，物で気持ちを埋めようと，いわゆるゴミ屋敷になっている事例があります。現在の生活状況になった経緯や背景を確認することは重要ですが，なかなか「片付け」ができない場合は支援が進みません。

近隣住民から，放置物による火災や失火の危険性を心配して相談を受けることもあると思いますので，把握・見守り期の支援ツールの「家屋および家屋周辺状況等の現地確認」に示す「放置物による放火や火災発生の危険性を推測する」ことや，「公道・私道の通行上の危険の有無を確認する」など外観の見えるところからでよいので，家屋や家屋周辺状況の現状を把握することが大切です。

本人と会えるようであれば，初動期の「本人への支援」にある「定期的に訪問して顔を覚えてもらい，信頼関係を築く」「片付けなどで困り事がないか，本人の訴えを聞き出し支援の糸口を探る」「堆積物に対する本人なりの考えを確認する」等のように関わることで，家屋内でほこりまみれになって壊れた電化製品，古新聞等の捨てられない物などについても，本人の思いを汲み取り，寄り添った支援につながる可能性が高いと考えられます。支援ツールを参考に，多面的な視点で支援していけるとよいでしょう。近隣住民の苦情からあがった相談でも，セルフ・ネグレクト事例の場合はその基盤として，社会からの孤立がある場合もみられます。近隣からの相談や苦情に対しては，継続して本人に対応している姿勢を近隣住民にも示しながら，周囲からの理解を得るようにしていきましょう。本人へは，地域から孤立しないように近隣住民が心配していることを伝えていき，「本人が理解しやすいように具体的に説明して認識してもらう」ように支援することで，同じ地域で生活する住民同士の関係性がこじれないようにしていきましょう。

「家屋の老朽化状況を確認する」中で，放置物による火災や失火の危険が高いと判断された場合には，例えば，いわゆる「ごみ屋敷対策条例」等が制定されて不良状態にある土地等への立ち入り調査が可能な場合には，条例運用により行政指導のもと対処することを念頭に入れ，解決に向けた対策をとることも一つの方法でしょう。この場合，放置物による火災や失火による危険が回避されたとしても，根本的な解決につながらず，一度片付けても道路上にまた置かれ始めて，再度苦情につながることになるかもしれません。よりよい支援を行うためには，「継続訪問して，ため込みの状況の変化を追跡する」ことや，関係部署・関係機関と連携をしながら「支援の経過および結果について情報を共有する」こと，「本人の状況に合わせて担当部署に早期につなぐ」ことなど，本人の生き方を尊重して，生命・健康・生活を守っていくことが重要になります。

Q09 本人が支援を拒否

Q 本人からの拒否があり支援を求めていない場合，どのように支援ツールを活用すればよいでしょうか？

A 近隣住民からの苦情や関係機関からの連絡により事例を把握し，セルフ・ネグレクト状態の本人宅を訪問する場合，そもそも約束ができなかったり，不在や居留守をつかわれたりすることがあると思います。セルフ・ネグレクト事例では他者とのコミュニケーションが難しいことから，本人に会えない場合でも，本人へ緊急介入支援の必要性が低いときには，周囲から家屋や周辺状況を確認したり，近隣住民宅を訪問して情報を得たりします。また，家族・親族への支援を行うため，本人に会えなくてもできるところから支援を進めることがあると思います。把握・見守り期の支援ツールの「家族や親族への支援」にありますが，「本人とコンタクトがとれない場合，同居の家族あてのメモを残す」ことや，「家族・親族から経過を把握し，本人との関係性等を確認する」ことなどによって，支援の糸口へとつながることがあります。

このように，本人からの拒否がある場合や支援を求めていない場合であっても，周囲とは関わることになります。しかし，こういった事例では，個人情報保護の観点から情報を得ることが難しい場合があるかもしれません。無理強いはせず，できるところから支援を行い，把握・見守り期の支援ツールにある「訪問時間帯を変えるなど，本人に会えるよう時間を見計らい接触する機会をうかがう」や「断続的に訪問して顔を覚えてもらい，信頼関係を築く」などの支援のポイントを参考にしながら，本人に会えるように関わりをもち続けていきましょう。場合によっては，すでに親族間からも孤立しており，キーパーソンが不在であることも考えられます。地域や親族間から孤立していると，支援ツールにある「家族・親族からキーパーソンとなる人物を探す」ことは難しいかもしれませんが，いわゆる「ごみ屋敷条例」等が制定され調査権がある場合には，例えば，住民票，住民税，各種保険料等の調査が可能となることがあります。支援者は，関係部署や関係機関と連携をとりながら，あきらめずに関わっていきましょう。

この支援ツールは，「把握・見守り期」「初動期」「展開期」の３期に分けた縦断的なとらえ方と，各期において横断的に「本人への介入・支援」「家族・親族への支援」「近隣・地域住民に向けた支援」「家屋および家屋周辺状況等の現地確認」「関係機関との連携」の視点で支援のポイントをまとめていますが，支援は３期の段階を順調に進むわけではありません。事例の状況に合わせて支援ツールを活用していきましょう。

Q10 50代で一人暮らし，経済的に困窮している可能性あり，どう支援する？

Q 一戸建てに住んでいる50代くらいの人ですが，昨年親を亡くして今は一人暮らしです。半年前に仕事を辞めてから，いつも家にいる様子で経済的に困窮している可能性があります。どのように支援すればよいでしょうか？

A

就労や親の年金で生活をしていた人が，親の他界により生活面・金銭面において変化が生じた可能性があります。経済的に困窮する事例は8050問題として近年顕在化するようになってきています。訪問した際，本人に会って会話ができるようであれば，困り事を聞いて市区町村の福祉部門へつなげられるとよいでしょう。セルフ・ネグレクト状態にある人は，積極的に会話をしないことが少なくありませんが，断続的に訪問を続けて顔を覚えてもらうことで，いずれ支援につながることがあります。また，本人と会えない場合でも，訪問を継続して関わりをもち，支援者として認識してもらうことがその後の支援につながります。

経済的に困窮している可能性がある場合，まずは，本人の生活状況や健康状態を確認しましょう。支援ツールの「本人への支援」には，ライフライン（電話・電気・ガス・水道）の確認や生活状況，健康状態の確認などの項目がありますので，参照しながら状況の確認をしてください。ライフラインが途絶えること，特に水道や電気が止まることにより，脱水等のリスクが高まり生命が脅かされます。本人に会えない場合は，敷地外から各メーターが止まっていないか，ポストにたまった郵便物に督促状などが投函されていないか等，確認をしてみましょう。外観から生活状況を垣間見ることができますので，ライフラインが途絶えていないかが推測できます。自治体によっては，滞納がある場合にはライフラインの業者から連絡があり，把握できることもあると思います。また，本人と会える状態であれば，本人の健康状態を把握するために，保健・医療職と同行訪問するとよいでしょう。

経済的に困窮している可能性が高いようであれば，市区町村の担当課につないで情報提供し，支援の協力を依頼する必要があります。情報提供をする際には，ツールを活用して具体的な状況・様子を伝えられると，その後の支援を行いやすくなります。一人ではなく，関係機関と連携しながら関わることが重要です。

②セルフ・ネグレクト事例への対応

Q11 近所付き合いがない＝セルフ・ネグレクト？

Q

最近引っ越してきた中年の人ですが，外出もせず人との関わりが苦手なようです。一度訪問した際には，冬なのに暖房もつけず，とても痩せているのも気になりました。近所付き合いがないということだけで，セルフ・ネグレクトといえるでしょうか？

A

セルフ・ネグレクトでは，本人自身の「セルフケアの不足」と「住環境の悪化」が《中核概念》です。さらに，さまざまな「サービスの拒否」や「財産管理の問題」「社会からの孤立」は，セルフ・ネグレクトの《付随概念》です。

少ない情報では，セルフ・ネグレクトか否かの判断は難しいです。少ない情報であっても，重要な情報として判断しなければならない場合もあります。この事例のように，近隣付き合いもなく，仕事もしておらず，暖房もつけず痩せているということであれば，とても心配な事例です。気になる事例の場合には，本書第４章で述べているセルフ・ネグレクトのアセスメントツールの活用を参照してください。

この事例は，**「セルフ・ネグレクトサインシート」（表１）**にある「社会との交流」に該当するため，セルフ・ネグレクトの可能性がある人と考えてよいでしょう。さらに，転居というライフイベントが加わっているため，詳細な状況を把握していく必要があります。支援者も，市区町村自治体や福祉担当部署，保健分野では保健所や保健センター，高齢者であれば地域包括支援センター等，自治体によって関係機関も多様です。アセスメントを進めていく中で，セルフ・ネグレクトとして支援者が関わるようになったら，まずは「本人への支援」を進めて，特定健康診査を受診しているかどうかを確認し，未受診の場合であれば，地域の保健センターと民生委員が連携して受診につながるような関わりも可能です。訪問時に衣食住の状況も含めたアセスメントをし，経済的な問題があれば福祉部門へつなぎ，支援ツールの「本人への支援」を参考にライフラインの確認をしていきます。

このように中年期で転居した場合は，地域に馴染むことが難しく，地域から孤立している可能性もあります。さまざまな角度から支援の方策を考えることが，セルフ・ネグレクトの早期発見・悪化防止の視点でもとても重要です。

Q12 8050問題の事例

Q 父親と息子の二人暮らしで，いわゆる8050問題の事例です。父親の介護サービス導入時から息子に会えていませんでしたが，先日モニタリングで家を訪問した際に，実は息子がセルフ・ネグレクトの状態で，息子の自室内はゴミが散乱し堆積していることがわかりました。息子は50代なので，私たちケアマネジャーの支援対象になりませんが，どのように関わっていけばよいでしょうか？

A まず，父親のケアマネジャーや介護サービス事業者は，息子と会話ができる状態でしょうか。会話ができるようであれば，息子の困り事を聞いて市区町村の福祉部門や保健センターへつないでいくとよいでしょう。会話ができる状態でなくても，市区町村の福祉部門や保健センターに情報提供して，必要な支援の協力を得ていくことが重要です。

これまで息子のセルフ・ネグレクト状態がわからなかったことを考えると，父親が息子のことを隠そうとしていた，あるいは息子も積極的には会話をしていないことが予測されます。その場合は，父親との会話に少しずつ息子の話を織り交ぜて聞いていくことで，何かしらの情報が得られる可能性もあります。息子と交流がある人や最近まで交流があった人がいれば，情報を得ることができるかもしれませんので，その人にそれとなく声をかけてみましょう。まったく情報がつかめず，息子に会えない状況であっても，父親を訪問した際に扉越しにでも少しずつ声をかけて関わりをもち，声や顔を覚えてもらうようにしましょう。父親の支援者として認識してもらうことで信頼関係の構築につながり，いずれ会話のきっかけにつながることがあります。

また，ゴミなど堆積物が積まれている状況ですので，健康面や生活状況の確認が必要です。これまでの息子の状況がつかめていないことから，何かしらの疾患・障害をもっている，あるいはひきこもりである可能性も考えられます。疾患などが疑われるようであれば，保健所や保健センターの精神保健福祉相談の窓口等へ相談するとよいでしょう。少なくとも，市区町村の関係部署へ息子をつなげるまでは，父親を担当するケアマネジャーや介護サービス事業者でも，息子を見守り，息子との関係づくりに努めていくことが望ましいでしょう。

現在，父親にはケアマネジャーがいることで，地域包括支援センターとの関わりは少ないかもしれませんが，今後のことを視野に入れ連携していくとよいでしょう。地域包括支援センターは，本来は父親に対して関わる機関で，息子は50代ですが，父親の介護者として息子に関わることだけでなく，いずれ高齢者となり地域包括支援センターの支援対象へと変わっていく人であると考えて関わっていきましょう。年齢の若いうちから関わることで，信頼関係を築くことにつながるかもしれません。息子と関係を築いていくことは容易ではありませんが，市町村の関係部署や地域包括支援センターとともに，粘り強く関わり関係を築いていきましょう。

Q13 アルコール依存症の事例

Q アルコール依存症の人に多機関で関わり，医療機関にもつながって，本人の生活の再構築に向けて支援していました。しかし，再飲酒がきっかけで支援を拒否されるようになり，がっかりしています。今はアパートの部屋も酒瓶だらけ，尿臭もあり，食事もとれていない様子です。今後どのように関わっていけばよいでしょうか？

A 依存症の人と長く関わり，本人が希望する生活に向けて支援していた中での再飲酒・支援拒否の状況変化には，支援者としても無念や複雑な気持ちになっていることでしょう。

毎日，テレビでは酒のコマーシャルが頻繁に流れ，居酒屋だけでなく，ファミリーレストランでも酒類の提供もあり，スーパーマーケットでも酒瓶が目につく場所に置かれています。このように，断酒中の人にはやさしくない日本の現状があります。

再飲酒のきっかけは人により異なりますが，治療開始直後は断酒が定着していないので，きっかけがあると衝動的に飲酒してしまうことが多いようです。また，医療機関からの退院後は制限もなくなり，医療従事者もそばにいないため，解放感から飲酒してしまう可能性があります。退院後，1年間断酒継続ができた人は3割程度という調査データもあり，断酒を継続することは大きな困難があります。

さて，本事例ではどのように関わるのがよいかということですが，答えはとてもシンプルです。失敗しても，また断酒し直せばよいのです。支援者が複雑な思いをしている以上に，本人も後悔していると思います。そして関わりの中で，断酒を強要せず，失敗したことを決して責めなければ，支援者に対して本音を語ってくれるようになるはずです。

この事例のように，生活の立て直しまで支援していたものの途切れてしまうケースは多々あります。そのような場合は，先の支援方針をもとに支援計画を修正し，関係性の修復をしつつ支援を継続していってください。

文献

1）岸恵美子編集代表：セルフ・ネグレクトの人への支援―ゴミ屋敷・サービス拒否・孤立事例への対応と予防，中央法規出版，2015.

2）岸恵美子研究代表：セルフ・ネグレクト高齢者への効果的な支援・支援とその評価に関する実践的研究，科学研究費助成事業研究成果報告書，基盤研究（B）2012年度～2015年度，2016.

3）地域科学研究会：「セルフ・ネグレクト」と独居・高齢・孤立化社会への対応　ごみ屋敷条例の制定・運用―地域ケアと行政代執行～ごみ部局と福祉の連携，条例の実効性確保方策～，研修会資料，2016.

4）岸恵美子研究代表：セルフ・ネグレクトの予防と支援の手引き，科学研究費助成事業研究成果報告書，基盤研究（B）2012年度～2016年度，2017.

Column

特定の“顔の見えない援助者”

若年者であれ高齢者であれ，セルフ・ネグレクトの人は他者との関係性を維持することに対して問題を抱えている。社会的なつながりが難しい中にあって，親族以外の援助者がいることもある。多くは昔からの友人などで，本人を心配して買い物や訪問をしてくれる人などである。家族と疎遠である場合では，本人にとってのキーパーソンであり，その人の言うことであれば受け入れるということもある。しかし一方で，夜間に行き来している場合などでは，支援機関の専門職がその援助者に会うことは困難である。また，“顔の見えない援助者”については，家族や親族に代わる人として，本章で述べた支援ツールの「家族・親族への支援」による対応を適用してよいか戸惑う場合もある。

事例

セルフ・ネグレクト状態の単身高齢者Aさん（86歳，女性）は，敷地内の樹木の繁茂やゴミの放置で近隣とのトラブルを抱えており，区の職員と地域包括支援センター職員で訪問を始めたが，かたくなに支援を拒否している。Aさんは，時々夜に遊びに来る“昔からの友人Bさん（男性）”に銀行からのお金の引き出しや買い物を頼んでおり，「生活で困っていることは何もない」を繰り返している。職員が尋ねても，Bさんの連絡先はわからないという。親族は遠方に住む甥のみであり，一度も会ったことがないとのことである。支援を拒否する本人への対応では，Bさんの協力が必要だが，どこの誰かがわからず対応に苦慮している。

このような事例の場合，「把握・見守り期」の本人への支援を進めつつ，訪問時に援助者が持参したものを見せてもらうなど，話の信憑性を確認していくことが必要である。本人が援助者に用事を頼む際に金銭を渡している場合などでは，親族とのトラブルになることを嫌い，故意に援助者の情報を隠したり曖昧にしたりしていることもある。

支援する専門職等は，まず，その援助者とコンタクトをとれるよう本人に，支援機関の連絡先とともに手紙を渡してもらうなどをお願いし，積極的に会える機会を見計らっていく。時として，Bさんのような援助者自身も，今後どうすればよいか悩んでいるということも実際の例では見受けられている。本人への支援を行う中で，サービス導入の手続きなどで特定の援助者に協力を求める場合，家族や親族の代理人として認められるのかなどは，自治体の窓口や法律相談等で確認していく必要があるだろう。

第6章

ツールを活用したセルフ・ネグレクト事例への支援

本章で取り上げる事例（Case）は，個人情報保護の観点から，事例提供者の事例をもとに，編者らで必要に応じて支障のない範囲内でフィクションを加え，背景などを改変しているため，実際の事例とは異なる。

なお，Case 1以外で掲載しているアセスメントツール，支援ツールは，各Caseに特徴的な点などを抜粋している。そのため，アセスメントシートの合計点が，記載している点数の合計と合わないところがあるので，注意していただきたい。各ツールの全体像と内容は，第3章～第5章および巻末資料を参照してほしい。

また，対象者の家族関係や対象者と家族・支援者等の社会関係を，適宜，ジェノグラムおよびエコマップの形で表現しているが，使用している記号や線の意味は次のようになっている。

ジェノグラムおよびエコマップの記号と関係性について

- 回・◎ 本人
- □ 男性　○ 女性
- ☒ 男性・死亡　⊗ 女性・死亡
- ⬭ 同居している世帯を囲んでいる。
- ▭ 関係者・関係職種を表す。
- ▭ 関係機関を表す。
- ── 普通の関係性を表す。
- ━━ つながりの強い関係性を表す。
- ······ 希薄な関係性を表す。
- ⟶ 働きかけの方向を示す。

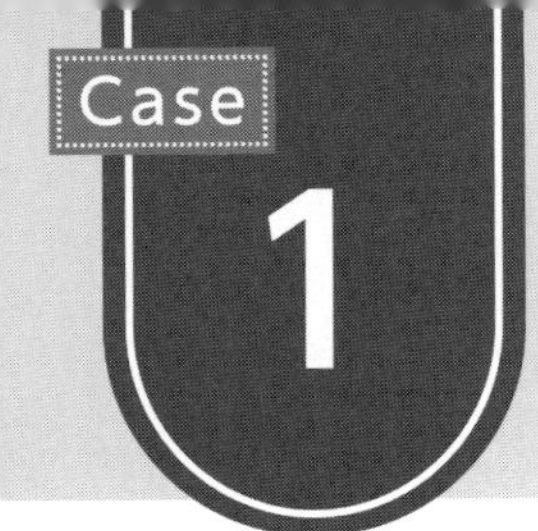

入院をきっかけに，本人の強みを活かし多職種で連携し支援した事例

使用したツール

・サインシート＊　・スクリーニング５項目＊　・アセスメントシート＊　・深刻度アセスメントシート＊　・支援評価票＊　・把握・見守り期の支援ツール＊　・初動期の支援ツール＊　・展開期の支援ツール＊

事例概要

1 基本情報

■ **対象者**：A さん，80 代，女性

■ **家族状況**：夫はすでに亡くなっている。同市内に長女が居住。A さんとの関係は疎遠。A さんが入院した際に医療機関から連絡が入ったことにより，長女は初めて A さんの状況を知る。長女は A さんへの支援には協力できないと話す。

■ **生活環境**：独居，アパートに居住。ケアマネジャーが事例を把握した当時は入院中。生活保護受給中で，自宅には物があふれている。生ゴミはなく，主に衣類等が床から 30cm 程積み重なっている。区生活保護担当者はこのような状況を把握していなかった。料金滞納のため電気と水道が止められており，退院後の生活に大きく支障を来すことが予測された。

■ **疾患名・入院歴**：C 型肝炎による肝硬変，高血圧症，不眠症，歩行不安定。
栄養不良で急性期病院に入院後，地域包括ケア病棟のある病院に転院し，リハビリテーションを行う。近日中に自宅に退院予定。

■ **介護度・ADL**：今回の入院中に判定され要介護 3。それまでは地域包括支援センターやケアマネジャーと関わりをもった記録はない。退院後は車椅子にて自力移動可。最低限の屋内歩行は可。トイレは自力可。入浴はデイサービス等で対応。

■ **生活歴**：東京生まれ，経済的に豊かな家庭に育つ。芸術関連に勤務。30 年程前に現在の X 市に転入後，4〜5 年前から現在のアパートに居住。

■ **近隣および友人関係**：近隣住民との交流は皆無。隣町に親しい友人が数人おり，時折交流がある。

■ **意思疎通の程度**：日常会話は可能。ゴミの廃棄や片付け等の生活環境の整備に関わる日常生活場面では自己決定支援が必要であるが，A さん自身は支援を希望していない。

＊ 本書中に収載したツールは，＊を付して示している（以下，本章において同じ）。

2 関係図

1）家族関係図（ジェノグラム）

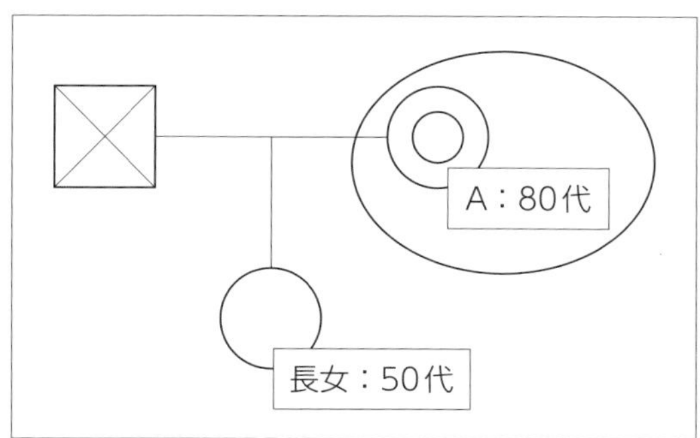

2）社会関係図（エコマップ）

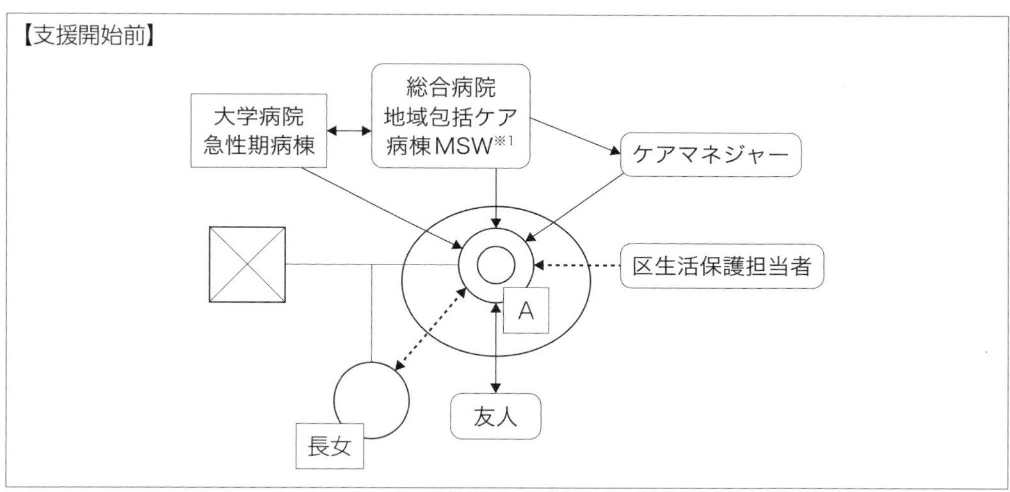

※1　MSW：医療ソーシャルワーカー

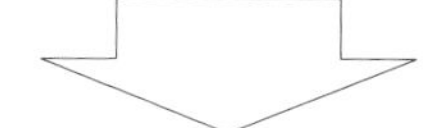

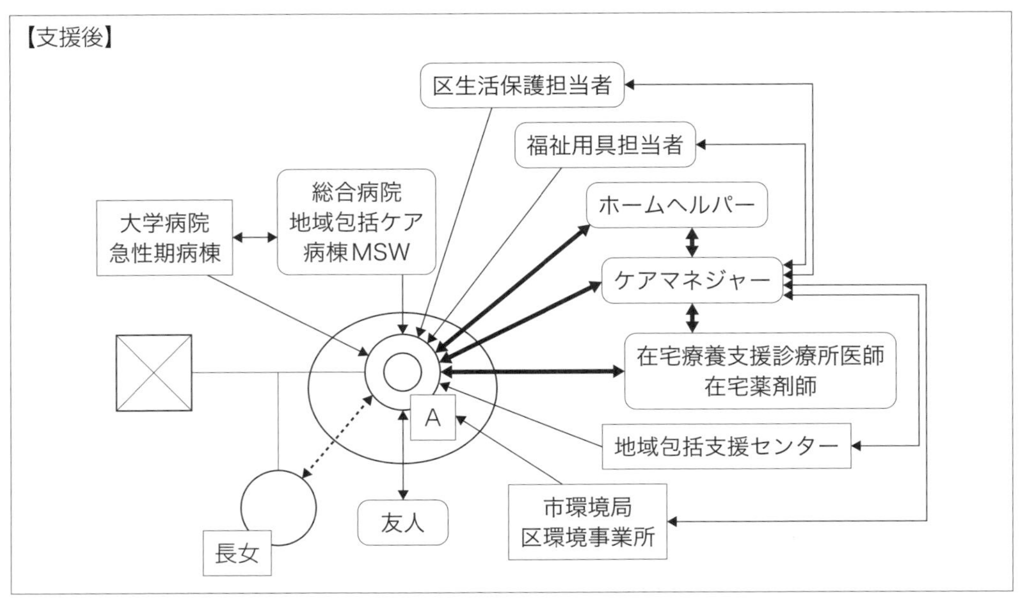

3）各関係機関・関係職種の役割

- 地域包括ケア病棟の医療ソーシャルワーカー(MSW)：家族への連絡，退院調整，退院前の一時外出支援
- ケアマネジャー：支援全体のマネジメント，支援計画作成，退院前の部屋の片付け
- ホームヘルパー：主に食事，洗濯，買い物，掃除などの生活援助を担当する。部屋の片付けにも協力
- 福祉用具貸与事業所担当者：主にベッドのレンタルを担当（レンタルはケアマネジャーが依頼)。部屋の片付けにも協力
- 区生活保護担当者：料金滞納により電気と水道が止まっていたため，業者への連絡
- 在宅療養支援診療所医師・在宅薬剤師：診療，医療処置，残薬チェック，古い薬は捨てるよう指導
- 地域包括支援センター(保健師等)：現状確認，ケアマネジャーの支援，部屋の片付けに協力
- 市環境局，区環境事業所：大量に出るゴミの収集に関する調整。分別に関する指導助言

支援経過

1 事例把握

1）事例把握

Aさんは十分な栄養がとれずに大学病院の急性期病棟に入院。その後，総合病院の地域包括ケア病棟に転院。地域包括ケア病棟を退院するにあたり，MSWがケアマネジャーに，在宅療養に向けたケアプランの作成を依頼した。ケアマネジャーが退院直前にAさんの自宅を訪問した際，初めて，いわゆるゴミ屋敷状態であることを把握した。

2）セルフ・ネグレクトのリスク状態，セルフ・ネグレクトの可能性—サインシートの記入

ケアマネジャーは，初めてAさん宅を訪問した際，自宅内に物が堆積していたことからセルフ・ネグレクトの可能性を考え，「セルフ・ネグレクトサインシート」に記入した（**表6-1**）。そして，各項目をMSWと一緒に確認しながら情報を収集するとともに，事例の状態像を共有した。

結果，「本人の状況」や「家屋および家屋周囲の状況」の項目にチェックが多く入った。「本人の状況」では，体調管理や受療状況に注意すべきであること，「家屋および家屋周囲の状況」からは，近隣への影響は少ないようだが，Aさんの生活環境が整っていないことが明らかになった。一方，「社会との交流」はほとんど該当しないため，これらは強みとしてケア方針に活かせる可能性が示唆された。

ケアマネジャーは，「セルフ・ネグレクトサインシート」の結果を踏まえ，現地調査によりさらに現状を確認することとした。また，「把握・見守り期の支援ツール」を用いて，現在の支援内容を振り返り，今後の支援のあり方を確認した（**表6-2**）。

2 現地調査

1）セルフ・ネグレクトの可能性を見分ける—スクリーニング5項目の記入

ケアマネジャーはAさんの長女に連絡をとり，改めてAさん宅を訪問した。そして，長女同席のもと「セルフ・ネグレクトのスクリーニング5項目」に記入した（**表6-3**）。結果，「健康行動」と「住環境」にチェックが入った。これによりケアマネジャーは，Aさんは「セルフ・ネグレクトの可能性が高い」と見なすことができた。

2）課題の抽出と支援の方向性を検討する—アセスメントシートの記入

「セルフ・ネグレクトスクリーニング5項目」（**表6-3**）で，Aさんはセルフ・ネグレクトの可能性が高いと見なされたため，ケアマネジャーは引き続いて「セルフ・ネグレクトアセスメントシート」に記入した（**表6-4**）。この段階では情報収集が主たる目的であるが，Aさん家族や近隣住民と直接関わるため，ケアマネジャーは「把

表 6-1　セルフ・ネグレクトサインシート（A さん）

記入者：●●●●　　　　作成：　○　年　○　月　○　日

＊該当する項目にチェックを入れる

本人の状況	家屋および家屋周囲の状況	社会との交流
☑ 1. 無力感，あきらめ，投げやりな様子がみられる。	☑ 1. テーブルや台所に汚れた食器類が積み重なっている。	☐ 1. ここ 3 年くらいの間に，一人暮らしになった。
☐ 2. 暴言を吐く，無表情な顔つきなど，今までと急に変わった様子がある。	☑ 2. トイレ，台所，浴室など使えない場所がある。	☐ 2. ここ 3 年くらいの間に，家族，特に配偶者の死に直面した。
☐ 3. うす汚れた下着や衣服を身につけているときがある。	☑ 3. 〔65 歳以上のみ〕仏壇の手入れがされていない。	☐ 3. 近隣との日常会話が減った。
☑ 4. 服装や身だしなみに関心がなくなってきた。	☐ 4. 室内を掃除した様子がない。	☐ 4. これまでに近隣とのトラブルがある。
☑ 5. ゴミをうまく分別できなくなった。または指定日にゴミを出さなくなった。	☐ 5. 中に入れてもらえない部屋がある（開かずの間がある）。	☐ 5. 今まで挨拶していたのに，挨拶しなくなった（挨拶しても反応が薄い・挨拶を返さない）。
☑ 6. 薬を飲んでいないなど，治療を中断していているような言動がある。	☐ 6. 庭や家屋の手入れがされていない（雨どい，門が壊れたまま放置されている）。	☐ 6. 地域行事への参加が急に減ってきた。またはこれまでにほとんど参加したことがない。
☑ 7. 痩せてきたり体調が悪そうにみえる。	☑ 7. 郵便受けに郵便や新聞がたまっている。	☑ 7. 最近，自分の周囲に関して無関心になった。または以前から関心がない。
☑ 8. 痛みや病気のために日常生活の動きが制限されているようにみえる。	☑ 8. 同じ洗濯物が干したままになっている。洗濯機が使えない。	☐ 8. 何を聞いても「いいよ。いいよ」と言って遠慮をし，世間や周囲に気兼ねする態度がみられる。
☐ 9. 昼間からアルコールを飲み続けている様子がみられる。	☐ 9. 晴れた日なのに雨戸やカーテンがしまったままになっている。	☐ 9. 今まであった親族・別居家族の出入りがみられない。
☐ 10. 〔50 代以下のみ〕全身倦怠感，疲労感，「身体がしんどい」「何となく身体がだるい」「ちょっとしたことですぐに疲れやすい」などの訴えがある。	☐ 10. 昼夜問わず，室内の照明がついていない。または昼でも照明がついている。	☑ 10. 否定されたり拒絶されるのを極端に恐れているようにみえる。
☐ 11. 〔50 代以下のみ〕仕事が長続きしない。少なくともこの 1 年は仕事をしていない。	☐ 11. 玄関周りや室内の床に小銭が落ちている。	☐ 11. 早朝から深夜まで自宅にいない。長時間労働の様子がみられる。
☐ 12. 〔65 歳以上のみ〕人目を避けて夜間に買い物や外出をすることが多い。	☑ 12. 敷地内や家屋内にゴミや物をため込んでいる様子がみられる。	☐ 12. 親が本人のひきこもりや精神面の相談をしていた履歴がある。
☐ 13. 終始怒鳴り口調であるなど挑発的行動がみられる。	☐ 13. ブルーシートで覆うなどため込んだ物を隠している様子がある。	☐ 13. こちらの姿がみえると隠れるなど対面を避ける傾向にある。
☑ 14. 問題行動を指摘しても正当化した理由を主張する。	☐ 14. 頻繁に荷物が届くなど買い物を多くしている様子がある。	☑ 14. 外出している様子がない。姿を見かけない。
☐ 15. こだわりが強く，会話がかみ合わないことがたびたびある。		
☐ 16. ギャンブルやパチンコに毎日のように通っている様子がみられる。		
☐ 17. 家族の世話や介護をすることに過剰なほど熱心であるようにみえる。		

表 6-2　把握・見守り期の支援ツール（A さん）

記入者：●●●●　　　作成：　○　年　○　月　○　日

把握・見守り期		
住民や関係機関等からの相談に応じて，課題の把握や本人に会うことを目標とする時期 ＊本人が支援を求めない場合でも，周囲に支援・対応していく		
本人への支援	☑	1. 断続的に訪問して顔を覚えてもらい，信頼関係を築く
	☑	2. 本人・家族が訪問の意図をどのように理解しているかを把握する
	☑	3. 本人の心身の健康状態を把握し，受診の必要性がないかを見極める
	☑	4. 本人の考えやこだわりを確認し，認知機能の状況を見極める
	☑	5. 継続して関わりをもち，本人の困り事を把握する
	□	6. 本人の話から，家族・親族と本人との関係性を見極める
	☑	7. 不在の場合は本人あてにメモ等を残し，反応をみる
	☑	8. 訪問時間帯を変えるなど，本人に会えるよう時間を見計らい接触する機会をうかがう
	☑	9. ライフライン（電話・電気・ガス・水道など）を確認し生活上のリスクを確認する
家族・親族への支援	□	10. 家族・親族から経過を把握し，本人との関係性等を確認する
	□	11. 家族・親族から本人の性格等の情報を得る
	□	12. 同居家族の心身のリスクの有無を把握する
	☑	13. 家族・親族からキーパーソンとなる人物を探す
	□	14. 本人とコンタクトがとれない場合，同居の家族あてのメモを残す
	☑	15. 本人および家族との接触が図れない場合は，関係のある別居親族の情報を得る
近隣・地域住民に向けた支援	☑	16. 相談者（苦情者・通報者）に具体的な困り事を確認する
	☑	17. 関わりのある近隣から本人の様子について情報を得る
	☑	18. 本人と近隣住民との関係性を把握する
家屋および家屋周辺状況等の現地確認	☑	19. 玄関先の放置物，害虫の発生，悪臭の有無等を確認する
	□	20. 庭の樹木の繁茂や近隣への影響の有無を確認する
	□	21. 堆積物の種類を確認し，病気や障害の可能性を推察する
	□	22. 食品の残骸・残飯のため込みから，低栄養等のリスクを見極める
	□	23. 敷地内の見取り図，近隣住居等の配置などを図示し記録する
	☑	24. 放置物による放火や火災発生の危険性を推測する
	☑	25. 放置物による，公道・私道の通行上の危険の有無を確認する
関係機関との連携	□	26. 関係機関へ，本人・家族・親族への支援・対応歴を確認する
	□	27. ケース会議により情報を共有し，支援の方向性を協議する
	□	28. 市区町村の担当課へ情報提供し，支援の協力を依頼する
	□	29. 同居家族の心身のリスクについて情報を把握し，必要なサービスを検討する
	□	30. 該当住居が空き家の場合には，市区町村の担当課へ連絡を行う

表 6-3　セルフ・ネグレクトのスクリーニング 5 項目（A さん）

記入者：●●●●　　　　作成：　○　年　○　月　○　日

＊専門職記入用（訪問時に使用）

概念		スクリーニング項目	
中核概念	健康行動	治療が必要な慢性疾患を放置しており，健康に悪影響を及ぼしている	(はい)・いいえ
		「はい」の状況：*栄養失調による入院と歩行困難による車椅子生活，疾患管理として内服管理が必要であるが，自宅の状況や言動から自己管理が困難な状況であると想定される。*	
	個人衛生	入浴をしていない，服を着替えていないなどで，身体が不衛生である	はい・(いいえ)
		「はい」の状況：	
	住環境	普段よく使用する空間にゴミや不用品が置かれ，生活に支障がある	(はい)・いいえ
		「はい」の状況：*生ゴミはないが，衣類等のため込みがあり，介護用ベッドも設置できず生活に支障がある。*	
付随概念	サービスの拒否	必要なサービスを繰り返し進めても拒否する	はい・(いいえ)
		「はい」の状況：	
	地域からの孤立	地域の中でトラブルがあるなど，地域から孤立している	はい・(いいえ)
		「はい」の状況：	

※ 1 項目でも当てはまる場合には，**セルフ・ネグレクトの可能性**があるため関係者間で総合的に検討する。

※セルフ・ネグレクトの可能性があると考えられる場合→「表 3　セルフ・ネグレクトアセスメントシート」へ（資料参照）。

表 6-4　セルフ・ネグレクトアセスメントシート（A さん）

記入者：●●●●　　　　作成：　○　年　○　月　○　日

強み領域		弱み領域	
かなりある（最大限に存在）＝2 点，ややある（中等度に存在）＝1 点，ない（最低限に存在）＝0 点		かなりある（最大限に存在）＝2 点，ややある（中等度に存在）＝1 点，ない（最低限に存在）＝0 点	
健康行動（充足・適切）	点数	点数	健康行動（不足・欠如）
1. 治療が必要な慢性疾患や症状の治療に通っている	0	2	1. 治療が必要な慢性疾患や症状を放置し，受診しない
2. 自身で行うべき必要な医療的なケアを行う	0	1	2. 自身で行うべき必要な医療的ケアを行っていない
3. 健康が障害されないよう生活している	0	2	3. 生命にかかわるような日常生活の注意が守られていない
4. 服薬など療養上必要とされる指導を遵守している	0	2	4. 服薬など療養上必要とされる指導が守られていない
5. 年齢相応の体型で，水分や食事を摂取している	0	2	5. 痩せており，必要な食事をとっていない
個人衛生（清潔）	点数	点数	個人衛生（不潔）
6. 入浴や清拭をしており，身体の汚れや悪臭はない	1	1	6. 入浴や清拭を怠っており，身体の汚れや悪臭がある
7. 清潔な衣類を着用している	0	2	7. 汚れて不潔な衣類を着用している
8. 髪・髭は整容され爪が切ってある	0	1	8. 髪・髭の整容をせず，爪が伸びている
9. 洗顔や歯磨きをしている	0	1	9. 洗顔や歯磨きをしていない

強み領域			弱み領域
住環境（良好）	点数	点数	住環境（劣悪）
10. 家屋内にゴキブリなどの害虫は見当たらない	1	1	10. ゴキブリなどの害虫が発生している
11. 屋内に腐った食べ物や生ゴミは放置されていない	1	1	11. 屋内に腐った食べ物や生ゴミが放置され悪臭がする
12. 屋内のペット類は適切に飼われている	0	0	12. 屋内にペット類が放置されており不衛生な状態である
13. 排泄物や排泄物で汚れた衣類は片付けられている	0	0	13. 排泄物や排泄物で汚れた衣類が放置されている
14. 電気・ガス・水道などのライフラインは止まっていない	0	2	14. 電気・ガス・水道などのライフラインが止まっている
15. トイレや台所，浴室などは使用できる	1	1	15. トイレや台所，浴室などが使用できない
16. 家屋内の物は適切な場所に置かれている	0	2	16. 家屋内に物が放置され，足の踏み場がない
17. 窓ガラスやドアは壊れていない（ベニヤ板などで補修している）※1	2	0	17. 窓ガラスやドアが壊れたままである（ベニヤ板などで補修している）※1
18. 屋外のゴミや不用品は片付けられている	0	1	18. 屋外にゴミや不用品があふれている
19. 家屋は手入れがされ樹木も剪定されている	0	0	19. 家屋は老朽化し樹木が敷地外にまで鬱蒼と茂っている
サービス（応諾・受諾・利用・活用）	点数	点数	サービス（拒否）
20. 医療が必要であれば，受診の勧めに応じる	0	1	20. 医療が必要な状態だが，受診を勧めても拒否する
21. 介護保険の利用ができる状態であれば利用の勧めに応じる	0	1	21. 介護が必要な状態だが，介護保険利用を勧めても拒否する
22. 生活保護が必要であればその勧めに応じる	1	1	22. 困窮しているが，生活保護を申請しない
23. 必要な保健・福祉サービスには応じる	1	1	23. 必要な保健・福祉サービスを拒否している
社会（交流・外出）	点数	点数	社会（孤立・隠遁）
24. 他者との関わりを受け入れる	1	2	24. 他人との関わりを拒否する
25. 近隣住民と関わる	0	1	25. 近隣住民との関わりがない
26. 外出している	0	2	26. 閉じこもり状態である
27. 近隣住民との間でのトラブルはない	1	1	27. 近隣住民との間でトラブルが発生している
金銭・財産管理（適正）※2	点数	点数	金銭・財産管理（不足・欠如）※2
28. 生活費を嗜好品やギャンブルに費やすことはない	1	0	28. 生活費を嗜好品やギャンブルに費やす
29. 契約などの金銭にかかわる手続きを行っている	2	0	29. 契約などの金銭にかかわる手続きができない
30. お金や通帳などの貴重品は管理されている	2	0	30. お金や通帳などの貴重品が管理されていない
31. 家賃や公共料金を滞りなく支払っている	0	1	31. 家賃や公共料金が支払われていない
合計	15	33	合計

アセスメント項目の点数の付け方

- 強み，弱み領域のそれぞれの項目すべてに点数をつける。
- 個人の変化をみるために，継続的，定期的に評価をする。
- 不明の場合はリスクでもあるので弱みに 2 ポイント，強みは 0 ポイント。明らかになったら判断する。医療や治療が必要なければ強みに 2 点を入れる。

  ex）治療が必要な慢性疾患の存在が不明な場合は弱みに 2 点を加点，強みは 0 点。慢性疾患がなければ強みに 2 点加点

  自身で行うべき医療的ケアの存在が不明な場合は弱みに 2 点を加点，強みは 0 点。医療的ケアの必要がなければ強みに 2 点加点

  服薬が必要かどうか不明な場合は弱みに 2 点を加点，強みは 0 点。服薬が必要なければ強みに 2 点加点

※1 窓ガラスやドアが壊れたままであっても，ベニヤ板などで補修している場合は弱みにも強みにも 1 点。

※2 金銭・財産管理の実態がわからない場合は弱み領域に 2 点を入れる。実態がわかったら判断して記入する。

握・見守り期の支援ツール項目」（**表 6-2**）に示された支援方法等を踏まえて対応した。

Ａさんの生活状況については，Ａさんが入院中であったため，この後，在宅療養が始まったときにどのような状況になるかを予測しながら記入した。

堆積していた物は，大量の衣類，洗剤，賞味期限切れの食品，雑貨，数年前からの処方薬，コンビニ弁当の空き容器などで，小山のように積まれており，床が見えない状況であった。生ゴミは，すべてではないが自身で捨てていることがわかった。

これらの情報を「セルフ・ネグレクトアセスメントシート」（**表 6-4**）に記入して，課題を抽出し支援のポイントを整理するとともに，弱みを確認し，強みを活かした支援方法を検討した。

本事例では，弱みの結果から「健康行動」「個人衛生」「住環境」のライフラインとため込み状況，および「サービス」について，支援が必要であることが導き出された。また，「住環境」の不衛生ではない状況，「社会」との交流・外出，「金銭・財産管理」に強みがあることから，慎重にサービスを導入しながら課題を解決するという支援の方向性が明らかになった。

3）事例の深刻度を確認する―深刻度アセスメントシートの記入

「セルフ・ネグレクトアセスメントシート」（**表 6-4**）と同時に，「セルフ・ネグレクト深刻度アセスメントシート」も記入した（**表 6-5**）。

Ａさんは入院中であったため，入院時の心身の状態から，現在の家屋状況のまま自宅に帰った場合を想定した。アセスメントの結果，電気や水道などライフラインが止まっていたため，レベルＡと判断した。

ケアマネジャーは「セルフ・ネグレクトアセスメントシート」（**表 6-4**）と「セルフ・ネグレクト深刻度アセスメントシート」（**表 6-5**）の結果を踏まえて，まずはＡさんとの信頼関係の構築を主軸に，生活環境の改善と療養環境の整備に重点を置いた個別支援計画を作成した。

ツール活用のポイント

「緊急で対応すべきか，少ない情報で深刻度を確認できる！」
セルフ・ネグレクト深刻度アセスメントシートの活用

レベルＡでは生命が脅かされている状態の内容を示しており，緊急搬送などの判断に役立つ。レベルＢやＣであっても緊急性を検討する根拠資料として役立つ。また，モニタリング時や状態が変化した際にチェックし，支援方針や内容を検討するために活用できる。

3 支援期（初動期）

Ａさんは車椅子での退院となるため，介護ベッドをレンタルすることにしたが，

表 6-5　セルフ・ネグレクト深刻度アセスメントシート（A さん）

記入者：●●●●　　　作成：　○　年　○　月　○　日

		内　容
緊急介入支援	レベルA（最重度）	自身の生命・身体・生活に著しい危険が生じている 意識混濁，重度の褥そう，重い脱水症状，脱水症状の繰り返し，栄養失調，全身衰弱，下肢や顔面の重度のむくみ，極端な痩せ，頻脈，徐脈，脈が触れにくい，不規則な呼吸，高血圧，低血圧，高血糖，低血糖，発熱，自殺（希死）念慮 その他（　　　　　　　　）
		家屋の老朽化が進み破壊され人が住める状態ではない
		ライフライン（電気，ガス，水道）が途絶えており，代替手段がなく，生命維持に必要な最低限の生活に支障をきたしている
相談・調整支援・社会資源活用	レベルB（重度）	自身の生命・身体・生活に著しい影響が生じている 軽度の脱水，低栄養・低血糖の疑い，入退院の繰り返し，痩せが目立つ，頭痛，下痢 その他（　　　　　　　　）
		重度の慢性疾患があるのに医療を拒否しているため，生命に関わるような重大な結果が生じる恐れの高い状態がみられる
		腐敗した生ゴミからウジなどの害虫が発生している ペット類の糞便が散在している
要見守り・状況確認	レベルC（軽度）	自身の生命・身体・生活に影響が生じている 影響は部分的であるか，顕在化していない状態である 経済的困窮により，最低限の生活（衣食住等）に支障をきたしている 家屋内外にゴミや不用品が堆積している 住居のドアなどが壊れたままになっている 〈以下の場合は，急激にレベル A に移行しやすいので留意する〉 薬物やアルコール依存症，認知症，うつ病などの既往や現病歴 配偶者の死などストレスが高いライフ・イベント サービスを拒否したり，近隣・社会から孤立している

○レベル A	緊急保護，医療施設への入院を検討する。
○レベル B	入院，入所，定期的なサービス・支援を検討する。
○レベル C	定期的な状況確認・支援などモニタリング計画を立案する。緩やかな見守り，入院・入所の可能性の検討を行う。

※ 1 項目以上該当ありの場合，高いレベルの条件に従い支援を行う。

本事例のレベル
（該当箇所に○）

○レベル A レベル B レベル C

ベッドを入れるためには自宅内を片付ける必要が生じた。長女にその旨を伝えたところ，「自分が片付ける」と言っていたが結局片付けられず，長女はこれ以降，関係機関ともＡさんとも関わりを拒否するようになった。Ａさんからも片付けの同意を得る必要があったため，「初動期の支援ツール」を活用しながら支援を行うこととした（**表 6-6**）。

当初，Ａさんはサービス導入を拒否していたが退院願望が強かったため，「部屋を片付けて介護ベッドを入れることができれば家で生活できるけれど，ベッドを入れないと退院できない」ということを繰り返し説明して，何とか片付けに同意してもらっ

表 6-6　初動期の支援ツール（A さん）

記入者：●●●●　　　　作成：　○　年　○　月　○　日

初動期		
相手に合わせた支援方法を提示し，会話できるような信頼関係の構築を目標とする時期		
本人への支援	☑	1. 定期的に訪問して顔を覚えてもらい，信頼関係を築く
	□	2. 関わりを求めない場合には，継続訪問により見守りを行い本人の状況の変化を確認する
	☑	3. 外見や清潔保持の状況等から，ADL やセルフケアの状況を確認する
	☑	4. 堆積物に対する本人なりの考えを確認する
	☑	5. 片付けなどで困り事がないか，本人の訴えを聞き出し支援の糸口を探る
	☑	6. 人間関係や失業等，きっかけとなる過去のライフイベントの有無を確認する
	☑	7. サービス導入後の生活が具体的にイメージできるように話をする
	☑	8. 在宅時間を見計らって訪問し，関わりが途切れないようにする
	☑	9. 近隣とのトラブルがある場合は，本人が理解しやすいように具体的に説明し認識してもらう
	☑	10. 家屋の片付けについて，業者の利用を提案する
	□	11. 他者とのトラブルに対する訴えを聞き，改善策を提案する
家族・親族への支援	□	12. 家族・親族より，本人の成育歴等の情報を得る
	□	13. 家族・親族に，本人に対する支援への協力を依頼する
	☑	14. 本人および家族との接触が図れない場合は，別居親族へ連絡をとる
	☑	15. 他職種との同行訪問によりサービス導入の具体的な手続きを行う
	☑	16. 家族・親族と業者の作業への立ち会い予定を調整する
	☑	17. 家族・親族からキーパーソンとなる人物を探す
	☑	18. キーパーソンとなる家族・親族へ支援計画を説明し了解を得る
近隣・地域住民に向けた支援	☑	19. 近隣住民へ本人への対応を継続していることを示し理解を得る
	☑	20. 近隣へのゴミや堆積物の越境が変化していないかを確認する
	□	21. 関わりのある近隣住民から，本人に関係する困り事を確認し住民のニーズを把握する
家屋および家屋周辺状況等の現地確認	☑	22. 敷地内の堆積物，悪臭の有無を確認する
	☑	23. 定期的に現地訪問し，敷地内の環境の変化を確認する
	□	24. 室内から家屋の老朽状態を確認する
	☑	25. 室内の堆積物による転倒のリスクを確認する
関係機関との連携	☑	26. 市区町村のサービス利用に向けて，担当課への協力を依頼する
	□	27. 本人が利用している施設や担当者から追加情報を得る
	☑	28. ケース会議で支援方針を協議し，今後の役割分担を明確にする
	□	29. 関係機関と互いに顔が見える関係を重視し，逐次情報共有を図る
	□	30. 本人が自立可能なことから支援する方法を検討していく
	□	31. 本人の精神状況について，保健・医療・福祉職の意見を把握する

た。また，区生活保護担当者は電気・水道業者に連絡を入れ，ライフラインを確保するようにした。

片付けは，退院前日にAさん立ち合いのもとで行うことを計画した。人手が必要だったため，ケアマネジャーは，ホームヘルパー，福祉用具レンタル担当者，地域包括支援センター，市環境局および区環境事務所に声をかけ，応急処置的に一斉に部屋の片付けをすることにした。

Aさんは屋外にいて，運び出されるゴミ袋の中を確認し，破棄するかどうかを判断した。しかし，廃棄に難色を示したため，ペットボトルや空箱などの明らかなゴミ以外は捨てられず，大量の衣類などは段ボール箱に入れて部屋の隅に積んで置くだけにとどまった。

しかし，介護ベッドを設置するだけのスペースはかろうじて確保でき，支援者が入るスペースも確保できたことにより，在宅医や在宅薬剤師による治療や，ホームヘルパーの導入など，体調管理や生活の援助にかかるサービス開始のめどがたった。各サービスは，必要度の高いものから順次Aさんに説明し，導入に対する自己決定を支援するようにした。

まずサービスが導入されたのは，訪問介護であった。Aさんは片付けの際に段ボールに入れた必要物品をホームヘルパーと一緒に元に戻し始めたが，ホームヘルパーはAさんが今後どのような生活を送りたいのかを丁寧に確認し，Aさんの自己決定を支援するようにした。

また，Aさんは在宅医や在宅薬剤師の導入についても最初は抵抗を示していたが，在宅医や在宅薬剤師などが一度自宅に訪問して直接Aさんと話をすることで，Aさんの警戒心がとけて，その後は往診を受け入れるようになった。デイサービスについては体験利用をしたが，Aさんが以後の参加を拒否したため，自宅で入浴できるよう計画を変更した。

このように参加や体験などの場を提供し，熟慮する時間を十分確保し，自己決定の支援を根気よく行うといった関わりを約3か月行った。こうした丁寧な関わりによってAさんはケアマネジャーのみならず，直接関わっている在宅医などとも信頼関係を築くことができた。

4 支援期（展開期）

信頼関係の構築ができたことから，ケアマネジャーは「展開期の支援ツール」を確認しながら，徐々にAさんとの関わりを変化させていった（**表6-7**）。また，以前記入した「セルフ・ネグレクトアセスメントシート」（**表6-4**）と「セルフ・ネグレクト深刻度アセスメントシート」（**表6-5**）の結果をみながら，現在の状況を再記入して個別支援計画を見直した。さらに，今までの支援内容と成果を「支援評価票」にまとめ，サマリーとして記録に残した（**表6-8**）。

表 6-7　展開期の支援ツール（A さん）

記入者：●●●●　　　　作成：○ 年 ○ 月 ○ 日

展開期		
支援関係を構築しながら課題解決，生活の再建，再発防止への対応，地域づくりを目標とする時期		
本人への支援	☑	1. 継続訪問して，ため込み状況の変化を追跡する
	□	2. 訪問時にライフラインを確認して，生活状況の変化の有無を把握する
	☑	3. 本人の心身の状態に変化がないかを確認し，支援のタイミングをとらえていく
	☑	4. 支援側からの提案を受け入れてもらえるように，定期的に訪問し信頼関係を維持する
	☑	5. 本人の考えやこだわりに対し，受容する姿勢を示し信頼関係を維持する
	☑	6. 本人の困っている部分から対応するように，言葉を選び，片付けの流れをつくる
家族・親族への支援	□	7. 同居家族にキーパーソンが不在の際は，別居親族からキーパーソンとなる人を見定める
	☑	8. 家族・親族がどこまで本人の生活を支えられるかを見極める
	☑	9. 本人の支援に関する家族の意向を確認する
	□	10. 同居の子どもに，必要時，支援・支援の内容を説明する
	□	11. 家族間の土地・家屋等の相続トラブル発生の可能性を推測する
	□	12. キーパーソンと業者が円滑な手続きを行えるように仲介する
近隣・地域住民に向けた支援	☑	13. 近隣との関係が悪化していないか確認する
	☑	14. 近隣住民へ経過を説明する
	☑	15. 相談者（苦情者）の訴えに対応し，支援を継続していることへの理解を促す
	□	16. 樹木の伐採時，相談者（苦情者）の敷地への立ち入り作業の了承を得る
	□	17. 近隣住民がほかに活用可能な相談窓口を紹介する
	□	18. 地区担当の民生委員へ，安否確認のための協力を依頼する
家屋および家屋周辺状況等の現地確認	□	19. 敷地の樹木の伐採，堆積物の除去などの経過を確認する
関係機関との連携	☑	20. 関係機関と，支援の経過および結果について情報を共有する
	□	21. 本人の状況の変化に合わせて，担当部署に早期につなぐ
	□	22. 担当者の引き継ぎによる支援の滞りを避ける
	□	23. 緊急に支援する状況についてあらかじめ検討しておく
	□	24. 家屋侵入による安否確認を行う場合には警察と消防へ依頼する
	☑	25. 本人の生活維持のためのサービスや制度を再検討する
	☑	26. 生活上改善した部分を維持できるように，支援を検討する

表 6-8　支援評価票

支援評価票

記入日：　○　年　○　月　○　日　　記入者：●●●●

1. 支援目標・計画

#1　療養生活環境の整備：介護用ベッドの設置，ホームヘルパー導入による栄養改善
#2　生活環境の整備・清潔保持：ホームヘルパー導入による継続的な片付け
#3　健康管理：在宅医・在宅薬剤師による定期的な訪問により健康を管理する

2. 支援内容（複数回答可）

☑本人への支援　□家屋および家屋周辺状況等の現地確認　□家族・親族への支援
☑近隣・地域住民に向けた支援　☑関係機関との連携　□見守り
□その他（　　　　　　　　　　）

3. モニタリング：支援目標に対して，どの程度到達したか

健康行動（充足・適切／不足・欠如）

訪問診療による定期的な受診により，服薬管理ができるようになった。

個人衛生（清潔／不潔）

特に問題はなく過ごしている。

住環境（良好／劣悪）

介護用ベッドを置くスペースを確保することができた。しかし，衣類等多くのため込み物は片付けに至っていない。

サービス（応諾・受諾／拒否）

ホームヘルパー，在宅医，在宅薬剤師を導入できた。

社会（交流・外出／孤立）

友人はいるようだが，連絡は取り合っていない。連絡先はわかっている。久しく連絡していない。現時点では，会いたいなどの言葉は聞かれず。

金銭・財産管理（適正／不足・欠如）

生活保護で生活を送っており，現在は特に問題はない。

4. 総合評価

深刻度　□レベル A　☑レベル B　□レベル C（　　　　　　　　　）

訪問介護，訪問診療などのサービスにつながったことで深刻度レベル A は脱したと考える。

5. 今後の支援目標・支援内容

継続的な片付けなど，QOL の高い生活を送るためのサービスの導入などを，本人のペースに合わせながら支援する。友人との交流再開への希望も，本人のペースに合わせて聞いてみる。

支援者が関わることで，A さんは次第に，他者が自宅に入ることへの抵抗感が減り，自宅に他者が入っても自分らしい生活が守られること，サービスが入るほうが身体的にも精神的にも楽になることなどを実感することができるようになった。また，支援者がそれをともに確認し喜び合うなどの丁寧な関わりによって，A さんも支援者もともに納得できる療養環境の整備と生活の安定を図ることができた。

療養と生活が安定してくると，A さんからは「友人と遊びに行きたい」や「友人とおいしいものを食べたい」などの希望が語られるようになった。

今後，より QOL の高い生活を送るための支援として，車椅子で移動できるような環境整備や，衣類の整理や購入などを支援計画に入れるため，A さんの意思を確認しようと面談日程を調整するようにした。また，A さんの表情が明るくなり，近隣住民とも時折挨拶などを交わすようになり，関係は良好になった。

5 モニタリング

A さんから今後の生活に対する希望が語られ，心身ともに落ち着いてきた。これからより QOL の高い生活が送れるよう，支援計画の見直しが必要と考えていた矢先，A さんの病状が急変したため緊急入院となり，そのまま亡くなられた。

6 支援の振り返りと今後の課題

本事例は，入院の連絡により事例を把握することになり，短時間で多職種と連携して対応を行った事例であった。A さんの状態像や関わり方を関係者間で共有・確認する際，各ツールを効果的に活用した。

A さん宅がいわゆるゴミ屋敷状態であることを把握したのは，退院直前のタイミングであった。A さんは入院前から生活保護を受給するなど福祉サービスを利用していたが，生活保護担当者は A さんの生活状況を十分把握していなかった。今後，生活保護受給者の生活状況を把握するためにも，各ツールを活用し，関係機関で情報を共有する必要があると考える。

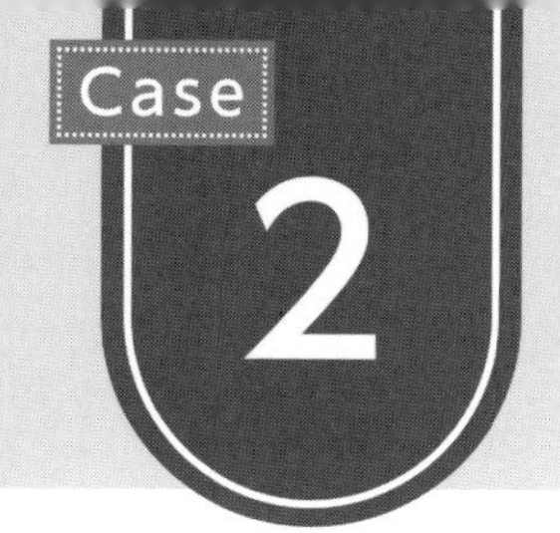

母親の入院に伴い孤立化した精神疾患の疑いがある女性に，ゴミ片付け等の支援をした事例

使用したツール

• サインシート*　• スクリーニング５項目　• アセスメントシート*

事例概要

1　基本情報

■**対象者**：Bさん，70代，女性。要介護2。加齢により足腰が弱り，ほぼ家にこもっていた。
Cさん，40代，女性（Bさんの長女）。妄想的な発言が頻繁で周囲からの接触に拒否的。Bさんの介護をしていたが，Bさんは要介護認定を受けていない。

■**家族状況**：Bさんの夫は10年程前に病死。
市内別住所に住むBさんの長男（40代）が時折訪問して家屋外の片付けを行っている。

■**生活環境**：BさんはCさんと二人で木造2階建て（持家）に居住。長女であるCさんはBさんを人に会わせることを拒んでいた。事例把握後にBさんは脱水症状により入院する。家屋内はレトルト食品や飲料水の容器，新聞紙や雑誌類などが堆積しており床が見えない状態。電気・水道のライフラインは通じており，トイレも使用できる状態。

■**身体状況等**：Bさん；当初，持病はなかったが，加齢で足腰が弱り，外出が不自由となったため，ほぼ家にこもっていた。衰弱により入院し，入院後に要介護2と認定された。
Cさん；診断された病気はないが，妄想的な発言が頻繁に聞かれた。支援開始後に精神疾患の診断を受ける。周囲からの接触に対して無反応もしくは拒否的な態度である。

■**生活歴**：Bさん；市内の生まれ。20歳頃に結婚して以来，亡夫宅であった現在の住所に住み続けている。以前は製造業の事務職として30年程勤務していた。
Cさん；現在の住所地で生まれ，以来転居歴なし。就労歴・婚姻歴なし。

■**近隣および友人関係**：Bさんが外出しなくなってからは，近隣住民との交流はなくなった。Cさんは近所の人から挨拶をされても無反応。

2 関係図

1）家族関係図（ジェノグラム）

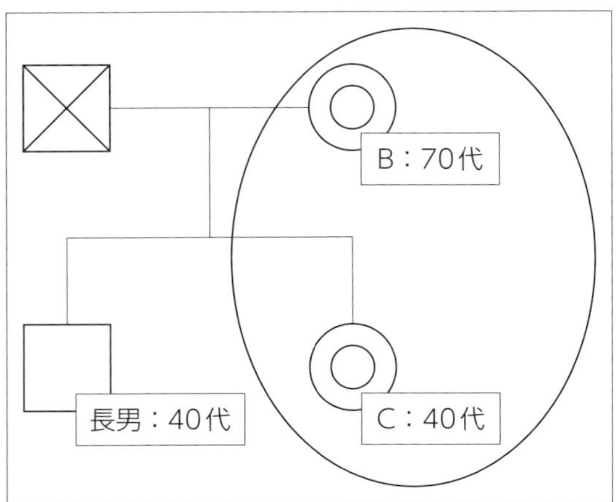

2）社会関係図（エコマップ）

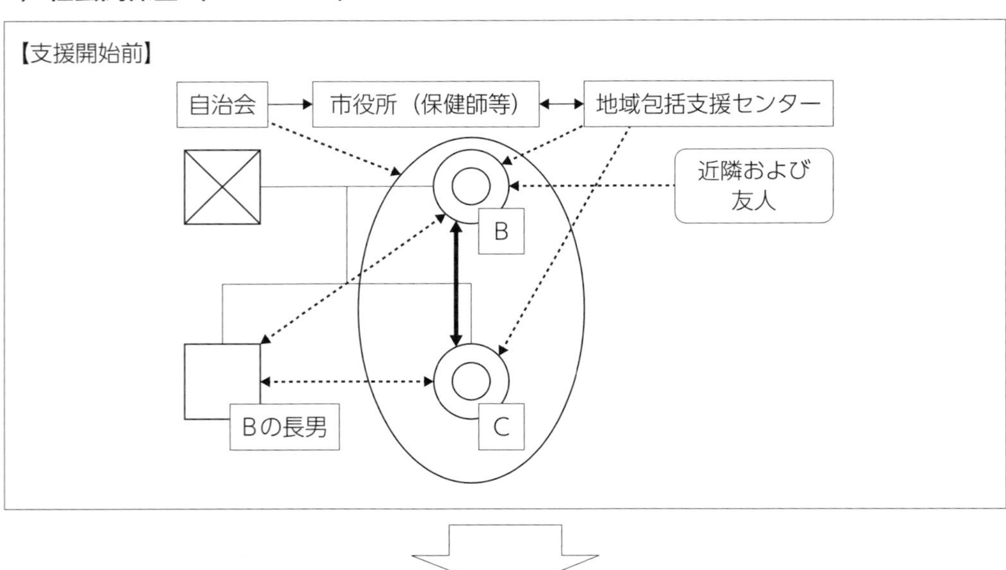

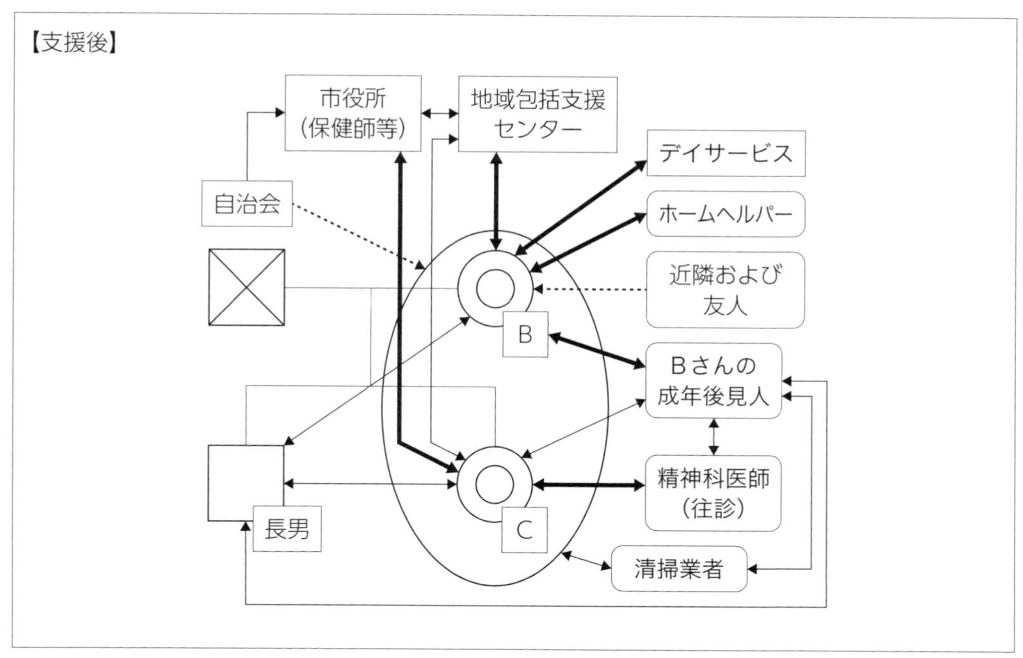

支援経過

1 事例把握

1）事例把握

自治会長から市役所に「家の前に生ゴミが放置され，カラスや害虫がいて，悪臭がある」と相談があった。世帯状況を聞くと，「高齢の女性Bさんと，Bさんの娘Cさんが二人で暮らしており，Bさんをしばらく見かけない。おそらくBさんは寝たきりで，Cさんが介護しているのではないか」との情報提供があった。

市役所内の各部署に，当該世帯に対するこれまでの関わりや適用できるサービス・制度について問い合わせたところ，所轄の地域包括支援センターが次のとおり状況を把握していることがわかった。

- 寝たきりのBさんをCさんが一人で介護しているようだが，要介護認定を受けておらず，介護保険サービスを利用していない。
- Cさんは日頃，妄想に基づくと思われる現実離れした発言を繰り返している。
- 訪問を繰り返しているが，Cさんは頑なにBさんと会わせることを拒み続けている。

市役所職員〔不良な生活環境担当の職員（保健師），高齢者福祉施策担当職員および障害福祉施策担当職員〕が訪問し，インターホン等がないため玄関から呼びかけるが反応がない。訪問を繰り返すが，世帯と接触ができない状況が続き，生活状況を確認することができない。市役所に連絡してほしいと自宅ポストに手紙を入れたところ，手紙は読んでいるようだが，連絡はなかった。

外観上は，相談時に聞いた状況と異なり，家屋外に堆積物はみられなかった。近隣住民に聞き取りをすると，親族が家屋外の清掃を定期的に行っていることがわかった。市内の別住所に住むＢさんの長男に連絡すると，「寝たきりの母（Ｂさん）と無職で必要な買い物時以外に外出しない妹（Ｃさん）とで暮らしている。自分が時折訪問し，家の周囲の清掃を行っているが，身内であっても訪問に対して拒否的な反応があり，最近は家の中に入ったことがない」と話す。

その後，市役所が訪問を繰り返すことで，在宅中のＣさんに会うことができ，保健師とは玄関先で会話ができる関係になったが，言動は支離滅裂なところがあり，精神的にも不安定であったため，意思疎通が困難であった。

調査訪問のタイミングを見計らっていたが，Ｃさんから地域包括支援センターに「母の介護のことで相談したい」と連絡があったため，Ｂさんの長男に同行を依頼し，市役所職員，地域包括支援センター，Ｂさんの長男で訪問した。

訪問すると，Ｂさんは衰弱している状態であった。救急車を要請したが，Ｃさんが「入院するのなら，大使館に行って手続きをしなければならない」などと，支離滅裂な話をして救急搬送を拒むため，臨場した救急隊員，市役所職員が粘り強く説得し，ようやく搬送に応じた。家屋内には，生ゴミの堆積があり，悪臭とネズミの発生が確認された。

Ｂさんは脱水症状がみられ，足腰が弱り自力歩行ができない状態であったため，搬送後，そのまま入院となった。

2）セルフ・ネグレクトの兆候，セルフ・ネグレクトの可能性

Ｂさんの救急搬送をきっかけに家屋内の状況が確認できた。Ｂさん・Ｃさん・Ｂさんの長男から生活状況等について聴取し把握できた段階で，保健師が中心となり，「セルフ・ネグレクトサインシート」および「セルフ・ネグレクトのスクリーニング５項目」の各項目を地域包括支援センターのケアマネジャーなどと確認しながら記入することで，事例の状態像を共有した。

結果，このサインシートでは「本人の状況」や「家屋および家屋周囲の状況」の項目にチェックが多く入った（**表6-9**）。「本人の状況」では生活環境の維持・改善のために必要な行動に不十分さがみられ，「家屋および家屋周囲の状況」では特に家屋内の片付け等，清潔維持のための習慣的な行動がなおざりにされている状況がうかがえた。「社会との交流」の項目も含め，サインシートからは，Ｃさんの生活・健康の維持に関する無気力・無関心・無頓着な傾向が浮き彫りにされている印象があった。

「セルフ・ネグレクトのスクリーニング５項目」では，「健康行動」「個人衛生」，および「住環境」の３項目に該当すると判断され，特にＣさんがセルフ・ネグレクトの高リスク状態に該当すると見なされた。

一方，Ｃさんは，行政等の支援者や近隣住民との接触について積極的な態度はなく無関心な傾向が強いが，声かけに対する無視・無反応はなく，Ｂさんの介護状況を

表 6-9　セルフ・ネグレクトサインシート（B さん・C さん）

記入者：●●●●　　　作成：　○　年　○　月　○　日

＊該当する項目にチェックを入れる

本人の状況	家屋および家屋周囲の状況	社会との交流
☑ 1. 無力感，あきらめ，投げやりな様子がみられる。	☑ 1. テーブルや台所に汚れた食器類が積み重なっている。	☑ 6. 地域行事への参加が急に減ってきた。またはこれまでにほとんど参加したことがない。
☑ 4. 服装や身だしなみに関心がなくなってきた。	☑ 2. トイレ，台所，浴室など使えない場所がある。	☑ 7. 最近，自分の周囲に関して無関心になった。または以前から関心がない。
☑ 5. ゴミをうまく分別できなくなった，または指定日にゴミを出さなくなった。	☑ 3.〔65 歳以上のみ〕仏壇の手入れがされていない。	☑ 14. 外出している様子がない。姿を見かけない。
☑ 11.〔50 代以下のみ〕仕事が長続きしない。少なくともこの 1 年は仕事をしていない。	☑ 4. 室内を掃除した様子がない。	
	☑ 6. 庭や家屋の手入れがされていない（雨どい，門が壊れたまま放置されている）。	
	☑ 12. 敷地内や家屋内にごみや物を溜め込んでいる様子がみられる。	

改善したいという思いをもっていたため，以後，C さんと関係を構築した上で，B さんと C さんの生活環境改善のための働きかけを行う余地があると考えられた。

2　現地調査

1）課題の抽出と支援の方向性を検討する―アセスメントシートの記入

日を改めて，市役所の保健師，地域包括支援センターの主任ケアマネジャーが B さん宅を訪問し，C さんと B さんの長男の同席により状況を把握した。

C さんは面談中，「裏庭に飛行機が着陸した」等の妄想的発言があり，こうした際には感情面が不安定になって意思疎通が困難になりがちなことがわかり，精神症状への対応が必要と考えられた。聴取する限り，C さんにはこれまでに精神科での受診歴はない様子であった。

なお，現段階では B さんは入院中で，C さんは独居生活である。B さんの退院後の在宅生活への受け入れを見据えた支援が不可欠と考えられた。

家屋内はいずれの部屋にもゴミが堆積し，床のほとんどの部分が見えない状態であった。堆積物として，レトルト食品や弁当の空き容器，飲料水の紙パックやペットボトル，新聞紙や雑誌類等があり，脱ぎ散らかしたままで洗濯・折畳みされていない衣類等も多かった。堆積物を見る限り，Bさん・Cさんとも飲酒や喫煙の習慣はないようであった。

生活費は，Bさんの受け取る老齢年金とBさんの亡夫（Cさんの父）が残した貯金である。金銭管理上はBさんがCさんに指示し，銀行での出金や買い物はCさんが行っていた。買い物等による出費は必要最小限に抑えられており，現段階では金銭面の支障はない。

水道・電気は通じているが，日頃，公共料金はコンビニ決済を利用しており，電気料金を滞納して止められることが頻繁であるとのことであった。また，トイレは使用できる状態だが，掃除はほとんどされていないようで，便器が変色していた。

このように把握できた情報を「セルフ・ネグレクトアセスメントシート」に記入した（**表6-10**）。いずれの分野も弱み領域にチェックが多いが，特に「健康行動」と「個人衛生」「（屋内の）住環境」において状態が悪く，支援において力点を置くべきポイントとして明確化でき，親族を含めた支援側では，課題の所在と支援の方向性について認識を統一することができた。

3 支援期（初動期）

まず，Cさんの精神症状への対応として，Cさん本人とBさんの長男の同意を得て，精神科医師に往診をしてもらうこととなり，医師の診察の結果精神疾患を有していることが明らかになった。しかし，以降の往診日にはCさんが家に閉じこもって出てこないようになり，往診は数回しか行えなかった。

Bさんは入院後に認知症の症状が出て，これまで行ってきた金銭管理ができなくなったことから，Bさんの長男が成年後見制度を申請し，成年後見人が選任された。

Bさんの入院以降，訪問してもCさんとは会えない期間が続いたが，Bさんの成年後見人が選任されてからは，家の維持管理費やCさんの生活費，清掃にかかる費用について，CさんやBさんの長男，Bさんの後見人などが話し合い，少しずつであるが顔の見える関係を築くことができた。

また，生活費を受け渡す際に精神科医師による往診ができるようタイミングを調整することで，中断していたCさんへの精神科の治療を再開することができた。しかし，Cさんは精神科の薬剤には抵抗を示したため，内服はできていなかった。

表 6-10　セルフ・ネグレクトアセスメントシート（B さん・C さん）

記入者：●●●●　　　作成：　○　年　○　月　○　日

強み領域			弱み領域
かなりある（最大限に存在）＝2 点，ややある（中等度に存在）＝1 点，ない（最低限に存在）＝0 点			かなりある（最大限に存在）＝2 点，ややある（中等度に存在）＝1 点，ない（最低限に存在）＝0 点
健康行動（充足・適切）	点数	点数	健康行動（不足・欠如）
1. 治療が必要な慢性疾患や症状の治療に通っている	0	2	1. 治療が必要な慢性疾患や症状を放置し，受診しない
3. 健康が障害されないよう生活している	0	2	3. 生命にかかわるような日常生活の注意が守られていない
4. 服薬など療養上必要とされる指導を遵守している	0	2	4. 服薬など療養上必要とされる指導が守られていない
個人衛生（清潔）	点数	点数	個人衛生（不潔）
7. 清潔な衣類を着用している	0	2	7. 汚れて不潔な衣類を着用している
住環境（良好）	点数	点数	住環境（劣悪）
11. 屋内に腐った食べ物や生ゴミは放置されていない	0	2	11. 屋内に腐った食べ物や生ゴミが放置され悪臭がする
12. 屋内のペット類は適切に飼われている	2	0	12. 屋内にペット類が放置されており不衛生な状態である
17. 窓ガラスやドアは壊れていない（ベニヤ板などで補修している）※1	2	0	17. 窓ガラスやドアが壊れたままである（ベニヤ板などで補修している）※1
18. 屋外のゴミや不用品は片付けられている	2	0	18. 屋外にゴミや不用品があふれている
19. 家屋は手入れがされ樹木も剪定されている	2	0	19. 家屋は老朽化し樹木が敷地外にまで鬱蒼と茂っている
サービス（応諾・受諾・利用・活用）	点数	点数	サービス（拒否）
20. 医療が必要であれば，受診の勧めに応じる	1	1	20. 医療が必要な状態だが，受診を勧めても拒否する
21. 介護保険の利用ができる状態であれば利用の勧めに応じる	2	1	21. 介護が必要な状態だが，介護保険利用を勧めても拒否する
22. 生活保護が必要であればその勧めに応じる	2	0	22. 困窮しているが，生活保護を申請しない
23. 必要な保健・福祉サービスには応じる	1	1	23. 必要な保健・福祉サービスを拒否している
金銭・財産管理（適正）※2	点数	点数	金銭・財産管理（不足・欠如）※2
28. 生活費を嗜好品やギャンブルに費やすことはない	2	0	28. 生活費を嗜好品やギャンブルに費やす
29. 契約などの金銭にかかわる手続きを行っている	0	2	29. 契約などの金銭にかかわる手続きができない
30. お金や通帳などの貴重品は管理されている	2	0	30. お金や通帳などの貴重品が管理されていない
全項目合計	21	28	全項目合計

注：アセスメント項目の点数の付け方については，巻末資料にある表 3 を確認のこと。

ツールの活用のポイント

「支援の力点ポイントを明確にする！」
セルフ・ネグレクトアセスメントシートの活用

多くの問題や課題を抱えている事例では，どこからどのように関わればよいのかと迷うことは多い。「セルフ・ネグレクトアセスメントシート」では，「強み」「弱み」を点数化できるため，課題の所在が明確となり，支援に力点を置くポイントが明確化できる。

4 支援期（展開期）

Bさんの退院に向けて家屋内の環境整備をするため，Cさんに，ベッドの設置や壊れた家電の買い替え，水漏れなどの住居の修繕のために清掃が必要だと説明したところ，その必要性を理解したCさんから清掃の同意を得ることができた。

Bさんの成年後見人が清掃業者への手配を行い，清掃の準備をしたが，Cさんは開始直前になると「知らない人が入ってきて困る」「大使館の許可が必要だ」などと言って感情が不安定になり，清掃が途中ストップすることもあった。そのたびにBさんの長男と保健師が説得し，Cさん自身も一緒に作業に加わってもらうことで安心させ，Cさんが起居する空間の物は大部分をCさんの希望に従い整理するにとどめる等，工夫をして作業を進めることで，予定した片付けを完了させることができた。

清掃により片付き，広く清潔になった家屋内でCさんは満足そうな表情をみせた。職員からCさんに「いったん片付いた家屋内も，従来のようにゴミを片付けないような生活であれば元どおりに散らかる」と繰り返し告げたことが奏功してか，以後，Cさん自身がゴミのとりまとめをするようになり，ゴミ出しの習慣づけができた。

Bさんは要介護2と認定され，介護ベッドのレンタル利用と，家屋内の動線を確認して手すりの設置を行い，病院でのリハビリテーションを経て退院できた。

退院後はホームヘルパーの派遣が始まり，家屋内の状況を継続的に把握できる体制が整った。

5 モニタリング

ホームヘルパーが訪問時にゴミの分別・袋入れを支援し，ゴミ出しを忘れないよう声かけすることで，ゴミの堆積状況に大きな悪化はみられていない。

退院後約半年の状況として，Bさんの体調悪化はみられず，開始したデイサービスセンターの利用にも積極的である。

6 支援の振り返りと今後の課題

本事例は，地域住民が把握した事例に対して，アセスメントツールを用いて状況把握や課題の明確化，関係機関との情報共有を通じて連携を図り支援を行った事例であった。

現在では，Cさんの往診・服薬が中断しないよう，医療機関とBさんの後見人が連携し，後見人から生活費を渡す時間帯を往診の時間帯に合わせることとした。Cさんは時折服薬を忘れるが，往診の中断はほぼなくなったので，関係機関が連携して声かけや主治医への報告等を行うこととしている。

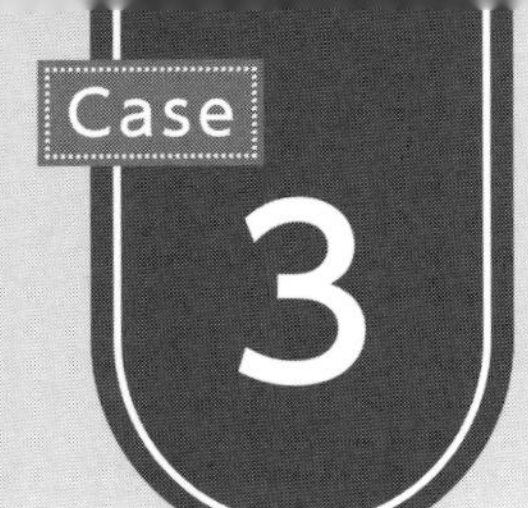

長い経過の中，ツールを使い対応のタイミングを図った事例

使用したツール

・サインシート* ・スクリーニング 5 項目 ・アセスメントシート* ・支援評価票* ・初動期の支援ツール ・展開期の支援ツール

事例概要

1 基本情報

■**対象者**：D さん，80 代前半，女性。夫と二人暮らしであったが，夫の特別養護老人ホームへの入所後は独居

■**家族状況**：夫は 80 代後半，要介護 2。デイサービス（2 日／週）に通所していたが，現在は，転倒による骨折をきっかけに特別養護老人ホームに入所中である。統合失調症であるが，服薬管理で症状は落ち着いている。
子どもはいない。D さんにきょうだいはいるが，遠方であり疎遠である。夫の妹とは関わりがあるが，熱中症やゴミ屋敷状態であることを心配し，市役所に通報したことがきっかけで，D さんとの関係は悪化している。

■**健康状態**：高血圧であるが，入院歴はない。物忘れを心配されることがあった。

■**生活環境**：約 30 年市営住宅に入居しており，家賃は月額約 8,000 円だが，現在，滞納 3 か月となっている。夫が入所している特別養護老人ホームからも利用料を引き落とすことができないと苦情がきている。

■**経済状況**：D さんの厚生年金が月約 8 万円，夫の厚生年金が月約 10 万円。預貯金は 2 人合わせて 200 万円。

2 関係図

1）家族関係図（ジェノグラム）

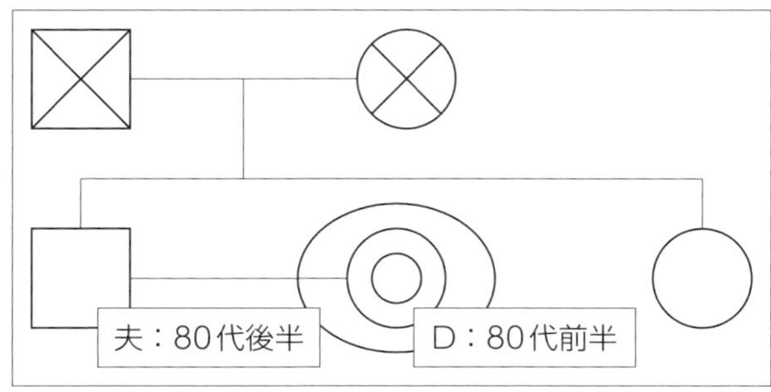

2）社会関係図（エコマップ）

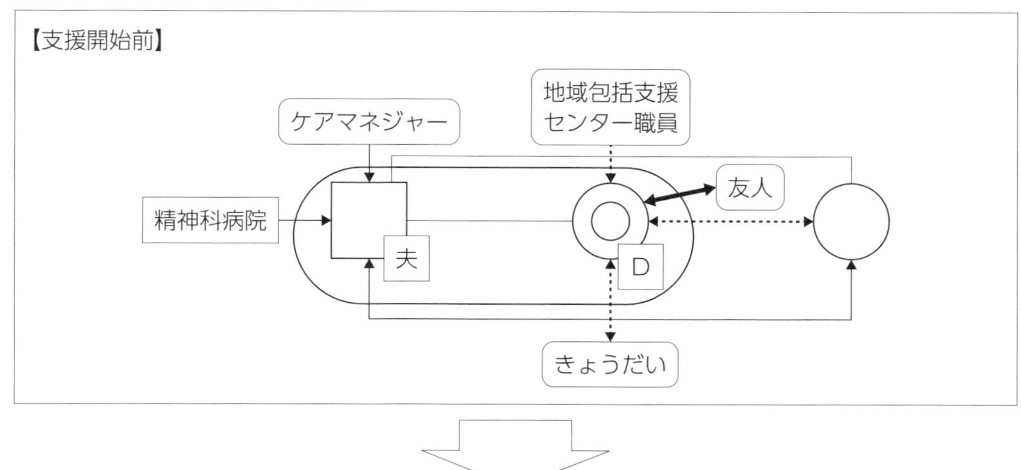

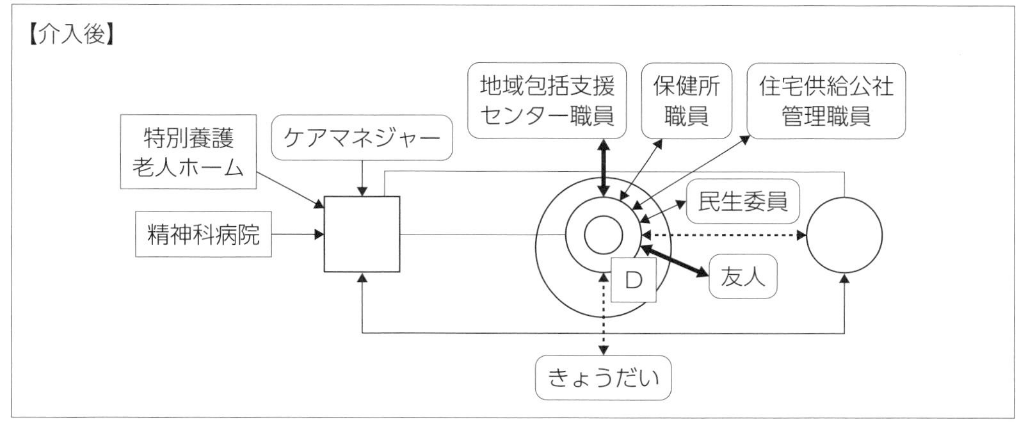

3）各関係機関・関係職種の役割

- 地域包括支援センター：支援全体のマネジメント
- 民生委員：日常生活の見守り
- 住宅供給公社管理職員：日常生活の見守り
- 夫のケアマネジャー：日常生活の見守り

支援経過

1 過去の関わり

1）地域包括支援センターによる見守り

Dさんの夫（当時70代半ば）が利用しているデイサービスから地域包括支援センターに，妻であるDさん（当時70代前半）が物忘れが多く心配であると連絡があった。

地域包括支援センター職員と夫を担当するケアマネジャー（介護支援専門員）が家

庭訪問を行ったが，Dさんは話好きで友人も多く，認知機能に問題はなさそうであったため，夫の統合失調症の服薬管理を中心とした支援をしたことでこのときの関わりは終了した。夫との口喧嘩や室内の不衛生も気になったが，Dさんの介護保険申請は行わず，見守り事例と判断した。

2）見守り支援中断

地域包括支援センターの法人内の組織改革や人事異動，担当者の退職等が重なり，Dさんに対する継続的な見守りが中断し，空白期間となってしまった。

2 事例把握・現地調査

地域包括支援センターによる見守り支援が中断されてから数年後，夫の妹より市役所に，「病弱な兄の自宅が，ゴミ屋敷状態でエアコンも壊れたままになっている。Dさんが兄を叩いたりしている」と連絡があり，地域包括支援センターにも市役所から連絡が入った。

1）地域包括支援センター職員による家庭訪問

訪問目的は，虐待の確認と熱中症対策・室内状況の確認であった。

Dさんの自宅は新聞紙やゴミが散乱しており，エアコンも壊れたままで熱中症が心配になるほど室内は高温であった。夫婦はテレビを見ており，高齢者虐待に関連するような事実確認はとれなかった。しかし，Dさん自身も汚れた服装であり，薬や小銭が床に多数落ちており，室内は不衛生で服薬管理，金銭管理に問題がありそうであった。飼っている小鳥は鳥かごの中で衛生的に世話されているようであった。

夫が食事をこぼしている姿を見て，職員がいるにもかかわらず，Dさんは「まったく，だらしないんだから！」と暴言を吐き，夫の統合失調症の薬も中断の可能性があったが，それについても「毎日きちんと飲ませています!!」と怒鳴っていた。Dさんのつじつまの合わない話もあり，認知機能の問題も推測できた。Dさんの健康診断の名目で，夫が通院する精神科への受診を勧めたが，「私は困っていないし，精神科なんてとんでもない！」と拒否された。

訪問時にDさんの友人から電話が入り，急遽訪問は終了となった。

初回は，熱中症予防の対策とエアコン修理の手続きだけ終わらせ，次回訪問の約束をして終了した。

2）セルフ・ネグレクトの兆候，セルフ・ネグレクトの可能性

「セルフ・ネグレクトサインシート」に複数チェックがついたので（**表6-11**），この時点で，セルフ・ネグレクト状態の兆候が見られ，継続的に見守るために，「セルフ・ネグレクトのスクリーニング5項目」と「セルフ・ネグレクトアセスメントシート」を用いてセルフ・ネグレクトの状態を記入し，地域包括支援センター職員同士で確認し合った。

表 6-11　セルフ・ネグレクトサインシート（D さん）

記入者：●●●●　　　作成：　○　年　○　月　○　日

＊該当する項目にチェックを入れる

本人の状況	家屋および家屋周囲の状況	社会との交流
☑ 3. うす汚れた下着や衣服を身につけている時がある	☑ 1. テーブルや台所に汚れた食器類が積み重なっている。	

表 6-12　セルフ・ネグレクトアセスメントシート（D さん）

記入者：●●●●　　　作成：　○　年　○　月　○　日

強み領域		弱み領域	
かなりある（最大限に存在）＝2 点，ややある（中等度に存在）＝1 点，ない（最低限に存在）＝0 点		かなりある（最大限に存在）＝2 点，ややある（中等度に存在）＝1 点，ない（最低限に存在）＝0 点	
個人衛生（清潔）	点数	点数	個人衛生（不潔）
6. 入浴や清拭をしており，身体の汚れや悪臭はない	0	2	6. 入浴や清拭を怠っており，身体の汚れや悪臭がある
7. 清潔な衣類を着用している	0	2	7. 汚れて不潔な衣類を着用している
8. 髪・髭は整容されつめが切ってある	0	2	8. 髪・髭の整容をせず，爪が伸びている
9. 洗顔や歯磨きをしている	0	2	9. 洗顔や歯磨きをしていない
住環境（良好）	点数	点数	住環境（劣悪）
12. 屋内のペット類は適切に飼われている	2	0	12. 屋内にペット類が放置されており不衛生な状態である
13. 排泄物や排泄物で汚れた衣類は片付けられている	2	0	13. 排泄物や排泄物で汚れた衣類が放置されている
14. 電気・ガス・水道などのライフラインは止まっていない	2	0	14. 電気・ガス・水道などのライフラインが止まっている
15. トイレや台所，浴室などは使用できる	2	0	15. トイレや台所，浴室などが使用できない
17. 窓ガラスやドアは壊れていない（ベニヤ板などで補修している）※1	2	0	17. 窓ガラスやドアが壊れたままである（ベニヤ板などで補修している）※1
社会（交流・外出）	点数	点数	社会（孤立・隠遁）
26. 外出している	2	0	26. 閉じこもり状態である
27. 近隣住民との間でのトラブルはない	2	0	27. 近隣住民との間でトラブルが発生している
金銭・財産管理（適正）※2	点数	点数	金銭・財産管理（不足・欠如）※2
28. 生活費を嗜好品やギャンブルに費やすことはない	2	0	28. 生活費を嗜好品やギャンブルに費やす
29. 契約などの金銭にかかわる手続きを行っている	2	0	29. 契約などの金銭にかかわる手続きができない
30. お金や通帳などの貴重品は管理されている	2	0	30. お金や通帳などの貴重品が管理されていない
31. 家賃や公共料金を滞りなく支払っている	2	0	31. 家賃や公共料金が支払われていない
全項目合計	26	19	全項目合計

注：アセスメント項目の点数の付け方については，巻末資料にある表 3 を確認のこと。

1　セルフ・ネグレクトのスクリーニング5項目

スクリーニングでは，「個人衛生」「住環境」「サービスの拒否」に該当があった。

2　セルフ・ネグレクトアセスメントシート

「強み領域」と「弱み領域」の評価を行った。短時間の訪問での評価で不明な部分もあるが，「強み領域」が26点で「弱み領域」が19点であった（**表6-12**）。

3　セルフ・ネグレクトアセスメントシートから明らかになったこと

いったん関わりが中断した事例であり，本事例を知る職員も少なくなり，地域包括支援センターの職員で問題を共有するためにも評価を行った。このシートは「強み領域」と「弱み領域」の視点で評価し，点数化により可視化することができる。また，同じ視点で経時的な変化も評価することができた。

3）支援の方向性

セルフ・ネグレクトアセスメントシートの「弱み領域」では，「健康行動」「個人衛生（不潔）」「サービス拒否」の点数が高く，一方「強み領域」では，「住環境（良好）」「社会（交流・外出）」「金銭・財産管理」の点数が高いことが明確になった。このアセスメントシートを用いて，「強み領域」である「住環境（良好）」「社会（交流・外出）」「金銭・財産管理」のさらなる改善と，「弱み領域」の「健康行動」「個人衛生（不潔）」「サービス拒否」の改善を，この時点での支援の方向性とした。

そこで，セルフ・ネグレクトアセスメントシートの結果を参考に，Dさんの認知機能を確認することを目標にするとともに，生活環境改善の支援計画を作成した。

ツール活用のポイント

「セルフ・ネグレクトが疑われる場合は，少ない情報でもサインシートを活用する」
セルフ・ネグレクトサインシートの活用

初回の訪問では，本人と対面できないことも多く，対面できても短時間の場合がよくある。セルフ・ネグレクトが疑われる場合は，把握できた情報からセルフ・ネグレクトサインシートで確認し，後日，情報を追記することで支援方針を決定する際に役立てることができる。

3　支援期（初動期）

1）室内の散乱状況は悪化

前回訪問が短時間であったため，再度訪問を約束した日時に訪問した。しかし，不在であったため，その後も地域包括支援センターの職員は訪問を何度も繰り返した。訪問目的は，Dさんとの信頼関係の構築とともに，認知機能の確認および室内状況の確認であった。

自宅に入った際に確認すると，エアコンの修理は終了していたが，室内の散乱状況は悪化していた。Dさんに介護保険申請や介護予防教室などを勧めたが，友人が大勢いるからまったく問題ないとのことであった。訪問には拒否的でもなく，不在の理由は友人と買い物に行っていたとのことであり，認知機能に問題はなさそうであった。

この段階では，「初動期の支援ツール」に記入し，支援にあたって活用した。

2）夫の入所

少しすると，夫が転倒して骨折をしてしまった。夫はこれをきっかけに特別養護老人ホームに入所し，Dさんは独居となった。

地域包括支援センター職員は，ホームヘルパーの導入を視野に入れて，Dさんへの家庭訪問を繰り返した。しかし，居留守を使われたり，不在であったり，Dさんに会えないことが続いた。

市営住宅の民生委員もなかなかDさんに会えずにいた。民生委員は，時折，Dさんが買い物をしている姿を見かけて声をかけていたが，「困っていることはない。人様にお願いすることは何もない」と逃げるように去っていくと話していた。

4 支援期（展開期）

Dさんの私物（雑貨や新聞雑誌類）が市営住宅の共用部の駐輪場に置かれたままで，片付けられず困っていると，住宅供給公社から地域包括支援センターに連絡があった。地域包括支援センター職員がDさんにゴミの撤収や一緒に片付けることを提案したが，Dさんは頑なに拒んだ。結局，管理組合で片付けることになった。

その後，頻回にゴミの問題や金銭的な問題が浮上し，そのたびに地域包括支援センター職員が対応した。Dさんが近隣住民や管理組合のせいにすることもあり，近隣でも有名になってしまい，Dさんはますます孤立してしまった。

地域包括支援センター職員も困り事に丁寧に対応していたが，Dさんは他人を受け入れることも少なくなり，病院受診を勧めても，通院につなげることはできなかった。

また，夫が入所している特別養護老人ホームより地域包括支援センターに連絡があり，利用料の支払いが遅れることが多く，利用料を振り込む通帳を紛失することもたびたびでDさんも困っている様子である，とのことであった。また，Dさんに特別養護老人ホーム職員が成年後見制度についても説明をしたが，理解を示さないとのことであった。

1）地域包括支援センター職員による家庭訪問

訪問目的はDさんの認知機能の確認であった。

まず自宅に入ったところ，室内状況は以前より悪化し，悪臭も発生していた。小鳥は鳥かごに入っていたが，糞が室内に散乱していた。

独居となってから，階段の昇降が面倒になり外出も減ったようであった。ゴミ出しも面倒で，料理もあまりしなくなり，さらには，衣類には汚れがあり入浴していない様子がうかがえた。再発行した通帳については，不在票が届いていたようだが，Dさんが印鑑を持たずに郵便局へ行ったため，受け取りができなかったと話していた。

ここでは「展開期の支援ツール」を用いて確認を行い，地域ケア会議でも報告・確認した。

2）地域ケア会議開催

地域ケア会議には，地域包括支援センター職員，保健所職員，市役所高齢福祉課，住宅供給公社管理職員，民生委員が出席した。そこで次の支援方針が決まり，各々の役割も決定した。

①地域包括支援センター職員：認知機能の観察，医療（物忘れ外来）や保健所の精神保健福祉相談につなげること

②民生委員：生活状況の確認，情報提供

③住宅供給公社管理職員：生活状況の確認，情報提供

3）医療への結びつけ

Dさんの物忘れがひどくなり，本人からも，手元に現金がなくなり盗まれたと，頻回に地域包括支援センターに電話がくるようになった。そのたびに，地域包括支援センター職員が，室内の印鑑を一緒に探したり，通帳の確認をし，郵便局の通帳再発行の手続きにも3回同行した。

そのような中，Dさんの自宅で地域包括支援センター職員がテーブルの上にあった郵便局の通帳を発見したところ，Dさんはとても喜び，今までに見たことのないような笑顔を見せた。職員がこのタイミングで「物忘れ外来」を勧めたところ，前向きな反応を示したため，職員が同行して，夫が通院していた精神科病院を受診することになった。

5 モニタリング

地域ケア会議後，3か月が経過したため，各担当者より情報を収集し，今後の支援の方向性を考えるため，支援評価票を記入した（**表6-13**）。支援者との関係性がよくなり，Dさん自ら支援者を頼ることも多くなったが，やはり，本人の清潔ケアや室内環境の不衛生，金銭管理の問題が今後の課題にあがった。

6 支援の振り返りと今後の課題

高齢者事例に対応していると，認知機能の問題，身体機能の問題，経済的問題，家族関係の問題など，差異はあるものの多岐にわたる問題が生じ，事実の把握に時間を要することが多い。本事例は，一見元気そうで友人も多いため，本人の状態の把握に時間を要し，支援者が長期にわたり関わった事例である。一方で，支援者側は組織であっても，担当者が変わると緊急性がない場合にはタイミングを逸してしまうことも

表 6-13　支援評価票（D さん）

支援評価票

記入日：　○　年　○　月　○　日　　記入者：●●●●

1. 支援目標・計画

＃1　認知機能を確認し，独居生活を支援する：
服薬・受診状況，金銭管理，清潔ケア，日常生活支援

2. 支援内容（複数回答可）

☑本人への支援　☑家屋および家屋周辺状況等の現地確認　□家族・親族への支援
□近隣・地域住民に向けた支援　☑関係機関との連携　□見守り
□その他（　　　　　　　　　　）

3. モニタリング：支援目標に対して，どの程度到達したか

健康行動（充足・適切／不足・欠如）

認知機能の確認を継続していたが，精神科受診に至ることができた。

個人衛生（清潔／不潔）

清潔ケアに関しては受け入れることなく，不潔な状態が続いている。

住環境（良好／劣悪）

認知機能の低下が目立ち，室内は不衛生な状態が続いている。

サービス（応諾・受諾／拒否）

支援者との関係性が良くなり，精神科を受診することになった。

社会（交流・外出／孤立）

必要時のみ，支援者，関係機関に連絡が来ていたが，最近はよく自らの困り事で連絡が来るようになった。

金銭・財産管理（適正／不足・欠如）

通帳の紛失が頻回になり，金銭管理は難しい。今後の支援の課題である。

4. 総合評価

深刻度　□レベル A　□レベル B　☑レベル C（　　　　　　　　　　）

支援者が関わり，独居生活が何とかできている。

5. 今後の支援目標・支援内容

支援目標：現在の自宅で，今まで通りの生活が継続できる。
支援内容：認知症の受診支援，服薬・金銭管理，住環境の改善，本人の清潔ケア，生活支援を行う。

多いということを学んだ事例でもある。

当初は，明るく交際範囲も広い，しっかり者のＤさんであったが，「気になる事例」となり，その後，認知症の可能性が高くなり，多くの関係者同士で連携して支援を行っていった。Ｄさんはしっかり者であったために，自分ができなくなったことや失敗を受け入れることに抵抗を示すことがしばしばあり，支援にも時間を要してしまった。しかし，Ｄさんが一番困っていた「通帳の紛失」について，支援者が通帳を発見したことがきっかけで，急速に関係性が良くなり，その後，支援者に頼るようになった。

今後，Ｄさんの認知機能の問題，地域で生活する際の諸問題，関係が悪くなった義妹との関係，金銭的問題等，各関係機関と連携し，継続的に支援をしていく必要はあるが，「支援困難事例」ではなくなった事例であるといえる。

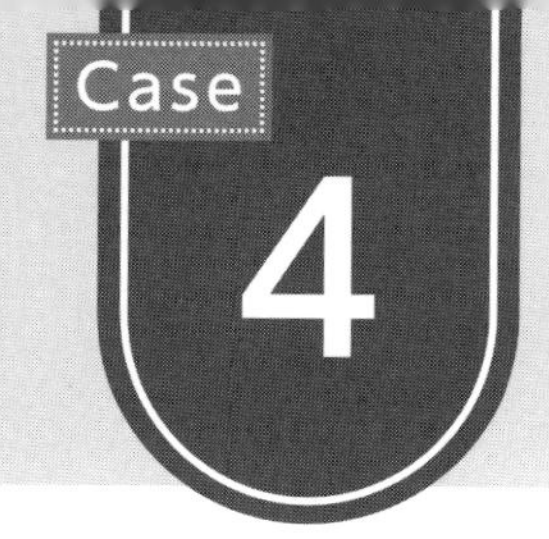

Case 4 家庭背景や危機的ライフイベントからひきこもりに至り，生活習慣病の悪化で生命の危険が迫っていた事例

使用したツール

- アセスメントシート*

事例概要

1 基本情報

- **対象者**：E さん，50 代，女性，約 5 年前からひきこもり状態が続いている。
- **家族状況**：親子関係はあまりよくない。
- **生活環境**：2 階建ての一軒家に，80 代の母親と二人で居住している。E さんは 2 階の自室からは出るが，外出は月 1 回程度である。母親に対して言葉で攻撃することがある。母親は高血圧，脂質異常症，腰痛・膝関節痛の持病があり，週 3 回パート勤務をしている。
- **疾患名・入院歴**：30 代半ばから健康診断を受けていない。定期的な通院先はない。
- **介護度・ADL**：ADL は自立しており，介護・福祉サービスの利用はない。
- **生活歴**：E さんは約 10 年前に会社をリストラされてから仕事を転々としたが，どれも長続きせず，人間関係が嫌になり，ひきこもりになった。母親が約 3 年前に福祉相談機関に就労相談をしたが，具体的な支援にはつながらなかった。
- **近隣および友人関係**：なし。
- **意思疎通の程度**：問題なし。

2 関係図

1）家族関係図（ジェノグラム）

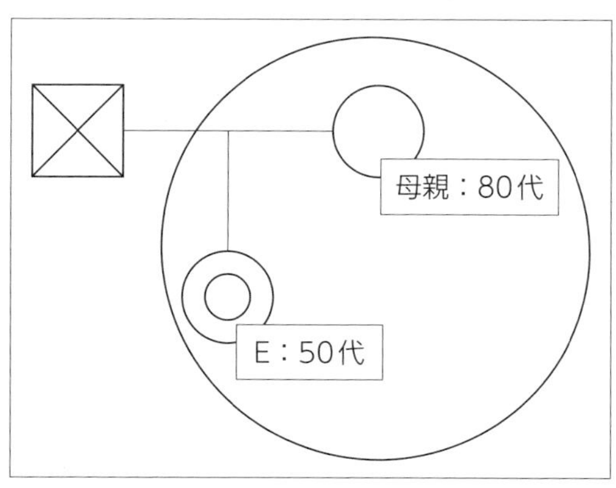

2）社会関係図（エコマップ）

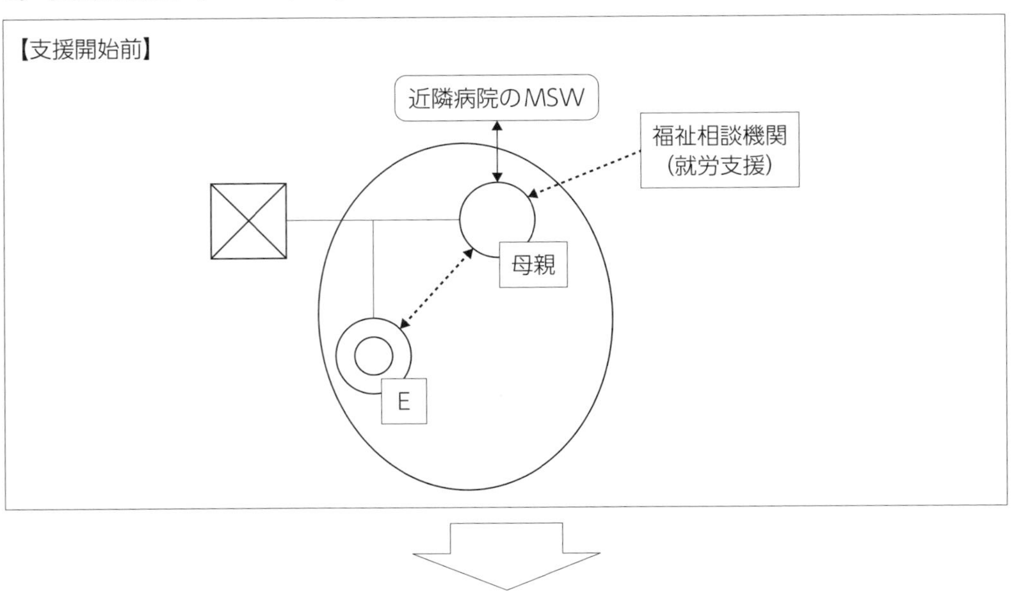

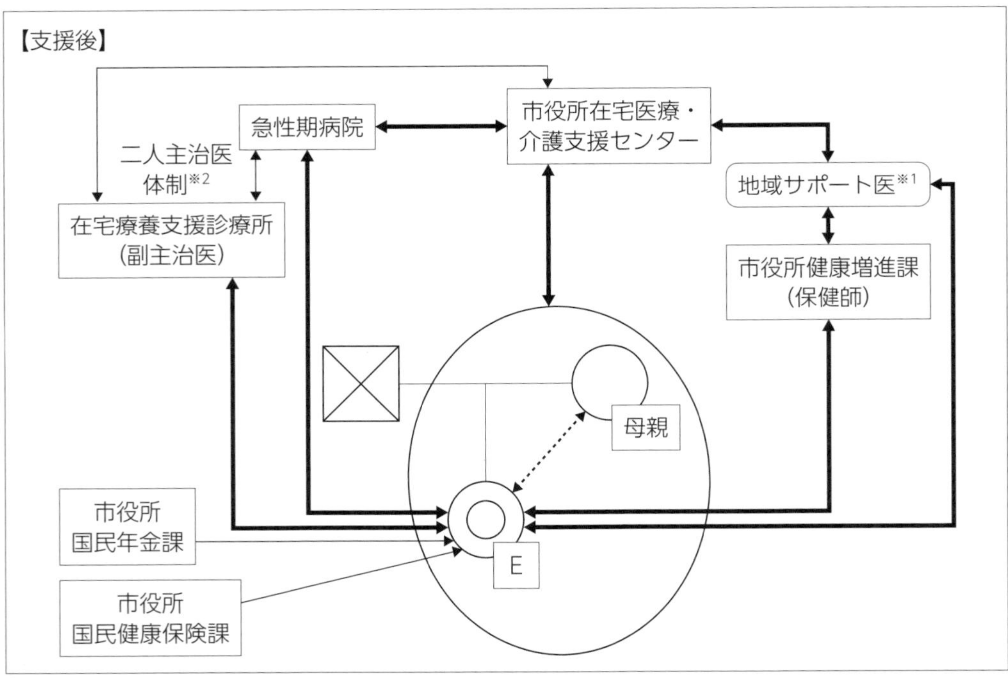

※1 当該市では，地域に存在する医療関連の困難事例に相談支援者が効果的に対応できるよう，市医師会が日常生活圏域ごとに「地域サポート医」を創設，配置した。地域サポート医は，相談事例に対して医療的なおおまかな見立てや助言を行うとともに，医療機関受診や必要なサービスを拒否しているセルフ・ネグレクト事例に対して保険診療外で現場に赴く医師アウトリーチ（訪問支援）を実施している。

※2 かかりつけ医が並行して関わることで，専門科外来の主治医では対応困難な急病時の対応，生活の視点からの医療の提供が可能となる。病態が安定すれば複数の専門科外来への通院負担を減らすことも可能となる。

3）各関係機関・関係職種の役割

当該市では，高齢者や生活保護受給者，各種手帳保持者のいずれにも該当しない人の支援担当部署を定めている。高齢者にかかわらず全世代にわたる総合相談を行っている高齢者支援課の地域包括ケア推進担当室に「福祉まるごと相談窓口」を設置し，高齢者分野のほか，障害分野，児童分野等について基礎的な相談への対応や適切な機関の紹介ができる体制も構築している（**図 6-1**）。

- 市役所健康推進課の保健師：本人に医療機関受診を推奨，地域サポート医にアウトリーチ（訪問支援）を依頼，当事者支援（ひきこもり支援）
- 市役所在宅医療・介護連携支援センターの専門職（保健師等）：市健康推進課の保健師と同行訪問，地域サポート医のアウトリーチを調整，E さんと母親の支援全体のマネジメント（8050 問題支援）
- 地域サポート医：受診拒否に対するアウトリーチ，医学的見地からの今後の支援への助言
- 急性期病院（入院）：心疾患や糖尿病に対する治療や療養指導，医療ソーシャルワーカー（MSW）による退院支援
- 急性期病院（外来）：心疾患や糖尿病，睡眠時無呼吸症候群，糖尿病網膜症に対する複数専門科の診療
- 在宅療養支援診療所：かかりつけ医の立場での訪問診療（医師アウトリーチの際に診療への同意が得られ，アウトリーチ翌日から同一の医師が訪問診療として関わった）
    - 金銭的な理由から中断している

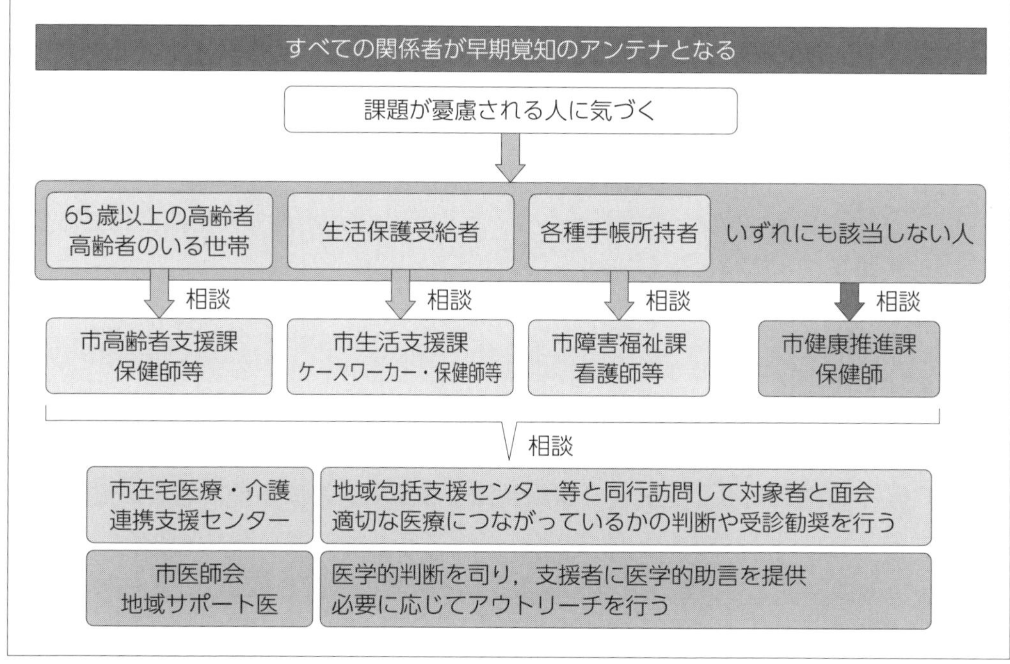

図 6-1　当該市の事例相談体制

- 市役所国民健康保険課：滞納していた国民健康保険料の支払い手続き，限度額適用・標準負担額減額認定証発行
- 市役所国民年金課：国民年金納付猶予の申請状況確認と必要な手続き（母親が国民年金納付猶予の新規申請は済ませていたため，納付猶予継続申請を行った）
- その他
  - 精神科医：ひきこもりの背景に発達障害や適応障害が考えられ，精神科の受診を勧めているが未受診。母子関係改善のため，母親にもカウンセリングを勧めている。
  - 自立支援医療（精神通院医療）：適応となる可能性がある。
  - 障害年金：自立支援医療（精神通院医療）が適応の場合，1年6か月後に障害年金の受給対象者となる。
  - 介護保険第二号被保険者：糖尿病合併症（特定疾病）に該当しているため，介護の必要性が生じた場合は介護保険サービスを利用できる。
  - ひきこもり支援ネットワーク：居場所づくりを行っていく必要がある。
  - 生活保護申請：今後8050問題の解決手段として検討している。

支援経過

1 事例把握

1）事例把握

約1か月半前に，Eさんに咳と夜間の息苦しさが出現し，その後1か月ほど両下肢の浮腫が持続していた。心配した母親が病院受診を勧めるも本人の拒否が続き，母親が近隣の病院に往診を相談した。往診は断られたが，相談を受けたMSWより市役所在宅医療・介護連携支援センターに連絡があり，事例が把握された。

2）セルフ・ネグレクトの兆候，セルフ・ネグレクトの可能性

5年にわたるひきこもりがあり，病院受診のための外出に拒否的であり，セルフ・ネグレクト状態と考えられた。

2 現地調査

1）課題の抽出と支援の方向性を検討する

事例把握から1週間後に家庭訪問を約束できた。事前に母親と電話で打ち合わせを行い，「高齢者の巡回健康相談」として市役所健康推進課保健師が自宅を訪問した。1階のリビングは整理されていた。まず母親の体調を確認し，その後2階の自室にいるEさん本人を呼び，面接を行った。

1　母親からの聞き取り

母親とEさんとの会話は普段ほとんどないとのことであった。食事は不規則で，昼は母親がつくったものを食べるがそれ以外はコンビニエンスストアの弁当などをつまむとのことであった。浮腫があったため，母親が「カップラーメンばかり食べていないでちゃんとしたものを食べなさい」と本人に話したら，「2週間飲まず食わずで治るか。無知だ，低能だ」と言われたとのことであった。Eさんの父親は酒好きで，50代前半で多量飲酒により身体を悪くして亡くなったとのことであった。Eさんに喫煙・飲酒習慣はない。世帯の経済状況は，父親の遺族年金，母親の国民年金と家事支援の収入で暮らしており，Eさんの収入はなく，国民健康保険料，国民年金は滞納しているとのことであった。

2　本人との面接

Eさんの服装や身体は清潔で，頭髪は短く整えられていた。身体状況として，肥満（163cm，83kg），180／120mmHgと血圧高値，脈が触れにくい，両側の大腿～陰部まで広がる重度浮腫がみられた。起立時のふらつき，睡眠時のいびきを自覚していた。本人は「約1か月半前に咳がひどく，夜間も首を絞められているのかと思うほど苦しくて眠れなかった。その後2週間くらいしてむくみが出始め，食欲が落ちて食べられないのに太ってきた感じがあり，気がついたら足先から足の付け根まで象の足のようにパンパンになっていた」と話した。病院を受診したほうがよいと伝えるが，「むくみは食事や運動でよくなるのか？」などの質問があり，病院に行かずに済む方法を考えたい様子であった。一番は受診をすることだが，その他に何かできることがないか調べますと伝え，1週間後くらいに体調をうかがう電話をするとも伝えた。「わかりました。携帯はないので自宅の電話にお願いします」とのことであった。これらの状況をもとに，「セルフ・ネグレクトアセスメントシート」（**表6-14**）を作成した。

その後，さらに2週にわたり2回電話連絡を行った。一緒に受診することも勧めるが，「それは無理だと思う」「病院は苦手なので行きたくない，もう少し様子をみたい」「いい加減病院を受診しろという話ですよね。でももう一人の自分が突然どうしたって言っている」など外出を嫌がる様子がみられた。

表6-14　セルフ・ネグレクトアセスメントシート（Eさん：初動期）

記入者：●●●●　　作成：　○　年　○　月　○　日

強み領域		弱み領域	
かなりある（最大限に存在）＝2点，ややある（中等度に存在）＝1点，ない（最低限に存在）＝0点		かなりある（最大限に存在）＝2点，ややある（中等度に存在）＝1点，ない（最低限に存在）＝0点	
健康行動（充足・適切）	点数	点数	健康行動（不足・欠如）
1. 治療が必要な慢性疾患や症状の治療に通っている	0	2	1. 治療が必要な慢性疾患や症状を放置し，受診しない
2. 自身で行うべき必要な医療的なケアを行う	0	2	2. 自身で行うべき必要な医療的ケアを行っていない

第6章　ツールを活用したセルフ・ネグレクト事例への支援

強み領域			弱み領域
3. 健康が障害されないよう生活している	0	2	3. 生命にかかわるような日常生活の注意が守られていない
4. 服薬など療養上必要とされる指導を遵守している	0	2	4. 服薬など療養上必要とされる指導が守られていない
5. 年齢相応の体型で，水分や食事を摂取している	0	2	5. 痩せており，必要な食事をとっていない
個人衛生（清潔）	点数	点数	個人衛生（不潔）
6. 入浴や清拭をしており，身体の汚れや悪臭はない	2	0	6. 入浴や清拭を怠っており，身体の汚れや悪臭がある
7. 清潔な衣類を着用している	2	0	7. 汚れて不潔な衣類を着用している
8. 髪・髭は整容されつめが切ってある	2	0	8. 髪・髭の整容をせず，爪が伸びている
9. 洗顔や歯磨きをしている	2	0	9. 洗顔や歯磨きをしていない
住環境（良好）	点数	点数	住環境（劣悪）
10. 家屋内にゴキブリなどの害虫は見当たらない	2	0	10. ゴキブリなどの害虫が発生している
11. 屋内に腐った食べ物や生ゴミは放置されていない	2	0	11. 屋内に腐った食べ物や生ゴミが放置され悪臭がする
12. 屋内のペット類は適切に飼われている	2	0	12. 屋内にペット類が放置されており不衛生な状態である
13. 排泄物や排泄物で汚れた衣類は片付けられている	2	0	13. 排泄物や排泄物で汚れた衣類が放置されている
14. 電気・ガス・水道などのライフラインは止まっていない	2	0	14. 電気・ガス・水道などのライフラインが止まっている
15. トイレや台所，浴室などは使える	2	0	15. トイレや台所，浴室などが使用できない
16. 家屋内のものは適切な場所に置かれている	2	0	16. 家屋内に物が放置され，足の踏み場がない
17. 窓ガラスやドアは壊れていない（ベニヤ板などで補修している）※1	2	0	17. 窓ガラスやドアが壊れたままである（ベニヤ板などで補修している）※1
18. 屋外のゴミや不用品は片付けられている	2	0	18. 屋外にゴミや不用品があふれている
19. 家屋は手入れがされ樹木も剪定されている	2	0	19. 家屋は老朽化し樹木が敷地外にまで鬱蒼と茂っている
サービス（応諾・受諾・利用・活用）	点数	点数	サービス（拒否）
20. 医療が必要であれば，受診の勧めに応じる	0	2	20. 医療が必要な状態だが，受診を勧めても拒否する
21. 介護保険の利用ができる状態であれば利用の勧めに応じる	0	2	21. 介護が必要な状態だが，介護保険利用を勧めても拒否する
23. 必要な保健・福祉サービスには応じる	0	2	23. 必要な保健・福祉サービスを拒否している
社会（交流・外出）	点数	点数	社会（孤立・隠遁）
24. 他者との関わりを受け入れる	0	2	24. 他人との関わりを拒否する
25. 近隣住民と関わる	0	2	25. 近隣住民との関わりがない
26. 外出している	0	2	26. 閉じこもり状態である
27. 近隣住民との間でのトラブルはない	0	2	27. 近隣住民との間でトラブルが発生している
金銭・財産管理（適正）※2	点数	点数	金銭・財産管理（不足・欠如）※2
29. 契約などの金銭にかかわる手続きを行っている	2	2	29. 契約などの金銭にかかわる手続きができない
全項目合計	31	27	全項目合計

注：アセスメント項目の点数の付け方については，巻末資料にある表 3 を確認のこと。

2）課題を整理する

地域サポート医のアウトリーチを調整し，事例把握から約１か月後の時点での医師アウトリーチとなった。健康推進課保健師，在宅医療・介護連携支援センター保健師，地域サポート医がアウトリーチ前に次のようにＥさんの課題を整理し，医師アウトリーチでまずは早急に医療につなげることを第一目標とした。

【課題リスト】

身体的問題　＃１　著明な両側下腿浮腫
＃２　血圧高値
＃３　起立時のふらつき
＃４　睡眠時無呼吸症候群の疑い
＃５　肥満・食生活の問題

心理的問題　＃６　受診拒否
＃７　５年前からのひきこもり（人間関係が嫌になり，生きづらさを感じている）
＃８　母親との関係性の問題

社会的問題　＃９　8050 問題

ツール活用のポイント

「31 項目をアセスメントすることで，全体像が把握できる」セルフ・ネグレクトアセスメントシートの活用

セルフ・ネグレクトは不衛生な環境にのみ目がいってしまうことが多い。しかし，他にも見逃してはいけない重要な項目がある。セルフ・ネグレクトアセスメントシートを用いて，「健康行動」「個人衛生」「住環境」「サービス」「社会」「金銭・財産管理」等の視点からアセスメントすると，事例の特徴がわかり，全体像が把握できる。

3　支援期（初動期）

医師アウトリーチ当日，Ｅさんは医師の診察には拒否なく応じ，訪問診療や血液検査にも同意を得た。診察と血液検査結果から，少なくともうっ血性心不全と糖尿病に対して早急に精査加療が必要と判断された。翌日に再度訪問診療を行い，健康推進課と在宅医療・介護連携支援センターの保健師も立ち会い，本人に対して病院での検査・治療の説得を行った。本人は涙を流しながら，「心不全となったのは母親のせい(1～2 年前からやめてほしいと言っても，毎日コンビニ弁当しか買ってこない)」「お金がないなら病院に行けない，首を吊って死ぬしかないと言われて傷ついた」など母親に対する不満，「仕事上で感情をなくすことを経験してきた」などと訴えた。母親からは，本人から暴言や反抗があること，「もう自分でなんとかしてほしい」という訴えがあった。

医師アウトリーチ翌々日，健康推進課と在宅医療・介護連携支援センターの保健師が再度自宅を訪問した。「病院に行きたくない気持ちはわかるが，重大な病気があり放って置けない。命を助けるために来ている」などと説得を繰り返した。最終的に，「生きるも死ぬも母親の考え」と，本人が母親に受診・入院の判断を委ねた。母親は「自分の子どもに治療しないなんて言うはずがない，身体がもう危ないと思ったから病院に相談した」と本人に受診するよう伝え，本人も同意したため，保健師付き添いのもと病院を受診した。2回目の受診時に本人・母親に検査結果の説明があった。

診断された疾患は次のとおりである。

- うっ血性心不全，虚血性心筋症（心機能低下），冠動脈狭窄（3枝病変）→心筋に十分な血流が行き渡らず心筋梗塞を起こして心機能が低下し，心不全として浮腫や息苦しさが出ていた。
- 2型糖尿病（神経障害，前増殖網膜症，腎症第2期）→神経障害により起立時のふらつきが出ていた。
- 高血圧症，脂質異常症，睡眠時無呼吸症候群（重度）

3本の冠動脈のすべてに狭窄があり心機能が低下していること，合併症を併発し，すでに発症から10年程度経過していると考えられる2型糖尿病があることから，冠動脈へのステント留置と糖尿病教育目的の入院治療を要するとのことであった。本人は黙って説明を聞き，入院に対しても頷き「はい」と返事をした。入院に伴う経済的支援として母親の「限度額適用・標準負担額減額認定証」の申請を保健師が同行支援した。

4 支援期（展開期）

保健師との間で信頼関係が構築され，セルフ・ネグレクトに影響する要因とそのプロセス[1)]として，母親と本人にそれぞれこれまでの事情を尋ねたところ，父親のアルコール依存→母親の家出→父親との二人暮らし（7年）→高校不登校→父親の死亡→再び母親と暮らす→就職→高度肥満・食生活の乱れ→リストラ→仕事を転々とする→人間関係に悩む→抑うつ気分→ひきこもり生活→生活習慣病の悪化→身体機能の低下，というライフヒストリーが浮かび上がった。母親が家出するときに本人に説明がなかったことで，今も母子関係に溝が生じているようであった。ひきこもりの背景には発達障害あるいは適応障害の可能性が疑われた。

初動期の介入により，**図6-2**のように多分野にまたがる問題が複雑化し積み重なった状態から，まずは医療につなげることができ，退院後も定期的な専門科外来を受診できている。服薬や睡眠時無呼吸症候群に対する夜間持続用圧呼吸療法は守られているが，眼科で前増殖網膜症へのレーザー治療を勧められたことに対しては本人の拒否

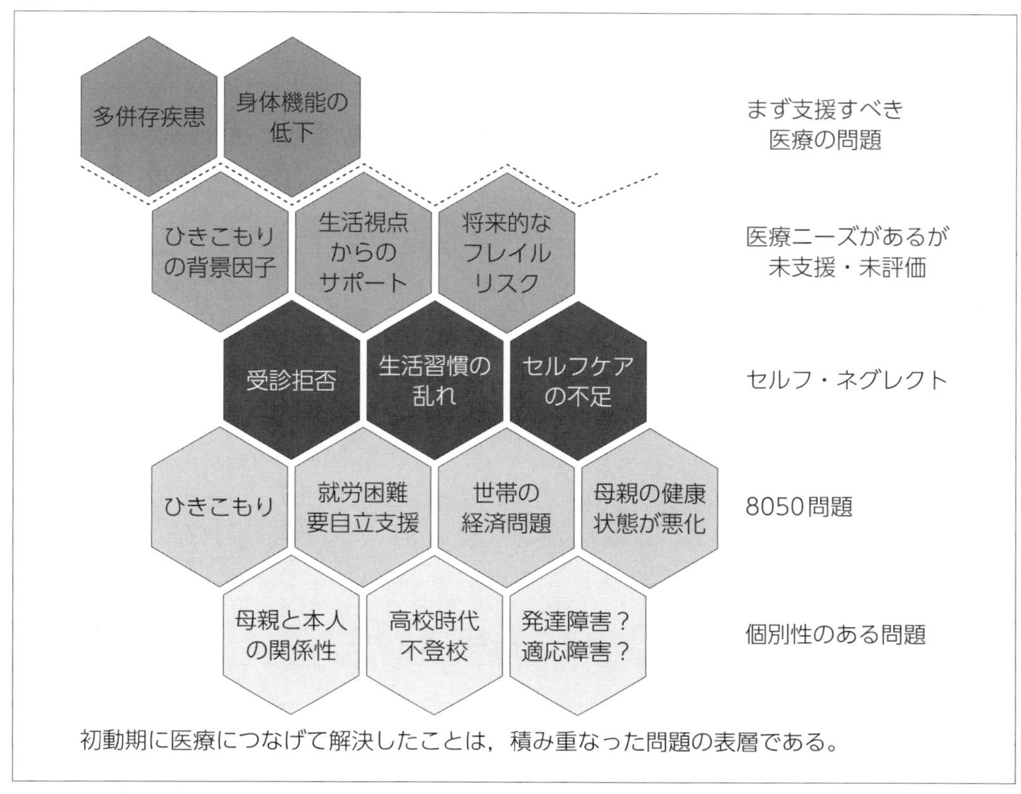

図 6-2　積み重なった複雑な課題

があった。

「セルフ・ネグレクトアセスメントシート」を改めて記入したところ，「健康行動」の項目が弱みから強みに変わったが，「サービス」「社会との交流・外出」の項目で拒否やひきこもり状態が続き，残された課題であることを確認できた（**表 6-15**）。

5　モニタリング

総合病院の複数の専門科外来にのみ通院している。かかりつけ医につながることで専門科外来の通院負担を減らし，生活の視点からの介入も可能であることを伝えているが，金銭面を理由に拒否がある。モニタリングを継続しながら見守っていく予定である。

6　支援の振り返りと今後の課題

危機的な生活背景や生活習慣の悪化などの重層的な課題を，アセスメントツールを用いて情報を整理し，関係機関と連携しながら既存の保健医療福祉サービスを効果的に組み合わせ支援した事例であった。

表 6-15　セルフ・ネグレクトアセスメントシート（E さん：初動期→展開期）

記入者：●●●●　　作成：　○　年　○　月　○　日

強み領域			弱み領域
かなりある（最大限に存在）＝2 点，ややある（中等度に存在）＝1 点，ない（最低限に存在）＝0 点			かなりある（最大限に存在）＝2 点，ややある（中等度に存在）＝1 点，ない（最低限に存在）＝0 点
健康行動（充足・適切）	点数	点数	健康行動（不足・欠如）
1. 治療が必要な慢性疾患や症状の治療に通っている	0→2※	2→0※	1. 治療が必要な慢性疾患や症状を放置し，受診しない
2. 自身で行うべき必要な医療的なケアを行う	0→2※	2→0※	2. 自身で行うべき必要な医療的ケアを行っていない
個人衛生（清潔）	点数	点数	個人衛生（不潔）
6. 入浴や清拭をしており，身体の汚れや悪臭はない	2	0	6. 入浴や清拭を怠っており，身体の汚れや悪臭がある
7. 清潔な衣類を着用している	2	0	7. 汚れて不潔な衣類を着用している
8. 髪・髭は整容されつめが切ってある	2	0	8. 髪・髭の整容をせず，爪が伸びている
9. 洗顔や歯磨きをしている	2	0	9. 洗顔や歯磨きをしていない
住環境（良好）	点数	点数	住環境（劣悪）
10. 家屋内にゴキブリなどの害虫は見当たらない	2	0	10. ゴキブリなどの害虫が発生している
11. 屋内に腐った食べ物や生ゴミは放置されていない	2	0	11. 屋内に腐った食べ物や生ゴミが放置され悪臭がする
12. 屋内のペット類は適切に飼われている	2	0	12. 屋内にペット類が放置されており不衛生な状態である
13. 排泄物や排泄物で汚れた衣類は片付けられている	2	0	13. 排泄物や排泄物で汚れた衣類が放置されている
14. 電気・ガス・水道などのライフラインは止まっていない	2	0	14. 電気・ガス・水道などのライフラインが止まっている
15. トイレや台所，浴室などは使用できる	2	0	15. トイレや台所，浴室などが使用できない
16. 家屋内のものは適切な場所に置かれている	2	0	16. 家屋内に物が放置され，足の踏み場がない
17. 窓ガラスやドアは壊れていない（ベニヤ板などで補修している）※1	2	0	17. 窓ガラスやドアが壊れたままである（ベニヤ板などで補修している）※1
18. 屋外のゴミや不用品は片付けられている	2	0	18. 屋外にゴミや不用品があふれている
19. 家屋は手入れがされ樹木も剪定されている	2	0	19. 家屋は老朽化し樹木が敷地外にまで鬱蒼と茂っている
サービス（応諾・受諾・利用・活用）	点数	点数	サービス（拒否）
23. 必要な保健・福祉サービスには応じる	0	2	23. 必要な保健・福祉サービスを拒否している
社会（交流・外出）	点数	点数	社会（孤立・隠遁）
25. 近隣住民と関わる	0	2	25. 近隣住民との関わりがない
26. 外出している	0	2	26. 閉じこもり状態である
27. 近隣住民との間でのトラブルはない	0	2	27. 近隣住民との間でトラブルが発生している
金銭・財産管理（適正）※2	点数	点数	金銭・財産管理（不足・欠如）※2
28. 生活費を嗜好品やギャンブルに費やすことはない	0→2※	0	28. 生活費を嗜好品やギャンブルに費やす
30. お金や通帳などの貴重品は管理されている	0→2	0	30. お金や通帳などの貴重品が管理されていない
全項目合計	31→44※	27→15※	全項目合計

※ 矢印は初動期から展開期へのかかわりの前後での変化を示す。

注：アセスメント項目の点数の付け方については，巻末資料にある表 3 を確認のこと。

今後は，外出が外来受診の1～2回／月にとどまっているため，ひきこもり支援ネットワークの活用や，一人暮らしを見越した就労支援や生活保護の申請を検討するなど，サービスを活用しながら自立した生活を支える支援を行う。

文献

1）鄭熙聖：独居高齢者のセルフ・ネグレクトに影響する要因とそのプロセス―当事者の語りに着目して，社会福祉学，59(1), 56-69, 2018.

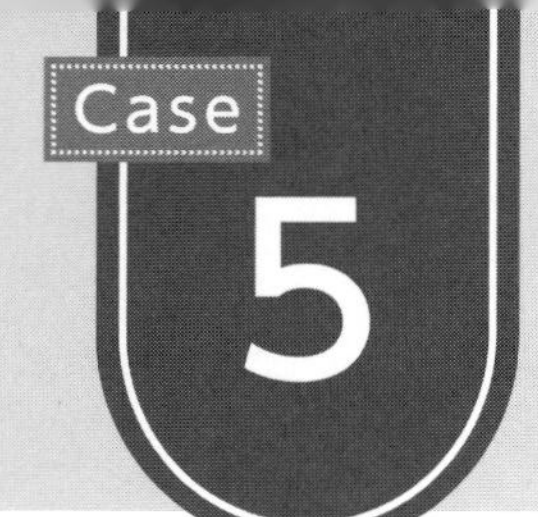

Case 5 家庭内暴力のため母親と離れ一人暮らしをする50代男性を，民間支援団体が支援した事例

使用したツール

• サインシート*　• スクリーニング5項目　• アセスメントシート　• 把握・見守り期の支援ツール*　• 初動期の支援ツール

事例概要

1 基本情報

■ **対象者**：Fさん，50代，男性
小中高と成績がよく，他県の国立大学に進学した。しかし，就職活動でつまずき，大学卒業後からひきこもりが始まった。Fさんは，髪や髭が伸び放題で自分で自分のことができていない状態である。

■ **家族状況**：父親は昨年，脳梗塞で他界。70代後半の母親が近隣で一人暮らしをしている。

■ **生活環境**：大学卒業後，実家に戻り両親と同居していたが，30歳頃に別居し，Fさんが実家で一人暮らしをしている。両親は近隣の賃貸マンションで生活していたが，昨年父親が他界し，母親も独居となった。Fさん宅は，別居して半年が過ぎたあたりから徐々にゴミがあふれ出していた。生ゴミはビニール袋に入れられてはいるものの，ゴミ出しをしていないために堆積し悪臭がした。Fさんは一切家事をしないため，外食かスーパーで弁当を買って生活していた。3年前に野良猫を拾ってペットとして飼っている。生活費は母親が毎月Fさんに直接届けている。母親は過去に何度か保健所に相談したが，有効な助言はもらえなかった。

■ **疾患名・入院歴**：睡眠障害で心療内科を受診しており，睡眠導入薬を処方されている。

■ **介護度・ADL**：自立している。

■ **生活歴**：他県の国立大学に進学したが就職活動でつまずき，ひきこもることになった。両親が住む実家に戻り同居生活を送っていた。しばらくは平穏な生活が続いていたが，Fさんが30歳になったときに将来のことをめぐって父親と対立した。それが警察沙汰になり，両親とは別居した。時折夜中に叫び声をあげているが，妄想や幻想によるものかは不明である。父親が他界し，母親の年金だけでは親子の生活を維持できなくなっている。経済状況は，母親の年金と預貯金に頼っている。現在は，母親の老後に必要な預貯金を削って生活している状態である。

■ **近隣および友人関係**：近隣住民との交流は皆無。堆積物がたまっていることは把握していた。時々夜中にFさん宅から笑い声や叫び声が聞こえてくることもあり，日中姿を見かけても挨拶することすら怖く，不安が増大している。近隣住民は「叫び声が聞こえてくる」とひきこもり支援を行っている民間支援団体（NPO）に連絡を入れていた。また，近隣住民は以前母親にこのNPOを紹介し，母親もNPOに相談をしていた。

■**意思疎通の程度**：自立している。公的な手続きは対応方法がわからないため，支援が必要。

2 関係図

1）家族関係図（ジェノグラム）

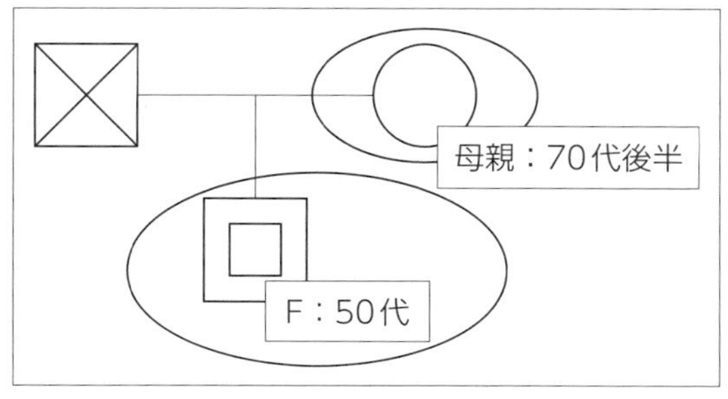

2）社会関係図（エコマップ）

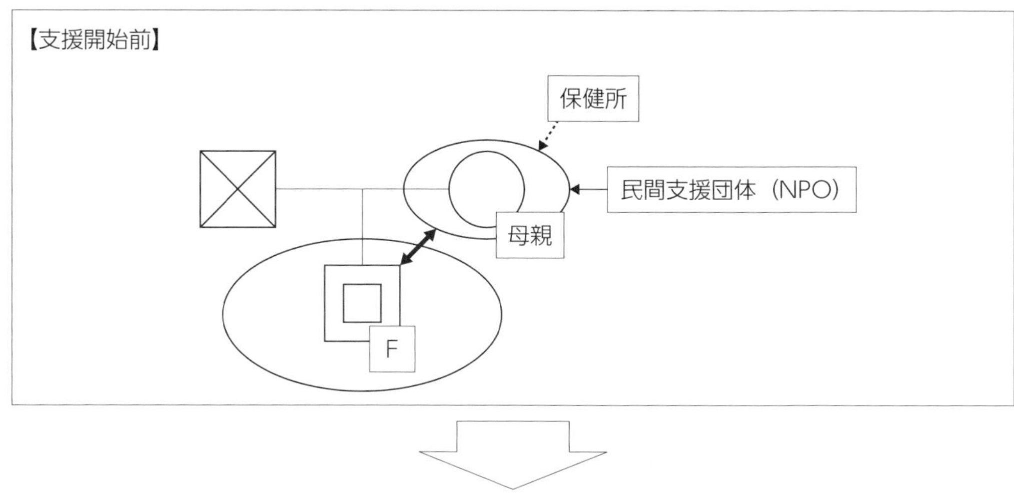

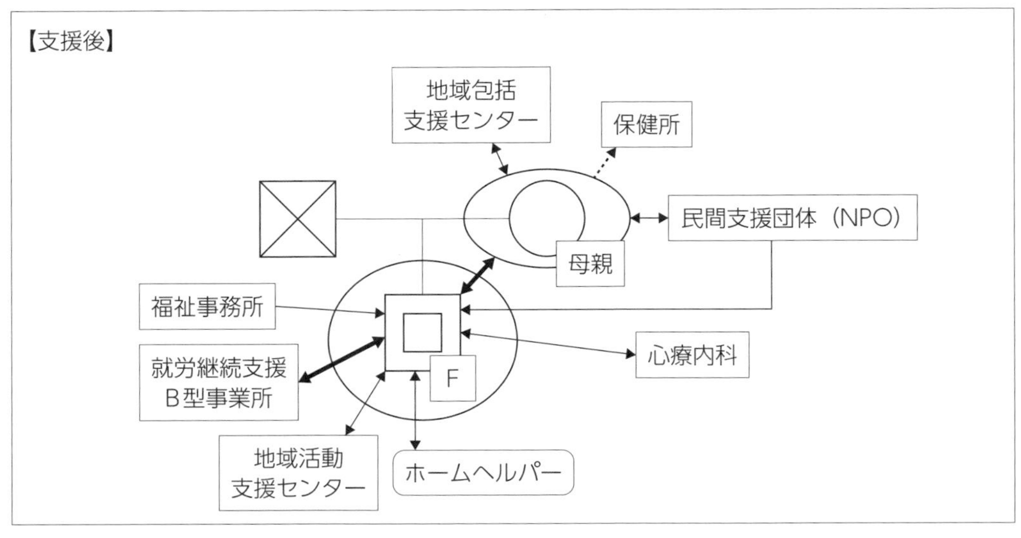

3）各関係機関・関係職種の役割

- 民間支援団体（NPO）：当初から母親の相談に応じていた
- 地域包括支援センター：母親の健康管理や介護に関する対応
- 保健所：地域精神保健福祉担当として，必要に応じて対応
- 心療内科：睡眠障害を入り口とした心身の健康管理。障害福祉サービスの受給を勧める
- 居宅介護：家屋内の整頓や清潔の維持
- 地域活動支援センター：日中活動で対人交流を図る
- 就労継続支援B型事業所：日中作業の場として活用
- 福祉事務所：生活保護に関する対応

支援経過

1　事例把握

1）事例把握・現地調査

母親は，ひきこもるFさんのことを案じて保健所に何度か相談したが，「本人を連れてきてください」と言われるばかりで，有効な助言はもらえなかった。その後，民生委員から教えてもらった民間支援団体（以下，NPOとする）の連絡先に，「このままでは親子共々破綻する」と相談を入れた。母親が訪問してもFさんは「こうなったのはお前のせいだ」と繰り返し，顔を合わせて会話しようとしなかった。毎月お金を持っていくが，その際も激しく罵倒されていた。生活状況はよくわからないが，玄関から家の中を見る限りゴミ屋敷状態であり，悪臭もした。本人は髪や髭が伸び放題で自分で自分のことができていない状態だった。

すぐにNPOの支援員（以下，支援員とする）が現場へ向かうと，ポストには郵便物があふれかえり，垣根からのぞくと庭には大量のゴミ袋が放置されていた。近隣住民に話を聞くと，昔から注意しているが，怒鳴り返され，今は怖くて何も言えないとのことであった。時々夜中，笑い声や叫び声が聞こえてくることもあり，日中姿を見かけても挨拶することすら怖いと話した。

2）セルフ・ネグレクトの可能性，支援の方向性を探る—「サインシート」「スクリーニング５項目」の記入

Ｆさんが整容などセルフケアが十分ではないことや自宅内に物が堆積していたことから，セルフ・ネグレクトの可能性を考え，以前の訪問の様子をもとに「セルフ・ネグレクトサインシート」と「セルフ・ネグレクトのスクリーニング５項目」を記入した。結果，サインシートからは服装や身だしなみ，掃除に関する項目が該当し（**表6-16**），スクリーニング５項目からは住環境の問題が最も深刻と考えられ，セルフ・ネグレクトの可能性が高いと見なすことができた。

セルフ・ネグレクトの可能性が高いことから，「セルフ・ネグレクトアセスメントシート」と「把握・見守り期の支援ツール」（**表6-17**）を用いて，課題と強みを整理して支援方針を検討するとともに，現在の支援内容を振り返り今後の支援のあり方を確認した。このアセスメントシートの結果からは，個人衛生や住環境はよくないが，健康行動や金銭・財産管理に強みがあることがわかった。また支援ツールをもとに，家族・親族への支援や家屋および家屋周辺状況等の現地調査が実施されていた。

これらを踏まえたさらなる行動計画として，キーパーソンである母親と連絡をとる中でアウトリーチの機会を探ることや，母親やＦさんを支援する人の存在をＦさんにそれとなく伝えることで，Ｆさんと支援者が関係を構築しやすくするなど，さまざまな働きかけが検討された。

また，Ｆさんが母親に暴力的な行動をとったとき，母親には躊躇することなく警察や身近な人に助けを求めるよう説明するなど，リスクに対する具体的な行動計画を検討した。

ツールの活用のポイント

「事前情報が少なく，急遽本人に会えるようになった場合」
セルフ・ネグレクトサインシートの活用

家族や支援者を受け入れず，孤立状態の人でも，何らかの状況の変化によっては，急遽会えるようになることもある。支援者の準備もままならず，担当者以外が担当する場合もある。

短時間でも，効率的に多くの必要な情報を収集する場合は，セルフ・ネグレクトサインシートを活用するとよい。

表 6-16　セルフ・ネグレクトサインシート（F さん）

記入者：●●●●　　　　作成：　○　年　○　月　○　日

＊該当する項目にチェックを入れる

本人の状況	家屋および家屋周囲の状況	社会との交流
☑ 2. 暴言を吐く，無表情な顔つきなど，今までと急に変わった様子がある。	☑ 4. 室内を掃除した様子がない。	☑ 2. ここ 3 年くらいの間に，家族，特に配偶者の死に直面した。
☑ 4. 服装や身だしなみに関心がなくなってきた。	☑ 7. 郵便受けに郵便や新聞がたまっている。	☑ 4. これまでに近隣とのトラブルがある。
☑ 11.〔50 代以下のみ〕仕事が長続きしない。少なくとももこの 1 年は仕事をしていない。		☑ 6. 地域行事への参加が急に減ってきた。またはこれまでにほとんど参加したことがない。
		☑ 12. 親が本人のひきこもりや精神面の相談をしていた履歴がある。
		☑ 13. こちらの姿がみえると隠れるなど対面を避ける傾向にある。
		☑ 14. 外出している様子がない。姿を見かけない。

表 6-17　把握・見守り期の支援ツール（F さん）

記入者：●●●●　　　　作成：　○　年　○　月　○　日

	把握・見守り期	
	住民や関係機関等からの相談に応じて，課題の把握や本人に会うことを目標とする時期 ＊本人が支援を求めない場合でも，周囲に支援していく	
家族・親族への支援	☑	10. 家族・親族から経過を把握し，本人との関係性等を確認する
	☑	11. 家族・親族から本人の性格等の情報を得る
	☑	13. 家族・親族からキーパーソンとなる人物を捜す
	☑	14. 本人とコンタクトが取れない場合，同居の家族あてのメモを残す
家屋及び家屋周辺状況等の現地確認	☑	19. 玄関先の放置物，害虫の発生，悪臭の有無等を確認する

2　支援期（初動期）

母親は支援方針に従い，NPO に相談していることや，NPO の人が会いたいと言っていることを伝えた。F さんは何も言わず 2 階へ上がっていってしまった。F さんに明確に拒否する態度がみられなかったため，支援員は本人に会える可能性もあると考えて，直接 F さん宅に出向いた。しかし応答はなかった。その後も，家の中にいる気配は感じたものの外には出てきてくれない状態が続いた。母親がＦさんと顔を合わせた際にNPOの名前を口にすると「あんな奴を呼ぶんじゃねえ！」と怒鳴られ，玄関にあった靴ベラを投げつけられた。幸い靴ベラは母親に当たらなかったが，母親は怖くなりその場からすぐに逃げた。以後，母親は実家にお金を届けるのを止め，現金書留で送るようになった。

NPOは手紙を送るなどしてＦさんとの関係性を築くことにしたが，３回ほど送るものの返事はなかった。しかし，家の様子を見に行った際に，郵便ポストには送付した手紙がなかったことから目を通してくれていることがわかった。支援員は母親から得た情報をもとに接触の機会をどのようにもつかを再度検討した。その中でＦさんは甘い物が好きだという情報を得て，支援員は手紙と一緒にチョコ菓子を玄関に置くことにした。すると，後日，お礼の手紙が届いた。しかし，お礼とともに自分は社会に出る気がないとも記されていた。支援員は，今はその気がなくても何か困った際は相談してほしいと，毎月，NPOの情報誌を送り続けていた。

そんな折，母親が心臓疾患で倒れた。その際，頭部を強打したようで，24時間介護が必要な状態になってしまった。母親には地域包括支援センターが関わることになったが，そのことを知らないＦさんから支援員のもとへ連絡が入った。「母親からの仕送りがないが，知らないか」という内容だった。そこで支援員が事情を説明すると電話口で号泣し始めた。「仕送り日を１日たりとも遅れたことがない母親だったので，もしかしたら倒れているのではと思ったら，予想が的中した」ということだった。そこで，支援員は話を聞くと伝え家に向かった。

家に入ると母親がいうように部屋の中にゴミが堆積し，家にあがれる状態ではなかったため，玄関で話を聞くことにした。主な訴えは母親が死んだら自分はどうなるのかということであった。この時点で，母親の容態が安定していることを伝えると，本人はほっとしていた。

支援員は上記の聞き取りの結果から，「初動期の支援ツール」を用いて本人への支援も含めた支援のあり方を検証した。結果，ADL・セルフケアの状況・本人の精神状況などを観察すること，ライフイベントや生育歴などの背景，Ｆさんが感じている困り事などについて情報収集することが展開期に必要であることを確認した。

3　支援期（展開期）

1）母親の容態の安定とサービス支援の拒否

Ｆさんは母親が倒れてすぐの頃は支援を受け入れてくれそうな雰囲気であったが，母親の容態が安定し始めるとまだ支援は受けたくないと拒否されるようになった。拒否する要因として，親族が母親の通帳からＦさんに仕送りを再開したことが考えられた。この頃，近隣住民からもNPOに連絡が入るようになり，以前にもまして叫び声が聞こえてくるようになったと報告があった。また，母親の急病でＦさんはストレスを抱えていることが推測された。

2）母親からの経済支援が限界にあることをきっかけに，サービス受給への準備開始

しかしその３か月後，親族は母親の経済状態がかなりひっ迫していることを知り，Ｆさんに対して「仕送りがあと半年しか続かない」ことを告げる。そのことに驚いたＦさんからNPOに直接連絡があり，「以前にもらったパンフレットに，働けない人でも暮らせる支えがあるって書いてあったけど，本当か」という問い合わせをしてきた。

支援員はまず，資産状況にもよることを前置きした上で，生活保護制度の説明をした。同時に，日常生活支援と自立支援を目的とした福祉サービスの説明を行った。すると，本人は「生活保護だけは絶対に嫌だ」と拒否したため，まずは障害福祉サービスを利用して生活の再構築を目指すことになった。

サービスの受給に関しては医師の診断書が必要であったため，Ｆさんに伝えると，Ｆさんからは「うまく伝えられる自信がないので同行してほしい」と支援者に依頼があった。そこで，かかりつけ病院の心療内科に同行した。主治医は平素からＦさんに障害福祉サービスを勧めていたこともあり，診断書は即刻発行され，サービス利用のための準備を始めた。

3）居住地内の状況と片付けの実施

障害福祉サービスについては，生活の立て直しを目的に居宅介護（ホームヘルプ）を利用することになった。しかし，今のゴミ屋敷の状態では，ホームヘルパーも家に入れないことから，業者に依頼して部屋を片付けることになった。

このとき，初めて部屋の中を観察した。堆積物は至る所に散乱し胸の高さまで積まれており，猫の糞があちこちにあり，靴を履かないと作業ができないほどであった。Ｆさんは，「一時期，うつがひどくて掃除ができてない日々が続いたとき，もういいやと思うようになった。猫がそこら中で用を足すこともわかっていたが，慣れればなんともなくなった」と話していた。しかし，このままではいけないという思いもあったのか，業者とともに片付けに参加してくれた。初めは業者に注文をつけることもあったが，何を捨てて何を残すのかの判断が追いつかないほどの物を前に，作業後半では「すべて皆さんの判断で捨ててもいい」と言うようになった。

4）サービス導入と診断に基づくサービス調整

その後はホームヘルパーが週に２回入るようになり，以前のようなゴミ屋敷になるようなことはなくなった。母親以外の第三者との関わりが増え，少しずつ対人関係に慣れてきたのか，本人から日中に活動を始めたいと申し出があった。身近で生活援助を行っているホームヘルパーと支援員，福祉サービスのとりまとめを行ってくれる相談支援事業所の三者にＦさんを交え，今後の活動について話し合うことになった。

地域活動支援センターへは毎日通うようになったが，ある日，同じ利用者の言動に腹を立てたことがきっかけで足が遠のいた。地域活動支援センターの職員に聞くと，利用者とのトラブルはこの１件だけではなく他にもあり，他の利用者の話し方や振る舞いがＦさんにとって気に入らないことがあるようで，フラストレーションを募

らせているようであった。職員は，誰もＦさんに対し悪意をもっているわけではないから気にしないようにと助言していたが，視界や耳に入るとどうしても気になるようで我慢ならないと話した。

それからＦさんはホームヘルパーに利用中止を申し入れた。地域活動支援センターに通所している当初は，身だしなみを整えていたが，通所をやめてからはまた元の姿に戻ってしまった。ホームヘルパーを休ませるため，部屋も徐々に汚くなり，以前のように飼い猫の糞が床に放置されていることもあった。

このままではまた元の生活に戻ってしまうおそれもあったため，相談支援事業所は，地域活動支援センターのような交流に重きを置いた場所ではなく，就労継続支援を展開しているＢ型事業所を紹介した。ここでは，目の前の作業に黙々と集中することができるので，もともと仕事に近いことがやりたかったＦさんにとって，かえって精神衛生上よいのではないかという判断であった。

Ｂ型事業所での活動がＦさんにとってベストな環境であったようで，地域活動支援センターに通所していた頃のように身だしなみを整え，規則正しい生活を送るようになった。作業への取り組み姿勢も前向きで職員の評価も高かった。しかし，作業の精度そのものは低く，ミスも多く，内職作業に関しては不良品を出すことも多かった。本人は落ち込む様子をみせ，主治医に相談したところ以前から懸念されていた発達障害の検査を受けることになった。その結果，発達障害の傾向が強いことがわかった。それから本人は発達障害について自分で本を読み，数多くの項目が自分にあてはまることから自分は発達障害で間違いないと思うようになり，障害者手帳を取得することとなった。

5）生活保護申請へ

いよいよ仕送り期限の半年を迎え，本人の生活保護に頼りたくないという希望をかなえることは難しくなってしまった。この頃になると，Ｆさんも自分自身の力で何とかすることは不可能だと自覚するようになっており，生活保護を頼ることに抵抗がなくなっていたため，相談支援事業所の職員とともに福祉事務所に出向き，申請することになった。

Ｂ型事業所での安定した通所と作業面での課題をクリアできたところで，就職活動へ進むプランがたてられた。しかし，Ｆさんが自分自身の特性を理解しても，当然落ち込むことはあり，事業所を休むようになることも考えられたため，Ｂ型事業所の職員の声かけやヘルパーの励ましなど心理面のサポートを大切にしていくこととした。

4　支援の振り返りと今後の課題

本事例は，初めに行政から支援を断られ，NPOによって支援を受け，障害福祉サービスの導入と生活の再構築を図った事例であった。

今後，母親が亡くなった場合は遺産相続のことなどで生活保護の受給手続きが煩雑になることも予想されるため，あらかじめ必要な支援がチームでできるように話し合っておく必要がある。

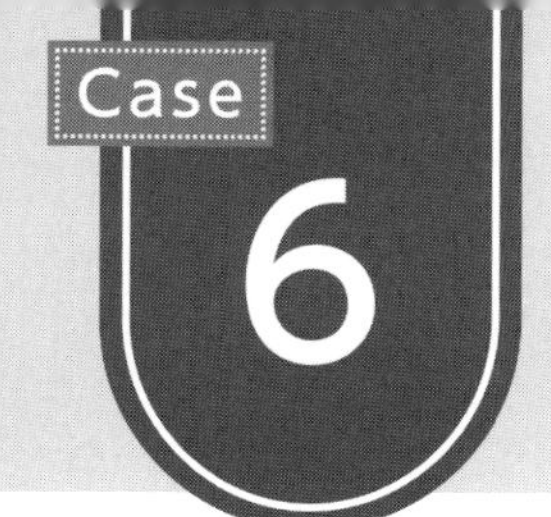

Case 6 コア会議でセルフ・ネグレクトと認定し，本人の体調不良を契機に医療機関やサービス導入の支援を始めた事例

使用したツール

・アセスメントシート*　・深刻度アセスメントシート　・把握・見守り期の支援ツール*　・初動期の支援ツール*　・展開期の支援ツール

事例概要

1 基本情報

■ **対象者**：G さん，80 代前半，女性
数年前から地域包括支援センターに，知人や近隣住民より「気になる世帯」として状況確認・支援依頼があった。G さんは腰痛があるも，40 年以上医療機関にはかかっておらず，受診同行や支援を拒否していた。

■ **家族状況**：夫（80 代後半）は前立腺がんで要支援 1。長男は近県在住で，最寄り駅で夫と会うことはある。G さん・夫が訪問を希望しないため，積極的な支援はなし。長男と G さんは，G さんのしつけが厳しかったために関係が悪い。長男の嫁は結婚当初から訪問していない。次男は市外病院の精神科病棟に長期入院中。夫の妹は近県在住で，夫の入院中に見舞いにきて，夫を手伝うこともある。G さんは義妹の支援を拒否している。

■ **生活環境**：一戸建ての木造の持家に夫婦で居住。家の中や家屋周辺に物があふれ乱雑にしている。庭は草木が生い茂っている。

■ **疾患名・入院歴**：極度の貧血，精密検査目的で 2 か月間入院となる。難聴あり。

■ **介護度・ADL**：入院中の要介護認定により要介護 5，退院後は屋内伝い歩き，トイレ自力可。

■ **生活歴**：九州出身，8 人きょうだいの第 4 子で，10 代から働きに出ており，定時制の高校卒。20 代前半で 7 歳年上の夫と結婚，大学卒の夫に馬鹿にされていた。子どもは 2 人。40 年程前に当該市へ転入。

■ **近隣および友人関係**：事例把握時期には夫の友人が関わっていたが，最近は交流がない。

■ **意思疎通の程度**：G さんは難聴があるが，日常会話は可能。自分の意思をはっきりと伝えることができる。「先は長くないので，このまま自宅で過ごしたい」と話している。介護保険サービスの利用は希望なし。

2 関係図

1）家族関係図（ジェノグラム）

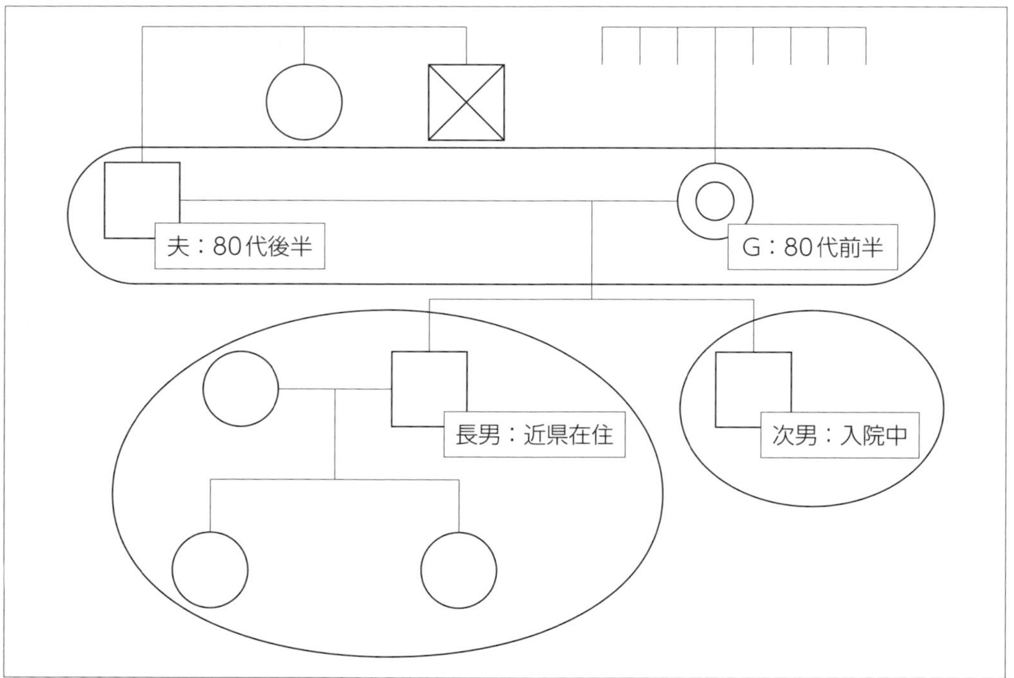

2）社会関係図（エコマップ）

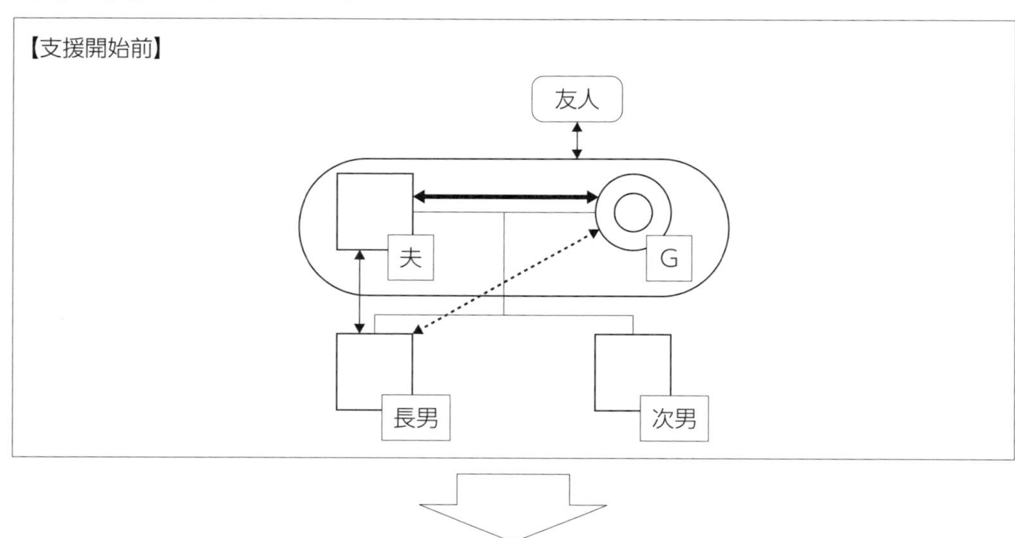

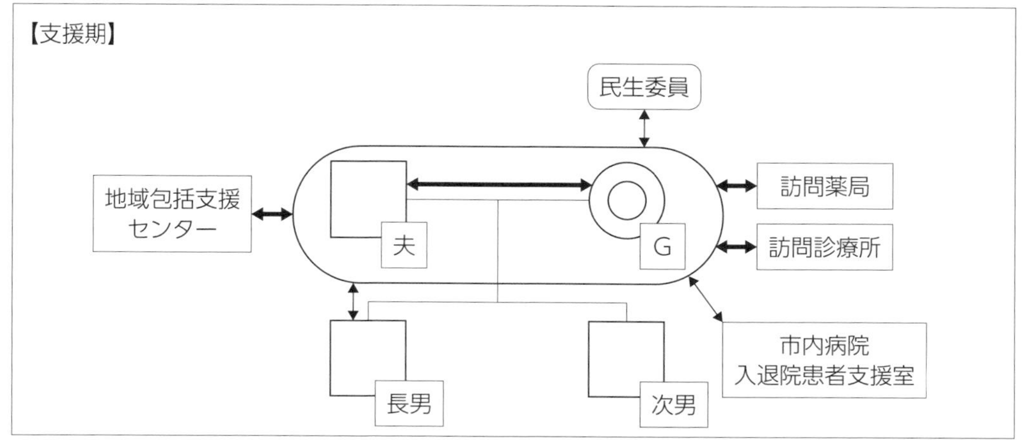

3）各関係機関・関係職種の役割

- 市内病院の入退院療養支援室：夫との連絡，退院調整
- 地域包括支援センター（保健師・社会福祉士）：現状把握，日常生活支援
- 訪問診療所：診療・医療処置（月２回）
- 訪問薬局：配薬および服薬管理

支援経過

1 事例把握・現地調査

Ｇさんの次男の健康診断の件でＧさん宅を訪問した市役所職員より，「庭がうっそうとしていた。玄関を5cmしか開けず，人を寄せつけないＧさんの様子が気になる。次男は入院中だった」との情報提供があった。同時期に夫の知人からも同様の相談があった。そこで，地域包括支援センター職員がＧさん宅を訪問すると，夫は不在であった。Ｇさんは半年前に腰を痛めたが未受診であり，受診を拒否していた。「片付けが苦手で，自宅内は物が多く，恥ずかしい」と介護サービスも拒否していた。

夫の知人は，Ｇさんが心配で，介護の相談をＧさんの夫に勧めたが，夫は「妻は鉄の女。話をしても受け付けない。ぎっくり腰で動けず，散らかりっぱなし」と言っていたとのことである。その後，継続訪問したが，サービス利用の希望はなかった。一方で知人からは，夫が「Ｇさんが腰痛で掃除ができず，そのことで口論になるため，１日中外出している」状況であることを聞いた。知人は夫を連れて相談に行きたいとのことであったが，結局，相談にはつながらなかった。

2～3か月ごとに訪問を行ったが，Ｇさんは依然として介護サービスの利用を希望しなかった。民間の支援施設や長男家族の支援状況を確認し，「相談時対応」とした。

やがて近隣住民より，「庭木に洗濯物が干され，草木が生い茂っている」との相談連絡があったため，関わりを再開した。

2 支援期（把握・見守り期）

今までのＧさんの状況や支援の経過から，Ｇさんがセルフ・ネグレクトである可能性を視野に入れて訪問することとした。「把握・見守り期の支援ツール」を活用し，関係機関で関わり方を確認・共有した（**表6-18**）。

- Ｇさんの状況：近所のスーパーマーケットまでカートを押して買い物に行く。食べ物には困らない。眼鏡はレンズが片方なし。髪の毛は仙人のよう。室内は衣服やゴミが散乱し，足の踏み場がない。
- 家族：夫は毎日8〜17時まで外出している。夫は前立腺がんでかかりつけ病院に通院し，尿道カテーテルを留置している。Ｇさんは精神科病棟に長期入院中の次男のことを心配している。夫は時々次男の面会に行っている。

「セルフ・ネグレクト深刻度アセスメントシート」ではレベルＣであったため，定期的な訪問による状況確認，家族と連絡をとっていくこととした。

3 支援期（初動期）

1　夫と電話で話す

夫や長男と連絡がとれない日が続いていたが，次男の入院先である市外の病院から連絡があり，それをきっかけに夫と電話で話をすることができた。夫は，「妻のことは心配。体調はよくないと思う。介護サービス利用希望だが，妻の説得は難しい」と話した。訪問時に夫に同席してもらいたい旨を依頼したところ，Ｇさんと相談した上で連絡するとの返事であった。

2　夫の短期入院

夫が尿路感染症でかかりつけ病院に6日間の短期入院をしていたときに，病棟看護師から連絡があった。「入院中にＧさんのことが心配で一時外出した。夫は現在，伝い歩きレベルのADLであるため，退院後の夫婦の生活が心配」という報告であった。

3　退院後の夫の体調確認を兼ねた訪問

夫の退院に合わせて訪問し，夫とＧさんの状況を確認した。また，今後の方向性を検討するための情報収集を行った。

- Ｇさんの状況：やせ型，上半身裸，手で胸を隠していたが，途中で服を着た。髪の毛はお団子にまとめ，焼き鳥の串を刺していた。前回訪問した職員の顔は覚えていなかった。Ｇさんの居室やベッドの上は物やゴミが山積みになっており，シンクも浴室もゴミがあり，不衛生な状態であった。介護サービスは拒否していた。
- 夫：体調はよい。Ｇさんの補聴器購入費助成手続きで来庁したときに，地域包括支援センターに寄って相談するつもりでいるとの返事であった。

Ｇさんは認知機能の低下と低栄養状態のおそれがあった。「セルフ・ネグレクトアセスメントシート」（**表6-19**）と「セルフ・ネグレクト深刻度アセスメントシート」

表 6-18　把握・見守り期の支援ツール（G さん）

記入者：●●●●　　　　作成：　○　年　○　月　○　日

		把握・見守り期
		住民や関係機関等からの相談に応じて，課題の把握や本人に会うことを目標とする時期 ＊本人が支援を求めない場合でも，周囲に支援・対応していく
本人への支援	☑	1. 断続的に訪問して顔を覚えてもらい，信頼関係を築く
	☑	2. 本人・家族が訪問の意図をどのように理解しているかを把握する
	☑	3. 本人の心身の健康状態を把握し，受診の必要性がないかを見極める
	☑	4. 本人の考えやこだわりを確認し，認知機能の状況を見極める
	☑	5. 継続して関わりをもち，本人の困り事を把握する
	☑	6. 本人の話から，家族・親族と本人との関係性を見極める
	☑	7. 不在の場合は本人あてにメモ等を残し，反応を見る
	☑	8. 訪問時間帯を変えるなど，本人に会えるよう時間を見計らい接触する機会を伺う
	☑	9. ライフライン（電話・電気・ガス・水道など）を確認し生活上のリスクを確認する
家族・親族への支援	☑	10. 家族・親族から経過を把握し，本人との関係性等を確認する
	☑	13. 家族・親族からキーパーソンとなる人物を捜す
	☑	14. 本人とコンタクトが取れない場合，同居の家族あてのメモを残す
	☑	15. 本人および家族との接触が図れない場合は，関係のある別居親族の情報を得る
近隣・地域住民に向けた支援	☑	16. 相談者（苦情者・通報者）に具体的な困り事を確認する
	☑	18. 本人と近隣住民との関係性を把握する
家屋および家屋周辺状況等の現地確認	☑	19. 玄関先の放置物，害虫の発生，悪臭の有無等を確認する
	☑	20. 庭の樹木の繁茂や近隣への影響の有無を確認する
	☑	21. 堆積物の種類を確認し，病気や障害の可能性を推察する
	☑	22. 食品の残骸・残飯の溜め込みから，低栄養等のリスクを見極める
	☑	25. 放置物による，公道・私道の通行上の危険の有無を確認する
関係機関との連携	☑	26. 関係機関へ，本人・家族・親族への支援・対応歴を確認する
	☑	29. 同居家族の心身のリスクについて情報を把握し，必要なサービスを検討する

でGさんの状態を確認した。「セルフ・ネグレクト深刻度アセスメントシート」ではレベルB（定期的なサービス・支援を検討）で，緊急介入の必要はなしであった。また，支援方法については「初動期の支援ツール」で確認した（**表 6-20**）。以上の経緯から，コア会議の開催を検討した。

表 6-19　セルフ・ネグレクトアセスメントシート（G さん：初動期）

記入者：●●●●　　　　作成：　○　年　○　月　○　日

強み領域			弱み領域
かなりある（最大限に存在）＝2 点，ややある（中等度に存在）＝1 点，ない（最低限に存在）＝0 点			かなりある（最大限に存在）＝2 点，ややある（中等度に存在）＝1 点，ない（最低限に存在）＝0 点
健康行動（充足・適切）	点数	点数	健康行動（不足・欠如）
1. 治療が必要な慢性疾患や症状の治療に通っている	0	2	1. 治療が必要な慢性疾患や症状を放置し，受診しない
2. 自身で行うべき必要な医療的なケアを行う	0	2	2. 自身で行うべき必要な医療的ケアを行っていない
4. 服薬など療養上必要とされる指導を遵守している	0	2	4. 服薬など療養上必要とされる指導が守られていない
個人衛生（清潔）	点数	点数	個人衛生（不潔）
6. 入浴や清拭をしており，身体の汚れや悪臭はない	0	2	6. 入浴や清拭を怠っており，身体の汚れや悪臭がある
7. 清潔な衣類を着用している	0	2	7. 汚れて不潔な衣類を着用している
8. 髪・髭は整容されつめが切ってある	0	2	8. 髪・髭の整容をせず，爪が伸びている
9. 洗顔や歯磨きをしている	0	2	9. 洗顔や歯磨きをしていない
住環境（良好）	点数	点数	住環境（劣悪）
10. 家屋内にゴキブリなどの害虫は見当たらない	2	0	10. ゴキブリなどの害虫が発生している
14. 電気・ガス・水道などのライフラインは止まっていない	2	0	14. 電気・ガス・水道などのライフラインが止まっている
16. 家屋内のものは適切な場所に置かれている	0	2	16. 家屋内に物が放置され，足の踏み場がない
18. 屋外のゴミや不用品は片付けられている	0	2	18. 屋外にゴミや不用品があふれている
19. 家屋は手入れがされ樹木も剪定されている	0	2	19. 家屋は老朽化し樹木が敷地外にまで鬱蒼と茂っている
サービス（応諾・受諾・利用・活用）	点数	点数	サービス（拒否）
20. 医療が必要であれば，受診の勧めに応じる	0	2	20. 医療が必要な状態だが，受診を勧めても拒否する
21. 介護保険の利用ができる状態であれば利用の勧めに応じる	0	2	21. 介護が必要な状態だが，介護保険利用を勧めても拒否する
23. 必要な保健・福祉サービスには応じる	0	2	23. 必要な保健・福祉サービスを拒否している
社会（交流・外出）	点数	点数	社会（孤立・隠遁）
25. 近隣住民と関わる	0	2	25. 近隣住民との関わりがない
26. 外出している	0	2	26. 閉じこもり状態である
金銭・財産管理（適正）※2	点数	点数	金銭・財産管理（不足・欠如）※2
29. 契約などの金銭にかかわる手続きを行っている	0	2	29. 契約などの金銭にかかわる手続きができない
全項目合計	6	37	全項目合計

注：アセスメント項目の点数の付け方については，巻末資料にある表 3 を確認のこと。

表 6-20　初動期の支援ツール（G さん）

記入者：●●●●　　　　作成：　○　年　○　月　○　日

		初動期
	相手に合わせた支援方法を提示し，会話できるような信頼関係の構築を目標とする時期	
本人への支援	☑	1. 定期的に訪問して顔を覚えてもらい，信頼関係を築く
	☑	2. 関わりを求めない場合には，継続訪問により見守りを行ない本人の状況の変化を確認する
	☑	3. 外見や清潔保持の状況等から，ADL やセルフケアの状況を確認する
	☑	5. 片付けなどで困り事がないか，本人の訴えを聞き出し支援の糸口を探る
	☑	7. サービス導入後の生活が具体的にイメージできるように話をする
	☑	8. 在宅時間を見計らって訪問し，関わりが途切れないようにする
家族・親族への支援	☑	13. 家族・親族に，本人に対する支援への協力を依頼する
	☑	17. 家族・親族からキーパーソンとなる人物を捜す
家屋および家屋周辺状況等の現地確認	☑	23. 定期的に現地訪問し，敷地内の環境の変化を確認する
関係機関との連携	☑	28. ケース会議で支援方針を協議し，今後の役割分担を明確にする
	☑	31. 本人の精神状況について，保健・医療・福祉職の意見を把握する

ツール活用のポイント

「支援開始時に，支援ツールの具体的な項目を活用する！」
把握・見守り期の支援ツールの活用

把握・見守り期では，家族，近隣住民，関係機関などと連携して継続的に支援していくことが必要である。対面での支援としての初動期につながるように，まずは把握・見守り期の支援ツールの項目を参考にして，本人に会えなくても支援をしていくとよい。

4　夫から来所や連絡がないため訪問

前回の訪問後，夫からの連絡がないため，状況を確認することを目的に訪問した。

- G さんの状況：毎日 1 個，いらない物を片付けている。家に人が入るのは恥ずかしいので誰にも来てほしくない。このままこの家で暮らしたい。バナナとカステラが食べられればよい。
- 夫：家の建て替えを検討中であり，有料での片付けを希望していると話した。すべて G さんと真逆の考えであった。

夫の介護保険申請を検討したが，G さんの拒否により，夫の介護保険申請の件は保留となった。

5　コア会議の開催

「セルフ・ネグレクトアセスメントツール」の結果やこれまでの状況から，セルフ・ネグレクト状態にあると認定した。しかし，「セルフ・ネグレクト深刻度アセスメントシート」より，緊急性は高くないと判断された。

- 方針：今後もＧさんの思いや大切にしていることを確認していく。緊急時の連絡先として夫との連絡手段の確認と，夫の不測の事態に備え，夫の兄妹にも連絡する。地域の見守りとして，民生委員とも情報を共有した。

6　訪問

訪問時，夫は不在であった。

Ｇさんに直接声をかけると，数回目の声かけの後，Ｇさんが窓から顔を出して「上がっていく？」と返答があったので，家の中に入った。夫への手紙を残したところ，翌週，夫より電話があった。

- Ｇさんの状況：腰痛の訴えあり。職員に寄りかかり座る。本人からの希望で，親指だけ爪切りをした。

4　支援期（展開期）

1　訪問

夫は不在であった。

何回か声かけをすると，Ｇさんは窓を開けたが，反応が鈍い印象であった。以前より生ゴミが多く，多数のコバエが確認された。衣類を不自然に重ね着していた。歩行も不安定で，顔の血色も不良，眼球が陥没したようにみえた。夫に連絡し，面接を行うこととした。

2　夫と面接

夫自身，数か月前に軽い脳梗塞を発症し，右半身軽度麻痺の後遺症が残っていた。近くへの外出でもタクシーを利用していた。「妻は１日中傾眠状態。意思が強く，支援は絶対拒否する。自分ではどうにもできない」との訴えがあった。夫自身も医療の手続きに関する書類を紛失するなど，書類管理や申請などの事務手続きができていない状況にあった。

地域包括支援センターから，Ｇさんと不仲である長男に対しても今後連絡したい旨を伝えると，夫より了承が得られた。また，夫の健康管理目的の訪問診療について，家族であるＧさんに説明すると，Ｇさん自身も訪問診療に興味をもったため，導入を検討することとなった。

3　訪問

夫は不在であった。

部屋は片付けられており，コバエもいない。窓も開いており，換気されている。衣類も季節に応じたものを着用していた。

Gさんより労作時の胸痛の訴えがあったため訪問診療を提案するが，大丈夫だからと拒否された。Gさんは「このまま家で最期を迎えたい」と話した。地域包括支援センターの定期的な訪問については了解を得た。バイタルサインは正常範囲内であり，爪切りを行った。

4　コア会議開催

夫のあきらめから，意図的ではないが，放棄・放任状態と判断。セルフ・ネグレクトと夫による高齢者虐待の放棄・放任に認定された。

- 方針：養護者の夫の体調管理も含め，訪問診療を導入。親族の協力体制を再確認する。
  セルフ・ネグレクトに認定されたことから，「セルフ・ネグレクトアセスメントシート」（**表6-21**）と「展開期の支援ツール」（**表6-22**）を用いて，強みの確認と支援の方向性および支援のあり方についての確認を行い，関係機関と共有した。

5　長男の妻への連絡・情報収集

今までの経緯を聴取した。Gさんと夫が長男夫婦の訪問を拒否していることから，年末などに外でGさんの夫と長男が会うのみの交流であった。

6　夫より来電，訪問診療医による緊急訪問

地域包括支援センターが訪問診療医に状況を相談した5日後に夫から電話があり，「夕方帰宅したら妻から胸痛の訴えがあったが，救急車は頑なに拒否している」とのことであった。そのため，地域包括支援センターより訪問診療医に緊急訪問を依頼した。訪問診療の結果，Gさんは脱水が疑われた。訪問診療医に対してGさんの受け入れがよかったため，今後の診察，処置と介護保険申請について説明したところ，了承が得られた。

その訪問診療医の指示で，翌日より3週間程度の検査入院となった。入院の拒否はなかった。市内病院の入退院療養支援室（以下，支援室）へセルフ・ネグレクトについての情報提供を行った。また，夫婦分の介護保険申請を代行申請した。

7　支援室からの連絡

夫婦で有料老人ホームへの入所を希望しているとの連絡があった。状況を確認するためGさんと面談する旨を依頼し，了承を得た。

8　夫婦と面談

面談すると，Gさんは自宅に戻り，家でゆっくり過ごしたいという希望を話した。訪問診療の受け入れも了承した。片付けについては，退院前に片付け業者から見積もりをとるよう調整していたが，夫から直前にキャンセルの連絡があった。

9　虐待モニタリング会議

退院前に自宅の住環境を整えるため，可能な限りGさんの意向に沿った対応を提案していくことが確認された。

10　市内病院にて，Gさん・夫，支援室看護師と面談

Gさんは早い退院を希望。掃除も自分で確認しながら行うと話した。夫も妻の意向

表 6-21　セルフ・ネグレクトアセスメントシート（G さん：初動期→展開期）

記入者：●●●●　　　作成：　○　年　○　月　○　日

強み領域			弱み領域
かなりある（最大限に存在）＝2 点，ややある（中等度に存在）＝1 点，ない（最低限に存在）＝0 点			かなりある（最大限に存在）＝2 点，ややある（中等度に存在）＝1 点，ない（最低限に存在）＝0 点
健康行動（充足・適切）	点数	点数	健康行動（不足・欠如）
1. 治療が必要な慢性疾患や症状の治療に通っている	0	2	1. 治療が必要な慢性疾患や症状を放置し，受診しない
2. 自身で行うべき必要な医療的なケアを行う	0	2	2. 自身で行うべき必要な医療的ケアを行っていない
3. 健康が障害されないよう生活している	0	0→2	3. 生命にかかわるような日常生活の注意が守られていない
4. 服薬など療養上必要とされる指導を遵守している	0	2	4. 服薬など療養上必要とされる指導が守られていない
個人衛生（清潔）	点数	点数	個人衛生（不潔）
8. 髪・髭は整容されつめが切ってある	0	2	8. 髪・髭の整容をせず，爪が伸びている
住環境（良好）	点数	点数	住環境（劣悪）
10. 家屋内にゴキブリなどの害虫は見当たらない	0→2※	0→2※	10. ゴキブリなどの害虫が発生している
11. 屋内に腐った食べ物や生ゴミは放置されていない	1→0※	1→2※	11. 屋内に腐った食べ物や生ゴミが放置され悪臭がする
13. 排泄物や排泄物で汚れた衣類は片付けられている	1→2※	0	13. 排泄物や排泄物で汚れた衣類が放置されている
14. 電気・ガス・水道などのライフラインは止まっていない	2	0	14. 電気・ガス・水道などのライフラインが止まっている
16. 家屋内のものは適切な場所に置かれている	0	2	16. 家屋内に物が放置され，足の踏み場がない
17. 窓ガラスやドアは壊れていない（ベニヤ板などで補修している）※1	0→2※	0	17. 窓ガラスやドアが壊れたままである（ベニヤ板などで補修している）※1
18. 屋外のゴミや不用品は片付けられている	0	2	18. 屋外にゴミや不用品があふれている
19. 家屋は手入れがされ樹木も剪定されている	0	2	19. 家屋は老朽化し樹木が敷地外にまで鬱蒼と茂っている
サービス（応諾・受諾・利用・活用）	点数	点数	サービス（拒否）
20. 医療が必要であれば，受診の勧めに応じる	0	2	20. 医療が必要な状態だが，受診を勧めても拒否する
21. 介護保険の利用ができる状態であれば利用の勧めに応じる	0	2	21. 介護が必要な状態だが，介護保険利用を勧めても拒否する
23. 必要な保健・福祉サービスには応じる	0	2	23. 必要な保健・福祉サービスを拒否している
社会（交流・外出）	点数	点数	社会（孤立・隠遁）
24. 他者との関わりを受け入れる	0→2※	1→0※	24. 他人との関わりを拒否する
25. 近隣住民と関わる	0	2	25. 近隣住民との関わりがない
26. 外出している	0	2	26. 閉じこもり状態である
27. 近隣住民との間でのトラブルはない	0	1→2※	27. 近隣住民との間でトラブルが発生している
金銭・財産管理（適正）※2	点数	点数	金銭・財産管理（不足・欠如）※2
28. 生活費を嗜好品やギャンブルに費やすことはない	0→2※	0	28. 生活費を嗜好品やギャンブルに費やす
全項目合計	6→13※	37→36※	全項目合計

※ 矢印は初動期から展開期へのかかわりの前後での変化を示す。
注：アセスメント項目の点数の付け方については，巻末資料にある表 3 を確認のこと。

表 6-22　展開期の支援ツール（G さん）

記入者：●●●●　　作成：○ 年 ○ 月 ○ 日

		展開期
		支援関係を構築しながら課題解決，生活の再建，再発防止への対応，地域づくりを目標とする時期
本人への支援	☑	3. 本人の心身の状態に変化がないかを確認し，支援のタイミングを捉えていく
	☑	4. 支援側からの提案を受け入れてもらえるように，定期的に訪問し信頼関係を維持する
	☑	5. 本人の考えやこだわりに対し，受容する姿勢を示し信頼関係を維持する
	☑	6. 本人の困っている部分から対応するように，言葉を選び，片付けの流れをつくる
家族・親族への支援	☑	8. 家族・親族がどこまで本人の生活を支えられるかを見極める
	☑	12. キーパーソンと業者が円滑な手続きを行えるように仲介する
関係機関との連携	☑	20. 関係機関と，支援の経過および結果について情報を共有をする
	☑	25. 本人の生活維持のためのサービスや制度を再検討する
	☑	26. 生活上改善した部分を維持できるように，支援を検討する

を尊重したいとのことであった。

11　ケース会議

G さんの権利擁護の観点からも，退院前の自宅清掃は難しいと判断し，退院日に地域包括支援センターが訪問することとした。訪問診療医へも退院日の報告を行った。

12　退院日訪問

室内は物が減っており，G さんが寝るためのスペースは確保された。庭の木の枝も一部剪定されていた。

- G さんの状況：今後の訪問診療や部屋の片付けに了承する。夫は要支援 1 の認定を受け，ホームヘルパーを希望。自宅の片付けはリフォームを検討中。

13　虐待モニタリング会議

内服が頻回なため，服薬調整や介護サービスの導入をすすめていく。

14　訪問診療日

地域包括支援センターが同席しての訪問診療であったが，夫は不在であった。G さんの体調は安定していた。訪問診療医より，環境整備と薬の紛失防止のため，訪問薬局の利用提案があった。

15　訪問

夫より，「リフォームは妻の同意を得られず断念した」とのことであった。新聞紙や紙ゴミなどはビニール袋に入れて片付けていた。職員が一緒に片付けることへの拒否はなかった。

- G さんの状況：バナナ以外に弁当などを食べており，食事量も増えているとのことであった。内服カレンダーに残薬は 1 包のみで，正しく飲めていた。

- 夫：ある程度片付いたらベッドを入れ，ホームヘルパー利用を検討したい。第４木曜日はかかりつけ病院の泌尿器科の受診日なので，その前日にシャワー浴をしている。水曜日のデイサービスを利用したいとの希望があったため，翌月見学する予定となった。

16　訪問

夫は不在であった。新しい電子レンジが置かれていた。未開封の掃除機があったので，Ｇさんの了承を得て，一緒に開封して一部の床を掃除した。希望に沿って廊下のゴミの分別や掃除機かけを一緒に行った。燃えるゴミ１袋と燃えないゴミ半袋の量であった。衣類も多く，夫は一度着た下着はそのまま捨てている様子であった。

17　訪問

前回掃除したところは綺麗に保たれていた。

- Ｇさんの状況：一緒に片付けを始めると，以前は捨てられなかった汚れたタオルや衣類も「もう使わないから」と捨て始めた。片付けている途中に夫が帰宅。一緒に，不要な紙類や賞味期限切れの食品などをゴミ袋６袋分にまとめて処分した。Ｇさんは職員が一緒に掃除をしてくれたことをとても喜んでおり，綺麗になったことを夫に報告していた。
- 夫：入浴を目的としたデイサービスの利用とホームヘルパー利用の希望があった。そのタイミングでＧさんにもサービス利用を促したが，利用は希望しなかった。

5　モニタリング

今後も定期的に訪問し，片付けたところが綺麗に保たれているかを確認する。また，Ｇさんや夫の健康状態を関係している機関全体で観察できるよう，観察ポイントを整理し，継続的に情報共有およびタイムリーに検討・ケアができる体制を整えた。

6　支援の振り返りと今後の課題

自治体のコア会議でセルフ・ネグレクトと認定できても，無理に支援を導入することができないケースはよくある。日頃の関わりで信頼関係を築き，観察するポイントを関係機関で共有し，支援のきっかけを積極的に待ち，サービス導入によって支援を展開できた事例であった。また，アセスメントツールや支援ツールの結果を虐待モニタリング会議やケース会議で共有することで，状態像や深刻度を共有し議論を発展させるためのツールとして効果的に活用した事例でもあった。

今後は，訪問する職員が一緒に掃除や片付けを行うことを継続し，関係性を保つように関わる。また，片付けなどを一緒に行うことに対しての拒否がないため，自費でのホームヘルパーや片付け業者の導入にもつなげていき，Ｇさんが安全な生活が送れるよう支援していきたい。

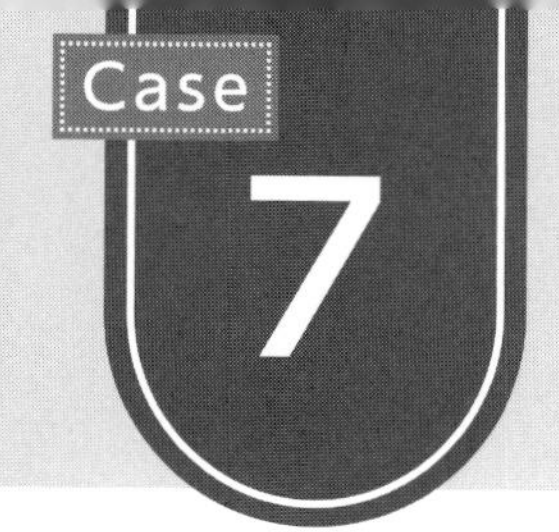

家族関係がこじれて心を閉ざし，飲酒を繰り返していた独居男性が，断酒会メンバーの支えで回復した事例

使用したツール

・サインシート＊　・スクリーニング 5 項目　・アセスメントシート＊　・深刻度アセスメントシート　・各支援ツール

事例概要

1 基本情報

■**対象者**：H さん，50 代後半，男性，独居

■**家族状況**：米農家が多いのどかな町で，代々続いている農家の次男として出生。隣家とは約 1km 離れている。15 歳離れた兄と 12 歳離れた姉は県外に居住し，疎遠である。5 歳離れた姉とは，比較的仲よく育った。父親は，H さんが中学生のときに交通事故で他界したため，母親が近所の工場でパートをしながら生計をたてていた。父親が残した田畑で，母親と姉（2 番目の姉）と H さんで農業を営んでいた。その後，母親が 80 代，姉が 40 代で他界し，H さんの独居が 10 年程続いている。家族が次々と亡くなり，遺産相続のことで兄姉ともめたため，現在も兄姉とは疎遠となっている。

■**生活歴**：H さんは，農業とトラックの運転手で生計をたてていたが，飲酒運転で交通事故を起こしたことがきっかけで，トラック運転手をやめてしまった。

■**経済状況**：親の遺産および父親が残した骨とう品を売却し生活している。

■**生活環境**：自宅の庭や畑は荒れ放題であり，樹木の繁茂もあり，自宅は陽があたらない状況になっている。室内も掃除などをしている気配がなく，冷蔵庫は使っているが，テレビ，扇風機などの家電は，埃まみれになっている。

■**疾患名・入院歴**：アルコール依存症で一般病院やアルコール専門病院への入院歴がある。

■**近隣および友人関係**：近隣住民との交流なし。

■**意思疎通の程度**：問題なし。飲酒により呂律が回らないことがある。

2 関係図

1）家族関係図（ジェノグラム）

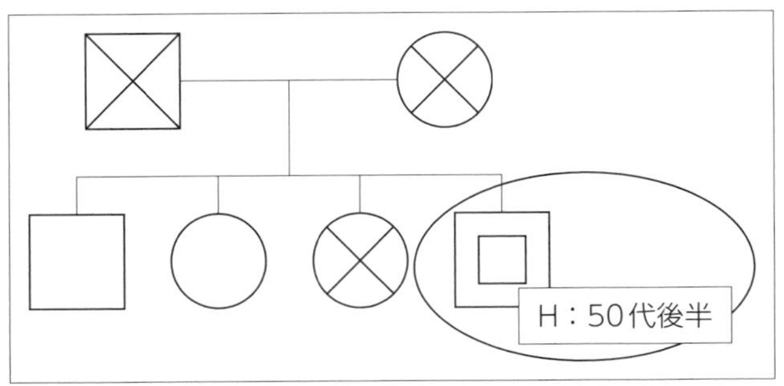

2）社会関係図（エコマップ）

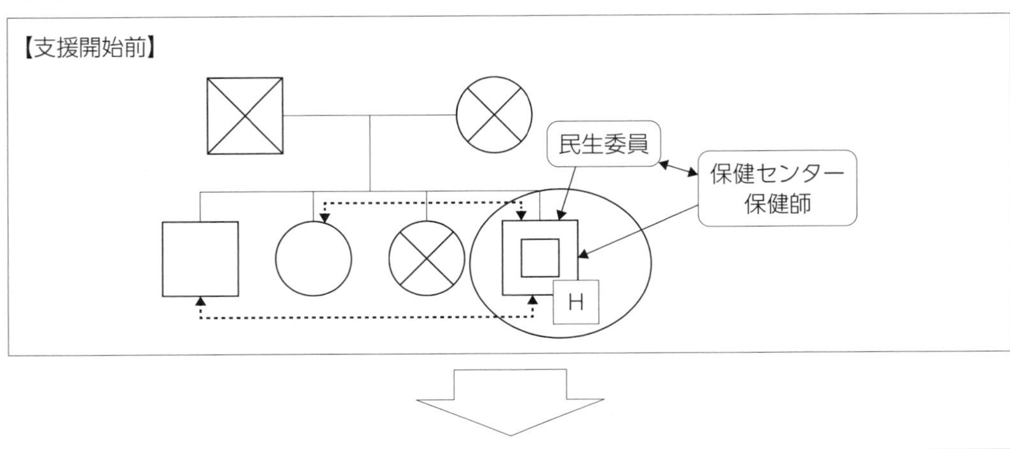

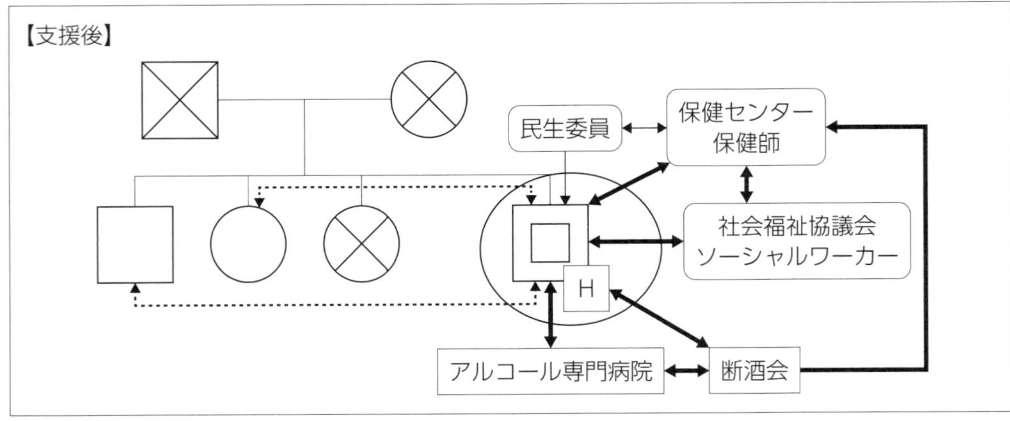

3）各関係機関・関係職種の役割

- 民生委員：地域における見守り支援
- 保健センター保健師：支援全体のマネジメント，体調管理支援
- 断酒会：断酒支援，生活相談

●社会福祉協議会ソーシャルワーカー：受診介助，財産管理支援，家屋・庭の片付け支援，就労相談

支援経過

1 事例把握

1）事例把握

民生委員から町役場にHさんについての電話が入った。

民生委員がHさん宅を訪問すると，うっそうとした樹木に覆われており屋根や扉は壊れそうであった。何度声をかけても出てこないため，中に入ってみると，室内はゴミが散乱しており，その中に泥酔状態のHさんがいた。

庭や室内にも，ビール瓶，ビール缶，一升瓶，焼酎パック等，さまざまな酒類の空き容器が多数転がり，尿臭もあった。Hさんは，会話はかろうじてできていたが，呂律が回らない状態であった。

民生委員は，Hさんの兄と同級生で，小学生（約50年前）の頃は頻回に遊びに行き，一家の様子をよく知ってはいたが，15歳も年が離れているHさんのことは，あまり知らないとのことであった。

2）現地調査

1　家庭訪問（初回訪問）

事例把握の数日後に，保健センター保健師（以下，保健師）と民生委員で，事前の約束はせずにHさん宅を家庭訪問した。

Hさんは物置にいて何かを探しているようだったが，飲酒している様子はなかった。これから外出予定だという。やせ細っていて栄養状態も心配であった。

民生委員が先日訪問したことは，記憶にないようであった。大きな農家であり，庭に樹木が著しく繁茂しており，自宅には陽があたらなくなっていた。使用していない農機具や軽トラックも放置状態であった。庭や室内にも酒類の空き瓶は大量にあり，本人に聞くと，照れくさそうに「一人だし，どうしても飲んじゃうよね」と話していた。顔色も悪く痩せていることを指摘し健康診断を勧めたが，至って健康だと拒否を示した。

保健師は，初回訪問であり，酒類に関する情報や不衛生な自宅状況等の聞き取りは行わず，まずは健康状態に対する支援を中心に行った。

保健師は「セルフ・ネグレクトサインシート」と「セルフ・ネグレクトのスクリーニング5項目」を記入し，全体像を確認しつつ，今後の支援方針を考えた。「セルフ・ネグレクトサインシート」からは，「本人の状態」「家屋および家屋周囲の状況」「社会との交流」の各項目にチェックが多く入っていた（**表6-23**）。

表6-23　セルフ・ネグレクトサインシート（Hさん）

記入者：●●●●　　　　作成：　○　年　○　月　○　日

＊該当する項目にチェックを入れる

	本人の状況		家屋および家屋周囲の状況
☑	1. 無力感，あきらめ，投げやりな様子がみられる。	☑	1. テーブルや台所に汚れた食器類が積み重なっている。
☑	2. 暴言を吐く，無表情な顔つきなど，今までと急に変わった様子がある。	☑	3.〔65歳以上のみ〕仏壇の手入れがされていない。
☑	3. うす汚れた下着や衣服を身につけている時がある。	☑	4. 室内を掃除した様子がない。
☑	4. 服装や身だしなみに関心がなくなってきた。	☑	6. 庭や家屋の手入れがされていない（雨どい，門が壊れたまま放置されている）。
☑	5. ゴミをうまく分別できなくなった，または指定日にゴミを出さなくなった。	☑	7. 郵便受けに郵便や新聞がたまっている。
☑	7. 痩せてきたり，体調が悪そうに見える。		
☑	9. 昼間からアルコールを飲み続けている様子がみられる。		
☑	14. 問題行動を指摘しても正当化した理由を主張する。		
☑	15. こだわりが強く，会話がかみ合わないことがたびたびある。		
☑	16. ギャンブルやパチンコに毎日のように通っている様子がみられる。		

ツールの活用のポイント

「多くの情報を正確にとらえるために」
セルフ・ネグレクトサインシートの活用

セルフ・ネグレクト事例では，地域住民から民生委員に，民生委員から自治体や支援機関へと相談が入ることが多い。このような場合には多くの情報が入手できるが，専門家はその情報を整理し，正確に把握することが重要である。

多くのチェック項目があるセルフ・ネグレクトサインシートは，情報を正確にとらえるために活用できる。

2　家庭訪問（2回目訪問）

2回目も保健師と民生委員で訪問した。

約束した時間にHさんは自宅におり，飲酒はしておらず訪問の受け入れはよかった。若干，室内を片付けた様子もみられ，過去のエピソードを語り始めた。父親が早くに他界し，母親が苦労して自分を育ててくれた。Hさんは長年農業をしながらトラック運転手をしていたが，身体を壊して入院してから人生が転落したなどと，淡々と話した。

Hさんは，過去の飲酒にまつわる失敗談を笑いながら話してはいるものの，「酒は唯一の楽しみである」「今は競馬や競輪も我慢してやっていないのだから，酒を飲んで何が悪い」「体調は良い時も悪い時もあるが，酒を飲むと治ることが多い」などのように，酒を飲む理由を熱弁した。

保健師が血圧を測定すると，血圧90／60mmHg，脈拍60回／分，不整脈もあり，顔色が悪く，肝臓疾患の可能性も考えられた。また，顔面には転倒の痕跡もみられ，皮膚の状態も悪く，下肢に静脈瘤が多数あった。精密検査をしたほうがよいと受診を勧めたが，Hさんはまったく聞き入れなかった。

民生委員はHさんの兄の同級生であり，兄の話題やHさんが出生した当時の話をもち出した。するとHさんは，それまでは自分の生い立ちも淡々と話していたが，急に表情を変え，「遺産相続等で騙された」などと兄への恨みを話し始め，怒りの表情をし，「疲れたので帰ってくれ」と言い出した。次回訪問の約束ができずに帰庁した。

訪問時の情報を「セルフ・ネグレクトアセスメントシート」に記入して，課題を抽出し，支援のポイントを整理するとともに，弱みを確認し，強みを生かした支援方法を検討した（**表6-24**）。「弱み領域」では，「個人衛生（不潔）」「住環境（劣悪）」と「社会（孤立・隠遁）」「健康行動（不足・欠如）」の点数が高く，問題が浮き彫りとなった。

また，「セルフ・ネグレクト深刻度アセスメントシート」への記入も行い，現時点では，深刻度は「レベルC」であり，要見守り・状況確認であることを確認した。

3　保健センター内でケース会議

今後の支援方針を考える上で，「セルフ・ネグレクトアセスメントシート」の結果を踏まえ，支援チームに社会福祉協議会ソーシャルワーカー（以下，社協ソーシャルワーカー）も加わった。

Hさんは連続飲酒の可能性があり，独居（孤立），室内不衛生等の諸問題が浮き彫りになったが，まずは本人の身体状況，栄養状況の確認を最優先とし，今後の生活に関しては自己決定を促す支援の必要性を確認した。

「家屋および家屋周囲の状況」項目のチェックもかなり多く（**表6-23**），早急に改善の必要があったが，継続事例として支援していくことを確認した。

2　支援期（初動期）

支援ツールにて，「本人への支援」「家屋および家屋周辺状況等の現地確認」「家族・親族への支援」「地域・地域住民に向けた支援」「関係機関との連携」の各項目を確認した。

表 6-24　セルフ・ネグレクトアセスメントシート（H さん）

記入者：●●●●　　作成：　○ 年　○ 月　○ 日

強み領域			弱み領域
かなりある（最大限に存在）＝2 点，ややある（中等度に存在）＝1 点，ない（最低限に存在）＝0 点			かなりある（最大限に存在）＝2 点，ややある（中等度に存在）＝1 点，ない（最低限に存在）＝0 点
健康行動（充足・適切）	点数	点数	健康行動（不足・欠如）
5. 年齢相応の体型で，水分や食事を摂取している	0	2	5. 痩せており，必要な食事をとっていない
個人衛生（清潔）	点数	点数	個人衛生（不潔）
6. 入浴や清拭をしており，身体の汚れや悪臭はない	0	2	6. 入浴や清拭を怠っており，身体の汚れや悪臭がある
7. 清潔な衣類を着用している	0	2	7. 汚れて不潔な衣類を着用している
8. 髪・髭は整容されつめが切ってある	0	2	8. 髪・髭の整容をせず，爪が伸びている
9. 洗顔や歯磨きをしている	0	2	9. 洗顔や歯磨きをしていない
住環境（良好）	点数	点数	住環境（劣悪）
10. 家屋内にゴキブリなどの害虫は見当たらない	0	2	10. ゴキブリなどの害虫が発生している
11. 屋内に腐った食べ物や生ゴミは放置されていない	0	2	11. 屋内に腐った食べ物や生ゴミが放置され悪臭がする
12. 屋内のペット類は適切に飼われている	0	2	12. 屋内にペット類が放置されており不衛生な状態である
14. 電気・ガス・水道などのライフラインは止まっていない	2	0	14. 電気・ガス・水道などのライフラインが止まっている
17. 窓ガラスやドアは壊れていない（ベニヤ板などで補修している）※1	0	2	17. 窓ガラスやドアが壊れたままである（ベニヤ板などで補修している）※1
18. 屋外のゴミや不用品は片付けられている	0	2	18. 屋外にゴミや不用品があふれている
19. 家屋は手入れがされ樹木も剪定されている	0	2	19. 家屋は老朽化し樹木が敷地外にまで鬱蒼と茂っている
社会（交流・外出）	点数	点数	社会（孤立・隠遁）
25. 近隣住民と関わる	0	2	25. 近隣住民との関わりがない
26. 外出している	0	2	26. 閉じこもり状態である
金銭・財産管理（適正）※2	点数	点数	金銭・財産管理（不足・欠如）※2
28. 生活費を嗜好品やギャンブルに費やすことはない	0	2	28. 生活費を嗜好品やギャンブルに費やす
31. 家賃や公共料金を滞りなく支払っている	2	0	31. 家賃や公共料金が支払われていない
全項目合計	11	37	全項目合計

注：アセスメント項目の点数の付け方については，巻末資料にある表 3 を確認のこと。

1）本人への支援

1　家庭訪問

保健師と社協ソーシャルワーカーで，受診勧奨と精神面の支援のため，約束なしの訪問を行った。

この日，H さんはぐったりとした様子であった。「昨夜は，テレビで巨人軍が優勝するのをみたが，なぜか前のようには喜べなかった。この数日，寝られず酒しか飲んでいない」と話した。顔色も悪く，受診を勧めると同意が得られ，そのまま近医を受診することとなった。近医では点滴を行ったが，極度の貧血の可能性もあるため総合病院を紹介された。その後，社協ソーシャルワーカーとともに総合病院を受診したところ，入院して精密検査を行うことになった。貧血，肝機能障害，糖尿病等のさまざまな指摘を受け，2 週間の入院となった。

2）家族・親族への支援

1　家族と面接

H さんが入院している間，保健センターにて，H さんの兄と民生委員同席のもとで面接を行った。

H さんの自暴自棄な生活についてや，アルコール依存症の可能性があることなどを伝え，家族の支援を求めたが，兄は迷惑そうであり，「自分も高齢なので弟の面倒はみられない，今後は最低限の連絡にしてほしい」と言われ，現時点では家族調整が難しいことがわかった。入院から 2 週間後，H さんは退院した。

2　H さん退院から 1 か月後，家族から保健師に電話

H さんの兄から保健師に，H さんを精神科病院に入院させてほしいとの電話が入った。

H さんはアルコールが手放せなくなり，居酒屋で見知らぬ人と口論になったり，コンビニエンスストアのベンチで泥酔状態となったことで警察沙汰になったため，入院させてほしいとの内容であった。

3）関係機関・自助グループとの連携

断酒支援およびアルコール専門病院への入院を勧めるため，以前関わりのあった断酒会も支援チームに加わった。保健師，社協ソーシャルワーカー，断酒会メンバー2名で訪問を行った。

H さんは，日中は競馬やパチンコに興じ，楽しく生活していると話す一方で，体調不良への不安も感じているようであった。保健師は体調を心配していることを話し，今後の長い人生をこの町で暮らし続けるためには，もう一度，専門病院に入院して治療すること，役場などの支援を受けることなどの必要性を丁寧に説明した。

やがて，H さんの閉ざされていた心が少しずつほぐれ，次第に保健師や社協ソーシャルワーカーに頼る言葉も発するようになり，信頼関係を築くことができるようになった。

断酒会メンバーが過去の飲酒にまつわる経験談を語り，「まずは入院して，検査をするといい」「今はお酒がなくても楽に生活できるようになった。一人だと酒を飲みたくなるので，断酒会に通ってみないか」と H さんに話すと，「人間ドックのつもりで行くかな」と治療に向き合おうとする気持ちが聞かれ，アルコール専門病院へ入院することになった。

10 か月間の入院期間中，何度か外出中に飲酒したこともあったようだが，その都度，断酒会の信頼の置けるメンバーにサポートしてもらい，無事退院することができた。

現在は断酒会に通いつつ，酒なしの生活を過ごせるように変化してきている。

3 今後の課題

断酒会に通うことにより，生活の再構築が進んできたが，兄姉との遺産問題や不衛生な家屋となった自宅の問題，就労問題と難しい課題が残っている。独居であるために孤立の可能性，就労していないために生活が不規則になる可能性など，Hさんは不安定要素を多く抱えている。

今後は，困ったことが生じた際に，自ら社協ソーシャルワーカーや断酒会メンバー，各種専門家に相談できることが重要なポイントであり，支援者はHさんの自立した生活ができるよう見守りつつ，支援を継続していく必要がある。

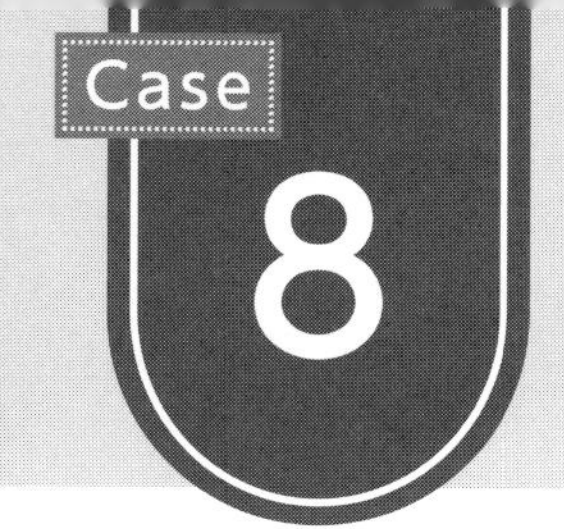

子どものネグレクト疑いの連絡を契機に，セルフ・ネグレクト状態の母親の育児支援を実施した事例

使用したツール

・サインシート　・スクリーニング5項目　・アセスメントシート*　・初動期の支援ツール　・展開期の支援ツール*

事例概要

1 基本情報

■**対象者**：Iさん，30代，女性，会社員（育児休暇中）
第一子が通う保育所から，子どもの忘れ物が多い，第二子出産直後だが，Iさんも子どもも清潔感がないと，保健センターに情報提供があった。

■**生活環境**：夫（30代，会社員），子ども（5歳児と0歳児）の4人で集合住宅に居住。事例把握時は第二子出産直後，支援開始時は産後3か月が経過。

■**疾患名・入院歴**：既往歴なし，精神科受診歴なし，基礎疾患なし。

■ **ADL**：問題なし。

■**生活歴**：幼少期に厳しいしつけを受け，現在も実母との関係性は悪い。

■**近隣および友人関係**：同じ集合住宅の住民との関わりは皆無。保育所の他児の保護者との交流もない。他県の出身のため，知人・友人は近くにいない。

■**意思疎通の程度**：問題なし

2 関係図

1）家族関係図（ジェノグラム）

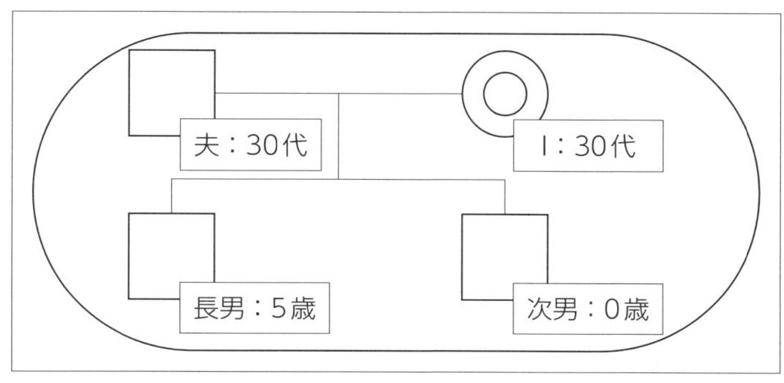

2）社会関係図（エコマップ）

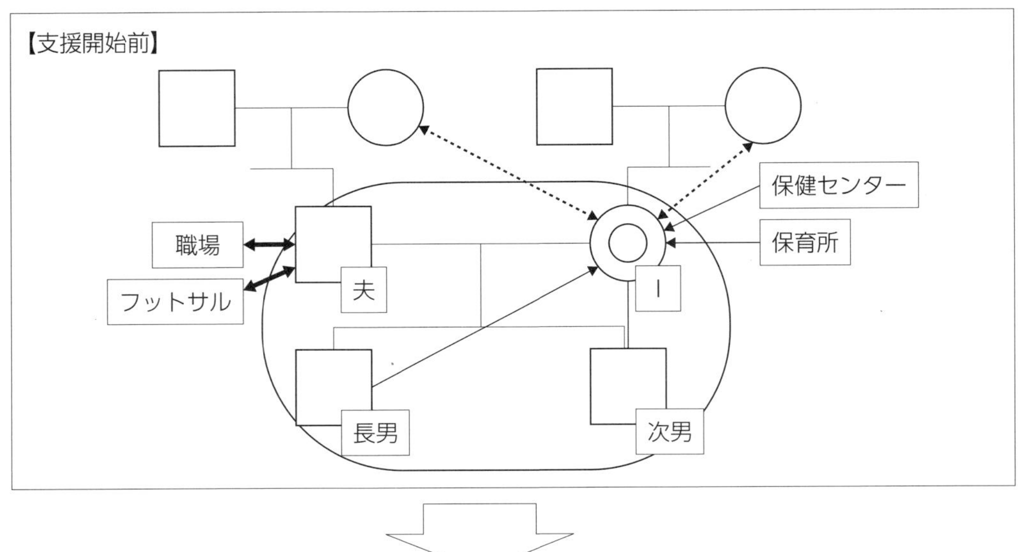

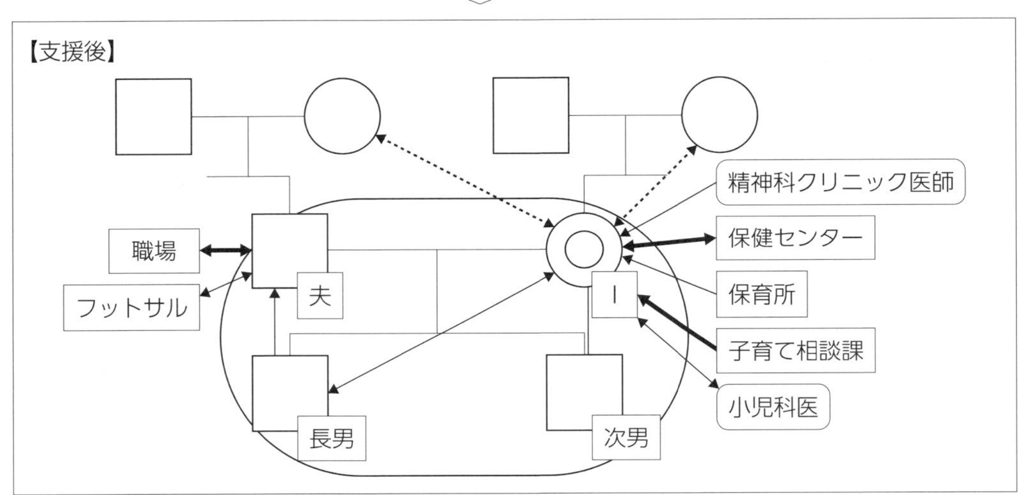

3）各関係機関・関係職種の役割

- 保健センターの地区担当保健師：第二子の新生児訪問をきっかけに関わりを開始
- 子育て相談課：要保護児童対策地域協議会事務局として，会議を招集
- 精神科クリニック医師：本人の主治医としての診療
- 保育所保育士：第一子の通う保育所。第一子と送迎に来る本人や第二子の見守り

支援経過

1 事例把握

1）事例把握

保育所長から，第二子出産直後の母親であるが，第一子の忘れ物が多く，服装もよれよれで汚れていること，送迎時に連れてくる第二子も，オムツを替えていないようで，下着のみで連れて来ることがある家庭として，保健センターに相談があった。Iさん自身も疲れた様子があり，第一子にはやや発達に遅れがあるため，対応に苦慮している様子がみられるとのことであった。当時，第二子の出生連絡票が未提出であったため，保育所から出生連絡票の提出を促してもらうこととした。乳児全戸家庭訪問事業の対象とし，訪問を実施する方向で調整を行い，その間，保育所には見守りを依頼して，必要時保健センターに連絡してもらうようにした。

2）セルフ・ネグレクトの兆候，セルフ・ネグレクトの可能性

この時点では，子に関する情報のみであり，母親に関する情報が不足しているため，初回訪問時に確認することとした。

3）現地調査：初回訪問

1　課題の抽出と支援の方向性を検討する―サインシートの記入

保健センターの地区担当保健師（以下，保健師）が訪問を実施した。第二子は生後3か月となっていた。訪問の日程調整のための電話連絡時，Iさんの声には覇気がなく弱々しい様子であった。訪問当日，Iさんは髪がボサボサで洋服は清潔感がないスウェットだった。室内には物が散乱しており，第一子が食べたと思われる食事の残飯が放置されていたり，空のペットボトルや使用済みのオムツが散らばっていたりする状況であった。また，訪問時も第二子の紙オムツはパンパンに膨れており，替えていないことは明らかであった。第二子の体重測定時に助言した際も，「わかりました」と話すが，心配そうな様子はみられず，Iさんのもっぱらの心配は，「第二子が保育園に入れるかどうか」ということだった。

この時点で，「セルフ・ネグレクトサインシート」では，「本人の状況」（服装や身だしなみに関心がなくなってきた），「家屋および家屋周囲の状況」（テーブルや台所に汚れた食器類が積み重なっている）の2項目が該当していた。「セルフ・ネグレクトのスクリーニング5項目」を確認したところでは，「個人衛生」と「住環境」の2項目に該当すると判断された。

これらの結果から，保健師はIさんがセルフ・ネグレクト状態である可能性を考慮し，引き続き生活状況の情報を収集することとした。

2　セルフ・ネグレクト事例として強み・弱みを確認―アセスメントシートの記入

Iさんの生活状況を詳しく確認していった。

実母により幼少期から厳しいしつけをされていたこともあり，親子関係不良のため，

表 6-25　セルフ・ネグレクトアセスメントシート（I さん）

記入者：●●●●　　　作成：　○　年　○　月　○　日

強み領域			弱み領域
かなりある（最大限に存在）＝2 点，ややある（中等度に存在）＝1 点，ない（最低限に存在）＝0 点			かなりある（最大限に存在）＝2 点，ややある（中等度に存在）＝1 点，ない（最低限に存在）＝0 点
住環境（良好）	点数	点数	住環境（劣悪）
10. 家屋内にゴキブリなどの害虫は見当たらない	2	0	10. ゴキブリなどの害虫が発生している
12. 屋内のペット類は適切に飼われている	2	0	12. 屋内にペット類が放置されており不衛生な状態である
14. 電気・ガス・水道などのライフラインは止まっていない	2	0	14. 電気・ガス・水道などのライフラインが止まっている
15. トイレや台所，浴室などは使用できる	2	0	15. トイレや台所，浴室などが使用できない
16. 家屋内のものは適切な場所に置かれている	1	2	16. 家屋内に物が放置され，足の踏み場がない
17. 窓ガラスやドアは壊れていない（ベニヤ板などで補修している）※1	2	0	17. 窓ガラスやドアが壊れたままである（ベニヤ板などで補修している）※1
18. 屋外のゴミや不用品は片付けられている	2	0	18. 屋外にゴミや不用品があふれている
19. 家屋は手入れがされ樹木も剪定されている	2	0	19. 家屋は老朽化し樹木が敷地外にまで鬱蒼と茂っている
社会（交流・外出）	点数	点数	社会（孤立・隠遁）
25. 近隣住民と関わる	0	2	25. 近隣住民との関わりがない
26. 外出している	2	1	26. 閉じこもり状態である
全項目合計	23	12	全項目合計

注：アセスメント項目の点数の付け方については，巻末資料にある表 3 を確認のこと。

育児の協力者として，I さんは「母には頼りたくない」と話した。また，県外で暮らす義母は，I さんからみて完璧な母親であるため，弱音を吐くことができないとのことであった。夫は平日の帰宅が遅く，休日には趣味のフットサルに行ってしまう。子育てや家事の協力はせず，I さんが手伝いを頼むと不機嫌になってしまい，逆に面倒なので頼まないとのことであった。近隣に友人や親しい知人もおらず，ママ友をつくることは億劫であり，保育所の他児の保護者とも交流がなかった。育児のことは，基本的にインターネットで調べ，一人で試しているとのことであった。

これらの情報に対して「セルフ・ネグレクトアセスメントシート」を用いて整理した。「住環境」「社会の弱み」の項目にチェックが入ることから，今後の支援で変化をアセスメントしていく必要があると考えた（**表 6-25**）。

2　支援期（初動期）

支援決定後のはじめての訪問時，第二子はオムツ替えがされていないばかりでなく，肌着 1 枚着ているのみで手足が冷え切っていた。乳児湿疹は軽快しておらず，体重測定の結果，1日あたりの体重増加量もやや不良であった。保健師が定期的に訪問し，児の体重測定と子育ての相談にのることを提案したところ，Iさんは「お願いします」と応じてくれた。児への十分な世話がなされていない状況に加え，Iさん本人のセルフ・ネグレクト状態を視点に置いた支援の必要があると思われた。

「初動期の支援ツール」の「本人への支援」項目を確認し該当するものにチェックを入れ，信頼関係を築くための定期的な訪問と本人のセルフケアの状況確認を進めていくこととした。さらに同ツールの「関係機関との連携」として，今後の産後サービスの導入を視野に入れた関わりを開始することとした。子育て相談課とも情報を共有し，今後，子育ての相談や第一子の発達の課題について，連携して支援を行う方針とした。

3 支援期（展開期）

1）受診につながるまでの支援

定期的な訪問において，室内の物の散乱は変化がなく，片付けについては本人が困っているという認識はない様子であった。Iさん自身の健康面はやや悪化している印象であり，睡眠や食事もあまりとれず，日中はぼーっとする時間が増えているとのことであった。また，訪問の約束をしても日時を忘れることや，会話の途中で涙する場面もあり，不安が強くなっている様子であったため，医療受診と産後サポート事業の利用を提案した。

近隣の精神科クリニックの案内に対しては，精神科へのイメージが悪く拒否的であった。産後サポート事業についても，他者が家事を行うことは一人前の母親ではないという固定観念から利用を拒否した。

「展開期の支援ツール」を参考とし，“本人の考えやこだわりに対し，受容する姿勢を示し信頼関係を維持すること”“本人の心身の状態に変化がないかを確認し，支援のタイミングをとらえていくこと”などをあてはめ，サービスの導入になかなかつながらない状況下で，少しでも自分の体調に意識を向けることができるよう，訪問時には血圧測定やウロスティックを用いた検尿などを実施し，受診のタイミングを図っていった（**表6-26**）。

訪問時に，第一子の育児についての様子を尋ねると，食事に2時間以上かかり，口に入れたものを飲み込まないため，口や鼻を抑え込んで無理やり飲み込ませようとしているということが把握された。他の方法を提案したが，Iさんは自らの方法に疑問も危機感ももっていない様子であった。児らへの虐待のリスクが高いことから，子育て相談課と協議し，要保護児童対策地域協議会で管理していくことを検討した。

要保護児童対策地域協議会の会議において，第一子の通う保育所から，送迎時のIさんの第一子へのヒステリックな対応が報告された。保育士の声かけにも，「私が悪いのですか？」と言い返す場面もあり，イライラが増加しているようであった。ま

表 6-26　展開期の支援ツール（I さん）

記入者：●●●●　　　　作成：　○　年　○　月　○　日

		展開期
	支援関係を構築しながら課題解決，生活の再建，再発防止への対応，地域づくりを目標とする時期	
本人への支援	☑	3. 本人の心身の状態に変化がないかを確認し，支援のタイミングを捉えていく
	☑	4. 支援側からの提案を受け入れてもらえるように，定期的に訪問し信頼関係を維持する
	☑	5. 本人の考えやこだわりに対し，受容する姿勢を示し信頼関係を維持する
家族・親族への支援	☑	9. 本人の支援に関する家族の意向を確認する
関係機関との連携	☑	20. 関係機関と，支援の経過および結果について情報を共有をする
	☑	21. 本人の状況の変化に合わせて，担当部署に早期につなぐ
	☑	25. 本人の生活維持のためのサービスや制度を再検討する

た，保健師が訪問した際に，第二子は季節に合わない服装をしており，手足が冷たく変色していたため受診を勧め，受診時の様子を確認するため，医師に連絡を行った。診断名はしもやけ（凍瘡）であり，処方薬の塗布を伝えた際にもＩさんは淡々としていたとの情報が得られた。Ｉさんの精神状態については，会議において安定しない状況が共有され，サービスの導入にもなかなかつながらない状況であることが検討された。そのため，展開期の一つ手前の「初動期の支援ツール」を再度確認し，“サービス導入後の生活が具体的にイメージできるように話をする”ことを計画に盛り込み，訪問時には，受診や産後サービスの導入によってどのようになるのかを説明していった。

ツールの活用のポイント

「支援者同士で情報を共有することが困難なとき」
支援ツールを活用

本人の精神状態が不安定な事例の場合は，状態像も変わるため，問題や課題が支援者間で一致せず，支援計画の立案が難しい場合がある。

セルフ・ネグレクト事例では，特に状態像の把握が難しいため，この「支援ツール」で情報を共有し，全員で確認し合いながら、支援計画を立案することができる。

2）受診以降の支援

定期訪問を続ける中で，ある日，Ｉさんから「睡眠不足がつらい」という訴えが聞かれた。睡眠がきちんととれていたときは育児も家事もできていたという点に自ら気がついたとのことであった。Iさんから精神科の受診を希望すると話があったため，すぐに近隣の精神科クリニックを案内し，Iさんの同意を得て，事前にクリニックの医師に現在までの経過を伝えることにした。また，一人での受診が不安とのことなので，保健師も同行することにした。

受診の結果，うつ状態であることを指摘され，抗うつ薬と睡眠薬の処方を提案された。Iさんが抗うつ薬の内服には拒否的だったことから，医師の判断で，まずは睡眠がとれるようにすることを優先するとし，睡眠薬が処方された。

受診後も訪問を継続し，内服状況を確認すると，毎日医師の指示通りに内服できている様子だった。また，夜間の睡眠もとれているとのことであった。

夜間の睡眠がとれるようになったことで，日中は以前よりも活動できるようになり，室内のゴミ類は片付けられるようになった。しかし，子どもたちに夜泣きがみられても内服の影響で起きられなくなってしまい，夫との口論が増えてしまった。夫は神経質なタイプで，集合住宅住まいでもあるため，子どもの泣き声の近隣への影響に対して過敏になるとのことであった。

しかし，Iさんの受診を機に，夫は第一子の保育所送迎を行うようになった。一方で夫は，家事を完璧に行う自身の母親がモデルにあり，家事は女性がするものだという考えがあるため，家事の協力は難しいようであると，Iさんはあきらめている様子であった。

4 モニタリング

その後，Iさん一家は新居を購入し近隣の市に転居となった。転居先の地区担当保健師にも，本人の同意を得て事前に情報提供を行い，継続して訪問指導や乳幼児健診，保育所訪問などでの見守りを行ってもらうよう引き継いだ。また，Iさんには，子どもたちの予防接種や乳幼児健診の手続きを行うために，転入届を提出する際に保健センターにも立ち寄るよう助言した。手続き時には保健師が同行し，転出先の保健師と顔合わせができた。受診先の精神科クリニックは転居先からも通える範囲にあったため，継続して通院することになった。

5 支援の振り返りと今後の課題

初回訪問時の様子から，子どもの世話の放棄の背後にIさん自身もセルフ・ネグレクト状態であることを予測し，アセスメントツールと支援ツールを参考に介入を行った事例であった。特に，関係機関との会議において初動期・展開期の支援ツール項目を活用し計画を調整したことは，後に受診につながる契機となったと思われる。今後は，転居という新たなライフイベントにより，Iさんの状況が悪化しないよう継続した関わりが必要である。

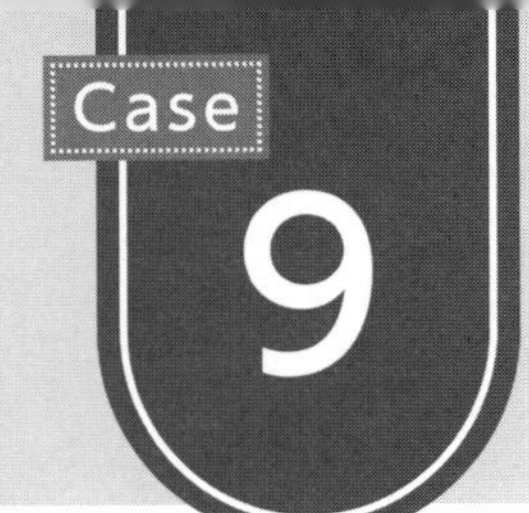

Case 9 多頭飼育崩壊目前の問題を抱えた高齢者を取り巻く家族と環境への支援を実施した事例

使用したツール

・サインシート* ・スクリーニング5項目* ・アセスメントシート* ・把握・見守り期の支援ツール* ・初動期の支援ツール* ・展開期の支援ツール*

事例概要

1 基本情報

■ **対象者**：Jさん，70代，女性

■ **生活歴および状況**：Jさんは最初の内縁の夫との間に4人の子どもをもうけたが，次女は養子に出している。最初の内縁の夫とは，長男が中学生のときに離縁し，その後，2番目の内縁の夫となった男性と同居するも児童虐待が横行したため児童相談所が介入し，長女と三女が一時保護されたこともあった。Jさんはその後も同居相手を変えつつ生活をし，仕事はスナックでのアルバイト店員をしていた。

高校卒業後，長男は仕事に就いたが，長女は精神疾患を発症して入退院を繰り返す。現在の住まいは長男が借りたアパートだが，長女が入院して空いた部屋に，Jさんは子猫3匹と少量の荷物を持って住み始めた。猫は次第に増えていき，やがてJさんの部屋は多頭飼育のゴミ屋敷となっていった。

■ **家族状況**：長男がアパートを二部屋借り，その一部屋にJさんは住んでいる。長男はうつ病にて休職中。傷病手当金をもらいながら通院しており，本人は復職を希望している。長女は精神科病院に入院中。次女は生まれてすぐに養子に出されて以来，連絡をとったことはない。三女は高校卒業後に家を出たきり消息不明である。

■ **本人の性格**：Jさんは人見知りが少なく人懐っこい。感情的になることは少ないが，強情なところは感じとれる。服装をあまり気にせず，薄着のパジャマのような格好で外出する。

■ **経済状況**：アパート代は長男が二部屋分を負担している。Jさんの老齢年金は1か月約7万5,000円。

■ **福祉サービス利用状況等**：外見的には健康そうにみえる。ADLは自立。福祉サービスの利用歴はない。

2 関係図

1）家族関係図（ジェノグラム）

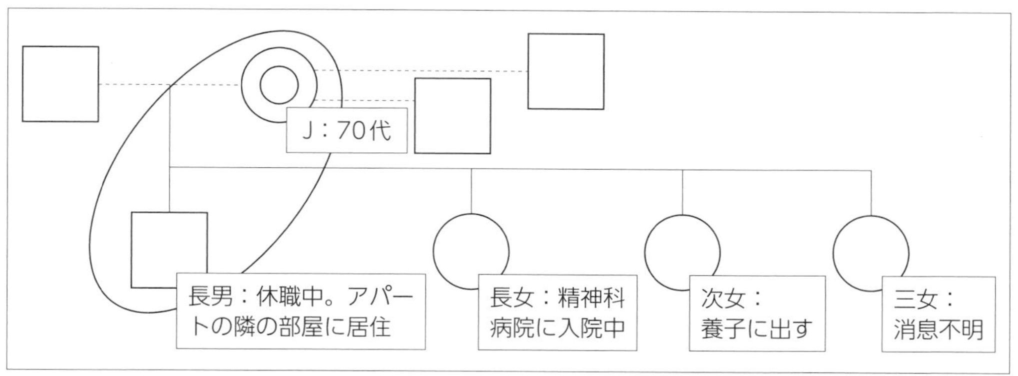

2）社会関係図（エコマップ）

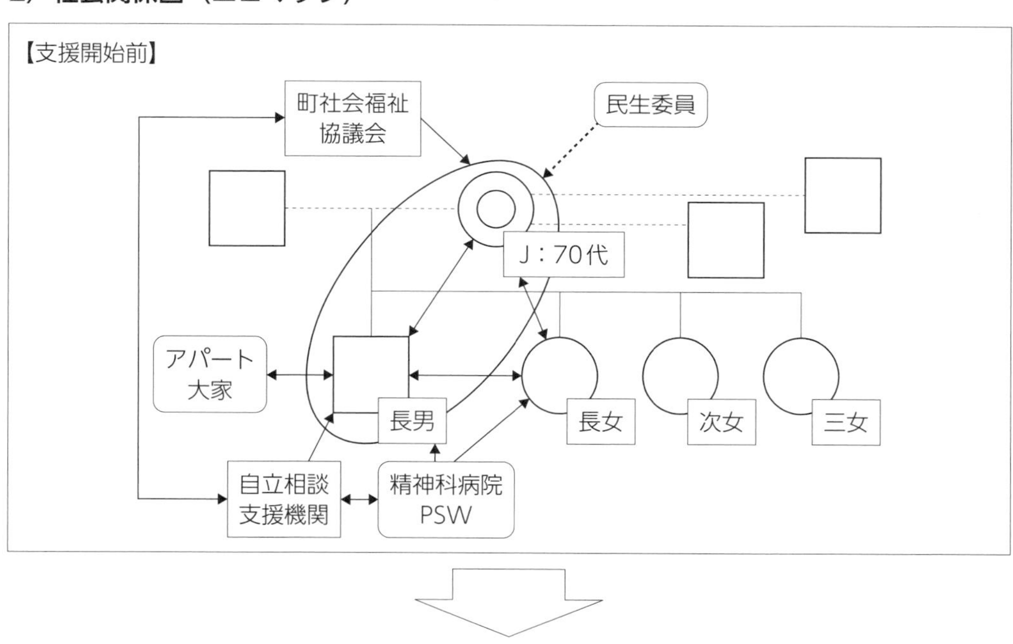

第6章 ツールを活用したセルフ・ネグレクト事例への支援

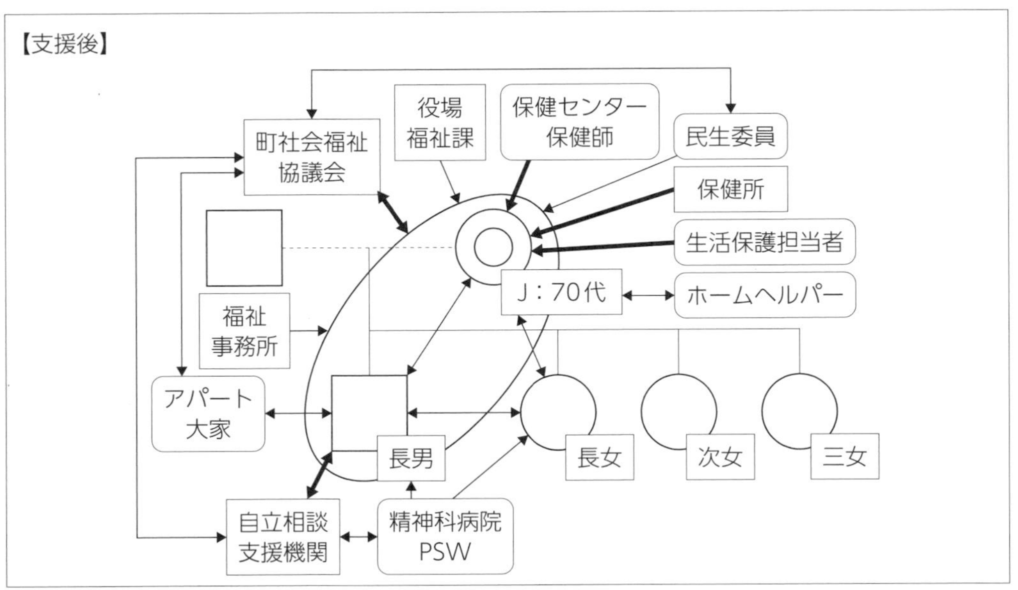

支援経過

1 事例把握

1）関わりのきっかけ―隣の部屋に住む長男から町の社会福祉協議会に相談

長男がうつ病で休職となった。傷病手当金で家賃を支払う予定であったが手続きをうまく進められず，二部屋分の家賃滞納が続き，町の社会福祉協議会に生活費を借りたいとの相談が入った。地区の民生委員はこの状況を把握していなかった。長男への初期の聞き取りの頃は母親Ｊさんのことには触れておらず，窮迫した課題の改善を望んでいた。緊急的な時期を乗り越え，長男が落ち着いた頃から生活再構築の計画をしていくが，母親であるＪさんの生活環境が長男に大きく影響していることがわかってきた。そこで，Ｊさんへの支援は，長男への緊急支援を先行して行い，長男の精神的負担をとり除きながら並行して進めていくこととなった。

2）長男の支援計画

長男には，原則，能力的にできそうなことは本人にやってもらうこととし，次のような支援計画をたてた。

- 緊急場面の対応としてライフラインの供給停止を避ける対処をする。
- 一定期間の食糧支援の手配をする。
- 傷病手当金手続きの進捗状況と不備状況を確認し，つなぎ直す。
- アパートの大家に連絡をして家賃が遅れている状況を説明する。

（以下，衣食住を確保した上での支援計画）

- 家計の収支を明確化する。
- アパート二部屋分の必要性を検討する。

- 長女の入院先である精神科病院の精神保健福祉士（PSW）に，長男の現状を理解してもらい協力体制を依頼する。
- 母親Ｊさんに，長男の事情を理解してもらい生活援助が可能か相談する。
- 生活保護も視野に入れた支援計画を立てる。
- 職場にも定期的に連絡をとる関係をつくる。

3）長女の支援計画（環境調整）

長女の入院先である精神科病院では，長男や母親のＪさんと連絡がつかない頻度が多いため，無責任に放置する家族としてみられていた。唯一，携帯電話がある長男に連絡が集中してしまい，長男は電話内容を想像して不安が大きくなってしまっていた。

そこで，町の自立相談支援機関が長女の入院先の病院のPSWに，長男の特性を含めて理解してもらえるよう働きかけ，今後は，自立相談支援機関にも状況の共有ができること，突発的な課題も一緒に検討していける連携機関であることを認識してもらい，病院側にも安心してもらうことができた。

PSWとは，長女には継続入院が必要で退院は現時点では考えられないという主治医の診断があり，長男と病院側の連絡のとり方，連絡がとれないタイミングでの自立相談支援機関との連携のとり方を確認し，長男の負担を少なくしていくこととした。

2 支援の始まり―Ｊさんとの関わり初期の頃

1）関係構築を目指した方向性

二部屋分の家賃負担が長男を精神的にかなり追い詰めていたため，Ｊさんと話す機会をもち，Ｊさんに家賃分を払ってもらえるか確認する必要があった。長女に関わりのあった保健師にも同席を依頼し面談を行うことにした。

保健師からＪさんと連絡をとった結果，Ｊさん自身から，長男の生活の困窮度合いや，家賃滞納とか借金があることへの心配が言葉として出ていたとのことであった。

2）Ｊさんとの初回面談と支援方針の決定

保健センターにて，Ｊさんとの初回面談を役場福祉課職員と保健師が同席して行った。Ｊさんはせきを切ったように話し始め，会話の収集がつかないまま面談は続いた。長男に関しては，休職が困窮の原因だと思っているが，その休職の理由や原因への認識はあまりないようであった。長男の生活窮状を理解してもらい，今後，Ｊさんにも自身の生活費を負担してもらうことは可能なのかを聞いてみた。Ｊさんは，年金担保で受けた融資への返済があり家賃すべてを払っていくことは難しいと話した。

Ｊさんは自宅訪問の依頼に関しては難色を示し，自分の状況よりも長男のことが心配なので，自分のことはいいから息子の支援に協力したいとのことであった。

なお，この時点では猫の多頭飼育に関する情報は本人からも聞き取れず，後日発覚することになる。

3）Ｊさんの支援計画

Ｊさんと長男，互いに自立生活が目指せるかの見立てをしながらの支援を行うこととした。

- 保健師には心を開きやすいので定期的な訪問で関係構築を図ってもらう。
- 生活保護申請を検討する。
- 自宅訪問をできるようにして衛生面，生活状況を確認していく。
- 家計収支の見える化を行っていく。長男の家賃負担を減らすことを優先的に検討する。
- 医療につなぐ必要性を図る（理解度を含め，認知的な部分と精神的および行動的部分）。

3 支援期（初動期）

1）Ｊさんの支援開始時における問題点と経過

Ｊさんとの関係構築が進む中，次のような新たな課題がみつかった。

- Ｊさんには連絡手段がなく，長男に伝言を頼むか，支援者側が自宅まで行って話をするしかなかった。ただし，玄関先でしか話はできない。
- Ｊさん宅の玄関先から，ゴミで室内が散乱していそうな環境を確認することができた。本人の健康状態を確認し，衛生面への対処の検討を行うこととした。

Ｊさんがセルフ・ネグレクト状態にあるのかを確認するため，「セルフ・ネグレクトサインシート」を使ってチェックを行った。「本人の状況」「家屋および家屋周囲の状況」「社会との交流」の項目にチェックがついたため（**表 6-27**），さらに，「セルフ・ネグレクトのスクリーニング５項目」「セルフ・ネグレクトアセスメントシート」を利用して詳細を確認した。

「セルフ・ネグレクトアセスメントシート」でセルフ・ネグレクト状態をアセスメントすると，強み領域得点が 20 点，弱み領域得点 38 点であった（**表 6-28**）。特に，「住環境」の項目における弱み領域得点の多いことが可視化でき，この弱み領域の項目が支援の中心となることが明確になった。

その後，Ｊさんより，子猫が一度に増えて困っているという連絡があり，猫を減らすことに同意してもらい，支援計画を見直すこととなった。

保健師と自立相談支援機関でＪさん宅を訪問したときは，子猫，大人猫と出入りが激しい中でも，10 匹以上の猫が確認できた（**写真 6-1**）。部屋はハエがたくさん飛んで不衛生な状況で，異臭もあり，本人も寝つけないと話した。猫を減らす方法を保健所に相談し，譲渡用の写真も撮った。

2）保健所に相談する

保健所に猫の対応について相談すると，まずは猫を増やさない対策が必要であり，猫の雄雌判別を行いリスト化するとよいとのアドバイスがあった。そこで，動物病院

表 6-27　セルフ・ネグレクトサインシート（J さん）

記入者：●●●●　　　作成：　○　年　○　月　○　日

＊該当する項目にチェックを入れる

本人の状況		家屋および家屋周囲の状況		社会との交流	
☑	1. 無力感，あきらめ，投げやりな様子がみられる。	☑	1. テーブルや台所に汚れた食器類が積み重なっている。	☑	1. ここ 3 年くらいの間に，一人暮らしになった。
☑	3. うす汚れた下着や衣服を身につけている時がある。	☑	2. トイレ，台所，浴室など使えない場所がある。	☑	3. 近隣との日常会話が減った。
☑	4. 服装や身だしなみに関心がなくなってきた。	☑	4. 室内を掃除した様子がない。		
☑	5. ゴミをうまく分別できなくなった，または　指定日にゴミを出さなくなった。	☑	5. 中に入れてもらえない部屋がある（開かずの間がある）。		
		☑	6. 庭や家屋の手入れがされていない（雨どい，門が壊れたまま放置されている）。		
		☑	8. 同じ洗濯物が干したままになっている。洗濯機が使えない。		
		☑	9. 晴れた日なのに雨戸やカーテンがしまったままになっている。		

表 6-28　セルフ・ネグレクトアセスメントシート（J さん）

記入者：●●●●　　　作成：　○　年　○　月　○　日

強み領域		弱み領域	
かなりある（最大限に存在）＝2 点，ややある（中等度に存在）＝1 点，ない（最低限に存在）＝0 点			かなりある（最大限に存在）＝2 点，ややある（中等度に存在）＝1 点，ない（最低限に存在）＝0 点
健康行動（充足・適切）	点数	点数	健康行動（不足・欠如）
2. 自身で行うべき必要な医療的なケアを行う	0	2	2. 自身で行うべき必要な医療的ケアを行っていない
個人衛生（清潔）	点数	点数	個人衛生（不潔）
6. 入浴や清拭をしており，身体の汚れや悪臭はない	0	2	6. 入浴や清拭を怠っており，身体の汚れや悪臭がある
7. 清潔な衣類を着用している	0	2	7. 汚れて不潔な衣類を着用している
8. 髪・髭は整容されつめが切ってある	0	2	8. 髪・髭の整容をせず，爪が伸びている
住環境（良好）	点数	点数	住環境（劣悪）
12. 屋内のペット類は適切に飼われている	0	2	12. 屋内にペット類が放置されており不衛生な状態である
15. トイレや台所，浴室などは使える	0	2	15. トイレや台所，浴室などが使用できない
16. 屋内のものは適切な場所に置かれている	0	2	16. 家屋内に物が放置され，足の踏み場がない
18. 屋外のゴミや不用品は片付けられている	0	2	18. 屋外にゴミや不用品があふれている
金銭・財産管理（適正）※2	点数	点数	金銭・財産管理（不足・欠如）※2
31. 家賃や公共料金を滞りなく支払っている	0	2	31. 家賃や公共料金が支払われていない
全項目合計	20	38	全項目合計

注：アセスメント項目の点数の付け方については，巻末資料にある表 3 を確認のこと。

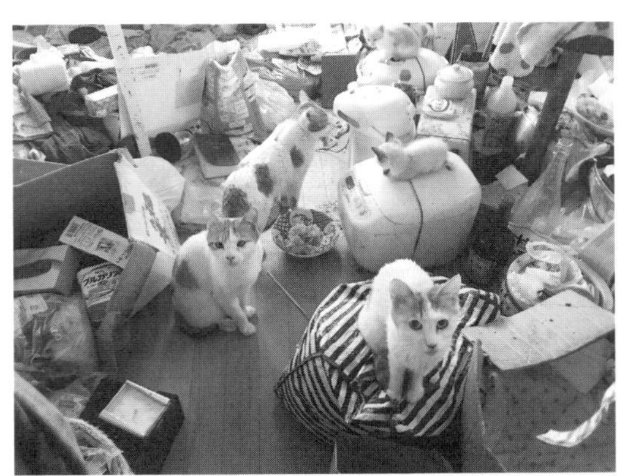

写真 6-1　自宅で 10 匹以上の猫が確認される

との連携を図り，避妊去勢手術の料金負担に関してもケース会議を開き，処置代をどうするのかを検討することとなった。

3）関係者を集めての検討会議

Ｊさんの生活力や金銭管理の問題，猫の対応，ゴミと衛生上の問題，Ｊさんの生活費負担が長男の生活へ負担になっていることから，Ｊさんの生活保護を検討することとした。

関係者で検討する際には，「把握・見守り期」と「初動期」の支援ツールにあるチェック項目を確認しながら行った。

Ｊさんの支援計画の見直しとして，次のことが確認された。

- Ｊさんの生活力と金銭管理能力の見立てをした上で，支援者側の関係部署・関係機関の役割分担を明確にする。
- 生活の再構築と長男への経済的影響も踏まえ，生活保護受給ができるようにする。
- ゴミ散乱状態の環境改善に対し，役場福祉課が中心となり部屋の清掃とゴミ片付けをＪさんと検討する。ただし，Ｊさんの希望からゴミは少しずつ片付ける。
- 猫の飼育方法を含め，現状の頭数を減らすことへの検討を行っていく。

4　支援期（展開期）

1）生活保護受給の決定，本人と今後の課題を検討

生活保護受給費がＪさんの口座に振り込まれるとＪさんがお金を使い切ってしまうことへの懸念があったため，日常生活自立支援事業の金銭管理サービスの利用を提案した。しかし，Ｊさんはお金が手元にないと不安だからと，最初は抵抗を示した。不自由さよりも利点が大きいことを中心に，金銭管理サービスの目的について時間をかけて丁寧に説明していった。お金が必要なときには使えるようにすることで納得して，社会福祉協議会が支援することとした。年金受給があるために，生活保護では数千円増える程度であり，生活状況はギリギリであるが，支援者側は家賃，光熱費等最低限の固定費を滞りなく支払いするために対応を進めた。

2）ケース会議—猫の多頭飼育問題

関係者および関係機関が集まってケース会議を行った。ここでの問題は猫をどうするかである。猫は19匹確認でき，いったん保健所が預かり，避妊去勢手術を行うこととなった。福祉事務所が中心となり動物愛護係と連携し，ケージに入れて数日間に分けて移動させていくことにした。なお，3匹の猫は，飼い方指導を保健所から受けた上で，Jさんが飼えるように支援することになった。

保健所と話し合いを行い，まずは子猫を半数ほど移動させていった。引き取り先が決まっているためJさんは安心して猫を手放せる様子であった。本人の希望もあって3頭を残した状況となった。

3）ケース会議—Jさんの生活環境問題

次に，関係者および関係機関が集まり，Jさんの生活環境についてケース会議を行った。猫は3匹になり，ゴミを含む部屋の散乱状態を改善していくことを検討した。ゴミ袋に詰め込める対象を見積もってもかなり大量のゴミが発生する。行政側にとっては，トラック業者の手配などもあり，4月以降（本会議の開催は2月）でないと調整がとりづらいとの意見もあり，それまでは少量ずつ生活ゴミとして出していき，整頓できた時点でホームヘルパーに家の中に入ってもらうことを検討するとした。

4）Jさんの部屋の一斉ゴミ出し

この時期，長男は入院していたが，長男からも同意を得た上で，Jさんの部屋のゴミ出しを行うことになった。役場が中心となり，ゴミの分別出しと部屋の清掃作業を，20人の関係者が集められ行われた。その際，Jさんを傷つけることにならないよう，Jさんが主体であることに配慮することを，関係者全員の共通認識として確認した上で作業を開始した。

Jさんが必要というものは捨てず，配慮をしながら仕分け，冷蔵庫等はいったん移動させてから清掃して磨き上げるなど，本人と一緒に行っていった。さらに，フローリングの拭き上げ作業を繰り返して行うことで，部屋の床はゴミが置かれない状況を確保することができた。

この作業を繰り返す中で，Jさんは掃除をすれば意外と部屋が綺麗になることに関心を示し，その後も整理された室内が維持できるように努力する姿がみられるようになった。

ツールの活用のポイント

「支援が行きづまり，支援の見直しや視点を変えたいときに役立つ」支援ツールの活用

本事例のように，多くの問題を抱えている事例では，思うように支援が進まないことがあり，支援者自身が行きづまりを感じることもある。「把握・見守り期」「初動期」「展開期」と，支援方法や内容はその時期に応じて異なる。本支援ツールを参照することにより，事例への視点が変わることや，支援の広がりが得られることがある。

5）生活環境の変化から生じたこと

長男が退院した。長男はＪさんの部屋が予想以上に綺麗になっており，感銘を受けた様子で，自分の部屋も物置状態であったが，片付けに意欲的に取り組むようになり，粗大ゴミの日には自分自身で捨て始め，長男の部屋も日差しが入るような環境と清潔さが保てるようになっていった。

Ｊさんには，衛生状態や金銭管理が維持できるように，保健師と社会福祉協議会担当者が定期訪問を行っている。

現在は，支援介入前から関わっていた機関・団体，支援介入時点から関わり始めた機関・団体とさまざまな関わりができているが，支援前までは点と点でしか介在できなかった支援者同士が線化してつながることで，全体背景を共有し支援がスムーズに展開していけるようになった。訪問時の状況，精神面，生活面，健康面，衛生面，経済面，母子関係，長男の今後の課題（就労面），長女の病状の経過等，部署ごとに把握する情報を，定期的にＪさんや長男を交え情報共有することで，不安な問題が生じたときには，当該世帯が主体的に解決していくことが可能になるように支援体制を組んでいき，現在に至っている。

5 支援の振り返りと今後の課題

支援前は，状況が悪くなったことで，本人も関わりのある支援者側も，あきらめがちなところがあった。ケースを検討する中で現状に対する受け入れ方や視点を変えていき，状況が悪くなったりよくなったりするのは当然のことであり，悪くなった時点で次はなるべくそうならないようにと考えていった。助けてもらい，教えてもらい，何度でもやり直すことが，本人にとっても支援者側にとっても，互いに許容し学び直すことができるきっかけになった事例といえる（**表 6-29**）。

飼い猫が３匹となったＪさんは，その後も猫を２匹拾ってきて，また子猫が生まれてしまう状況になっていたり，部屋を訪問してみると散らかしっぱなしにしていてゴミなのか必要な物なのかわからない状況であったりする。今後もＪさんにとって，

表 6-29　各期の支援ツール

		把握・見守り期		初動期		展開期
		住民や関係機関等からの相談に応じて，課題の把握や本人に会うことを目標とする時期 ＊本人が支援を求めない場合でも，周囲に支援・対応していく		相手に合わせた支援方法を提示し，会話できるような信頼関係の構築を目標とする時期		支援関係を構築しながら課題解決，生活の再建，再発防止への対応，地域づくりを目標とする時期
本人への支援	☑	1. 断続的に訪問して顔を覚えてもらい，信頼関係を築く	☑	1. 定期的に訪問して顔を覚えてもらい，信頼関係を築く	☑	1. 継続訪問して，溜め込み状況の変化を追跡する
	☑	2. 本人・家族が訪問の意図をどのように理解しているかを把握する	☑	2. 関わりを求めない場合には，継続訪問により見守りを行ない本人の状況の変化を確認する	☑	2. 訪問時にライフラインを確認して，生活状況の変化の有無を把握する
	□	3. 本人の心身の健康状態を把握し，受診の必要性がないかを見極める	☑	3. 外見や清潔保持の状況等から，ADL やセルフケアの状況を確認する	☑	3. 本人の心身の状態に変化がないか確認し，支援のタイミングを捉えていく
	□	4. 本人の考えやこだわりを確認し，認知機能の状況を見極める	☑	4. 堆積物に対する本人なりの考えを確認する	☑	4. 支援側からの提案を受け入れてもらえるように，定期的に訪問し信頼関係を維持する
	☑	5. 継続して関わりをもち，本人の困り事を把握する	☑	5. 片付けなどで困り事がないか，本人の訴えを聞き出し支援の糸口を探る	☑	5. 本人の考えやこだわりに対し，受容する姿勢を示し信頼関係を維持する
	☑	6. 本人の話から，家族・親族と本人との関係性を見極める	☑	6. 人間関係や失業等，きっかけとなる過去のライフイベントの有無を確認する	☑	6. 本人の困っている部分から対応するように，言葉を選び，片付けの流れをつくる
	☑	7. 不在の場合は本人あてにメモ等を残し，反応を見る	☑	7. サービス導入後の生活が具体的にイメージできるように話をする		
	□	8. 訪問時間帯を変えるなど，本人に会えるよう時間を見計らい接触する機会を伺う	☑	8. 在宅時間を見計らって訪問し，関わりが途切れないようにする		
	☑	9. ライフライン（電話・電気・ガス・水道など）を確認し生活上のリスクを確認する	□	9. 近隣とのトラブルがある場合は，本人が理解しやすいように具体的に説明し認識してもらう		
			□	10. 家屋の片付けについて，業者の利用を提案する		
			□	11. 他者とのトラブルに対する訴えを聞き，改善策を提案する		
家族・親族への支援	□	10. 家族・親族から経過を把握し，本人との関係性等を確認する	☑	12. 家族・親族より，本人の成育歴等の情報を得る	□	7. 同居家族にキーパーソンが不在の際は，別居親族からキーパーソンとなる人を見定める
	☑	11. 家族・親族から本人の性格等の情報を得る	☑	13. 家族・親族に，本人に対する支援への協力を依頼する	☑	8. 家族・親族がどこまで本人の生活を支えられるかを見極める
	☑	12. 同居家族の心身のリスクの有無を把握する	□	14. 本人および家族との接触が図れない場合は，別居親族へ連絡をとる	☑	9. 本人の支援に関する家族の意向を確認する
	□	13. 家族・親族からキーパーソンとなる人物を捜す	□	15. 他職種との同行訪問によりサービス導入の具体的な手続きを行う	□	10. 同居の子どもに，必要時，支援・支援の内容を説明する
	□	14. 本人とコンタクトが取れない場合，同居の家族あてのメモを残す	□	16. 家族・親族と業者の作業への立ち会い予定を調整する	□	11. 家族間の土地・家屋等の相続トラブル発生の可能性を推測する
	□	15. 本人および家族との接触が図れない場合は，関係のある別居親族の情報を得る	□	17. 家族・親族からキーパーソンとなる人物を探す	□	12. キーパーソンと業者が円滑な手続きを行えるように仲介する
			☑	18. キーパーソンとなる家族・親族へ支援計画を説明し了解を得る		

		把握・見守り期		初動期		展開期
近隣・地域住民に向けた支援	☐	16. 相談者（苦情者・通報者）に具体的な困り事を確認する	☐	19. 近隣住民へ本人への対応を継続していることを示し理解を得る	☐	13. 近隣との関係が悪化していないかを確認する
	☐	17. 関わりのある近隣から本人の様子について情報を得る	☐	20. 近隣へのごみや堆積物の越境が変化していないかを確認する	☐	14. 近隣住民へ経過を説明する
	☑	18. 本人と近隣住民との関係性を把握する	☐	21. 関わりのある近隣住民から，本人に関係する困り事を確認し住民のニーズを把握する	☐	15. 相談者（苦情者）の訴えに対応し支援を継続していることへの理解を促す
					☐	16. 樹木伐採時，相談者（苦情者）の敷地への時立ち入り作業の了承を得る
					☐	17. 近隣住民が他に活用可能な相談窓口を紹介する
					☐	18. 地区担当の民生委員へ，安否確認のための協力を依頼する
家屋及び家屋周辺状況等の現地確認	☑	19. 玄関先の放置物，害虫の発生，悪臭の有無等を確認する	☑	22. 敷地内の堆積物，悪臭の有無を確認する	☐	19. 敷地の樹木の伐採，堆積物の除去などの経過を確認する
	☐	20. 庭の樹木の繁茂や近隣への影響の有無を確認する	☐	23. 定期的に現地訪問し，敷地内の環境の変化を確認する		
	☑	21. 堆積物の種類を確認し，病気や障害の可能性を推察する	☑	24. 室内から家屋の老朽状態を確認する		
	☑	22. 食品の残骸・残飯の溜め込みから，低栄養等のリスクを見極める	☑	25. 室内の堆積物による転倒のリスクを確認する		
	☐	23. 敷地内の見取り図，近隣住居等の配置などを図示し記録する				
	☑	24. 放置物による放火や火災発生の危険性を推測する				
	☐	25. 放置物による，公道・私道の通行上の危険の有無を確認する				
関係機関との連携	☑	26. 関係機関へ，本人・家族・親族への支援・対応歴を確認する	☑	26. 市区町村のサービス利用に向けて，担当課への協力を依頼する	☑	20. 関係機関と，支援の経過および結果について情報を共有をする
	☑	27. ケース会議により情報を共有し，支援の方向性を協議する	☐	27. 本人が利用している施設や担当者から追加情報を得る	☑	21. 本人の状況の変化に合わせて，担当部署に早期につなぐ
	☐	28. 市区町村の担当課へ情報提供し，支援の協力を依頼する	☑	28. ケース会議で支援方針を協議し，今後の役割分担を明確にする	☑	22. 担当者の引継ぎによる支援の滞りを避ける
	☑	29. 同居家族の心身のリスクについて情報を把握し，必要なサービスを検討する	☑	29. 関係機関と互いに顔が見える関係を重視し，逐次情報共有を図る	☑	23. 緊急に支援する状況についてあらかじめ検討しておく
	☐	30. 該当住居が空き家の場合には，市区町村の担当課へ連絡を行う	☑	30. 本人が自立可能なことから支援する方法を検討していく	☐	24. 家屋侵入による安否確認を行う場合には警察と消防へ依頼する
			☑	31. 本人の精神状況について，保健・医療・福祉職の意見を把握する	☑	25. 本人の生活維持のためのサービスや制度を再検討する
					☑	26. 生活上改善した部分を維持できるように，支援を検討する

この生活自体，それほど変化しないだろうと見立てている。

しかしながら，以前と圧倒的に違うところは，「支援者がついている」ことであり，支援者はそのままほったらかしにはせず，その都度，状況改善をＪさんに働きかけ，Ｊさん本人も納得して再度綺麗にしようと行動する面が増えていることである。

第7章

地域アセスメントツールの活用と先進的な地域の取り組み

1 地域アセスメントツールの活用とポイント

1 地域アセスメントツールについて

セルフ・ネグレクト状態にある人（疑いのある人を含む）を早期に発見し，対応するためには，支援者個人の力量だけでなく，自治体や地域包括支援センターなど（以下，自治体などとする）が仕組みをつくること，また，住民組織と連携することが欠かせない。そこで筆者らは，セルフ・ネグレクトの予防や対応に活用できるよう，地域アセスメントツールとして，「**機関別地域アセスメントツール**」と「**地域の取り組みチェックリスト**」を作成した。これらは，各自治体などでセルフ・ネグレクトを予防するための取り組みに関する計画づくりの際にも活用できる。

本ツールおよびチェックリストは，筆者らによる研究成果や先進地域の視察，先行文献等を参考に，セルフ・ネグレクトを早期に発見し，支援につなげるために検討した成果である。

「**機関別地域アセスメントツール**」は，自治体などが現在の支援体制をアセスメントするためのツールである。また，「**地域の取り組みチェックリスト**」は，そのアセスメントを踏まえて，今後必要な支援体制を検討するための方策の一覧（戦略集）ととらえていただきたい。

この地域「**機関別地域アセスメントツール**」と「**地域の取り組みチェックリスト**」を活用し，自治体などの取り組み等の評価を行い，改善に活かし，セルフ・ネグレクトを予防し対応するだけでなく，誰もが住みやすい地域づくりに活用していただきたい。

1）機関別地域アセスメントツール

本アセスメントツールは，セルフ・ネグレクトを予防し対応するために，自治体などが，組織としてどの程度支援体制が整っているかをアセスメントするためのものである。

専門職がそれぞれの立場でアセスメントし，連携の場面で共通の視点をもち，情報共有，評価するためのツールとして活用できる。自治体などで予防し対応する際に，組織として確認すべき項目を載せている。

1　活用方法

- 「自治体用」（**表 7-1**）と「地域包括支援センター・社会福祉協議会等用」（**表 7-2**）の 2 種類がある。それぞれの立場で使い分ける。
- 記入者の担当部署と氏名を書く。
- 【項目】は，セルフ・ネグレクトの予防体制や支援体制などの項目である。
- 【項目】にはそれぞれ【セルフ・ネグレクトに関する取り組み内容】があるので，3 段階のいずれかに○をつけていく。

表 7-1　機関別地域アセスメントツール（自治体用）

機関別地域アセスメントツール（自治体用）
記入月日
記入者所属・氏名

項目	セルフ・ネグレクトに関する取り組み内容	はい	どちらともいえない	いいえ
相談対応体制	対応職員はセルフ・ネグレクトの共通認識ができている			
	事例に対する関連部門の役割を決めている			
	相談窓口を決めている			
	地域の問題解決に積極的な自治体である			
	職員はセルフ・ネグレクトの相談窓口を周知している			
	セルフ・ネグレクト事例数（疑い含む）を把握している			
	セルフ・ネグレクト事例に対応している			
	複数の職員で対応している			
	相談がきた場合は，すぐに対応している			
	対応マニュアルを作成している			
	事例を多職種間で検討する会議がある			
	地域包括支援センターや社会福祉協議会から事例の相談を受けている			
	セルフ・ネグレクト事例から被る近隣住民の健康被害の相談窓口がある			
	地域の課題ととらえ，今後のまちづくりについて検討している			
見守り孤立死予防体制	見守りネットワークの基盤づくりを行っている			
	見守りネットワーク等を把握している			
	見守りネットワークの会議を開催している			
	見守りに関する研修会を開催している			
	個人情報保護や情報共有のための取り組みを行っている			
	見守りサポーター等の人材育成を行っている			
	孤立死防止対策の仕組みがある			
	孤立死予防に関して民間業者と連携・協定を締結している			
	セルフ・ネグレクト予防のための“居場所づくり”を行っている			
いわゆる“ゴミ屋敷”の対応体制	“ゴミ屋敷”に対する共通認識ができている			
	“ゴミ屋敷”事例の件数を把握している			
	“ゴミ屋敷”事例の相談窓口が決まっている			
	“ゴミ屋敷”事例に対応している			
	“ゴミ屋敷”事例に対応する部門の役割が決まっている			
	“ゴミ屋敷”条例を制定している			
	いわゆる“ゴミ屋敷”の相談窓口（主管課）を周知している			

項目	セルフ・ネグレクトに関する取り組み内容	はい	どちらともいえない	いいえ
関係機関とのネットワーク	地域包括支援センターなどとの連絡会議が開催されている			
	民生委員との連絡会議が定期的に開催されている			
	事例の対応は，多職種間で検討している			
	ケア会議などで事例を取り上げ，対応の評価を行っている			
	関係機関とセルフ・ネグレクトの予防について検討している			
関係機関の状況	福祉・保健・社会福祉協議会と見守りについての連携がよい			
	見守りに関する自治会活動は活発である			
	見守りに関する民生委員活動は活発である			
住民への周知	予防啓発のパンフレット等を作成している			
	地域住民はセルフ・ネグレクトについて認識している			
住民特性	住民は信頼し合っている			
	回覧板を戸別に回している			
	自治会の加入率が高い			
	住民はお互い挨拶している			
	近隣との交流が活発である			
	住民がお互いの様子を気にかけて相互に情報交換することを厭わない風土である			
	気になる住民の情報を，民生委員や自治会の役員に伝達できる仕組みがある			
	転入してきた住民に対し，訪問など自治会組織による支援がある			
	公営集合住宅には，住民主体の見守り体制がある			
	地域の祭りなどへの行事の参加率が高い			
	単身高齢者や高齢者世帯への見守りを多世代で実施している			
	小中学校の児童生徒と地域高齢者の交流事業がある			
	地域行事に参加しない住民の状況は住民同士がお互いに把握している			
	公民館等で行われる事業の参加率は高い			

2　活用のポイント

- 記入に際しては，複数人で確認しながら記入することを推奨する。また，定期的に記入することで，取り組みの評価にも活用できる。
- 【セルフ・ネグレクトに関する取り組み内容】は，「はい」「どちらともいえない」「いいえ」の３段階であるが，「はい」が多いほど，セルフ・ネグレクトの予防や対策が取り組まれている組織であり，地域であると評価できる。
- 本アセスメントツールに沿ってアセスメントをすることで，取り組み状況を分析

表 7-2　機関別地域アセスメントツール（地域包括支援センター・社会福祉協議会等用）

機関別地域アセスメントツール（地域包括支援センター・社会福祉協議会等用）
記入月日
記入者所属・氏名

項目	セルフ・ネグレクトに関する取り組み内容	はい	どちらともいえない	いいえ
相談対応体制	対応職員はセルフ・ネグレクトの共通認識ができている			
	事例に対する関連部門の役割を決めている			
	相談窓口を決めている			
	職員はセルフ・ネグレクトの相談窓口を周知している			
	セルフ・ネグレクト事例数（疑い含む）を把握している			
	セルフ・ネグレクト事例に対応している			
	複数の職員で対応している			
	相談がきた場合は，すぐに対応している			
	対応マニュアルを作成している			
	事例を多職種間で検討する会議がある			
	セルフ・ネグレクト事例から被る近隣住民の健康被害の相談窓口がある			
	地域の課題ととらえ，今後のまちづくりについて検討している			
見守り孤立死予防体制	見守りネットワークの基盤づくりを行っている			
	見守りネットワーク等を把握している			
	見守りネットワークの会議を開催している			
	見守りに関する研修会を開催している			
	個人情報保護や情報共有のための取り組みを行っている			
	見守りサポーター等の人材育成を行っている			
	孤立死防止対策の仕組みがある			
	孤立死予防に関して民間業者と連携・協定を締結している			
	セルフ・ネグレクト予防のための“居場所づくり”を行っている			
いわゆる“ゴミ屋敷”の対応体制	“ゴミ屋敷”に対する共通認識ができている			
	“ゴミ屋敷”事例の件数を把握している			
	“ゴミ屋敷”事例の相談窓口が決まっている			
	“ゴミ屋敷”事例に対応している			
	“ゴミ屋敷”事例に対応する部門の役割が決まっている			
	“ゴミ屋敷”条例を制定している			
	いわゆる“ゴミ屋敷”の相談窓口（主管課）を周知している			

項目	セルフ・ネグレクトに関する取り組み内容	はい	どちらともいえない	いいえ
関係機関とのネットワーク	自治体との連絡会議が開催されている			
	民生委員との連絡会議が定期的に開催されている			
	事例の対応は，多職種間で検討している			
	ケア会議などで事例を取り上げ，対応の評価を行っている			
	関係機関とセルフ・ネグレクトの予防について検討している			
	自治会との会議が開催されている			
関係機関の状況	保健・医療・福祉関係機関と見守りについての連携がよい			
	見守りに関する民生委員活動は活発である			
	見守りに関する自治会活動は活発である			
住民への周知	予防啓発のパンフレット等を作成している			
	地域住民はセルフ・ネグレクトについて認識している			
住民特性	住民は信頼し合っている			
	回覧板を戸別に回している			
	自治会の加入率が高い			
	住民はお互い挨拶している			
	近隣との交流が活発である			
	住民がお互いの様子を気にかけて相互に情報交換することを厭わない風土である			
	気になる住民の情報を，民生委員や自治会の役員に伝達できる仕組みがある			
	転入してきた住民に対し，訪問など自治会組織による支援がある			
	公営集合住宅には，住民主体の見守り体制がある			
	地域の祭りなどへの行事の参加率が高い			
	単身高齢者や高齢者世帯への見守りを多世代で実施している			
	小中学校の児童生徒と地域高齢者の交流事業がある			
	地域行事に参加しない住民の状況は住民同士がお互いに把握している			
	公民館等で行われる事業の参加率は高い			

し，自治体などにおけるセルフ・ネグレクトに関する計画づくりなどに活用できる。

3　留意点

- 本アセスメントツールは標準的なものであり，あくまでも目安として作成している。各自治体などの特徴を活かし，自治体などによる独自の項目などを追加して使用すると，より有効なアセスメントツールになる。なお，本アセスメントツールを使用して独自のツールを作成する場合は，脚注に引用元として本書を記載す

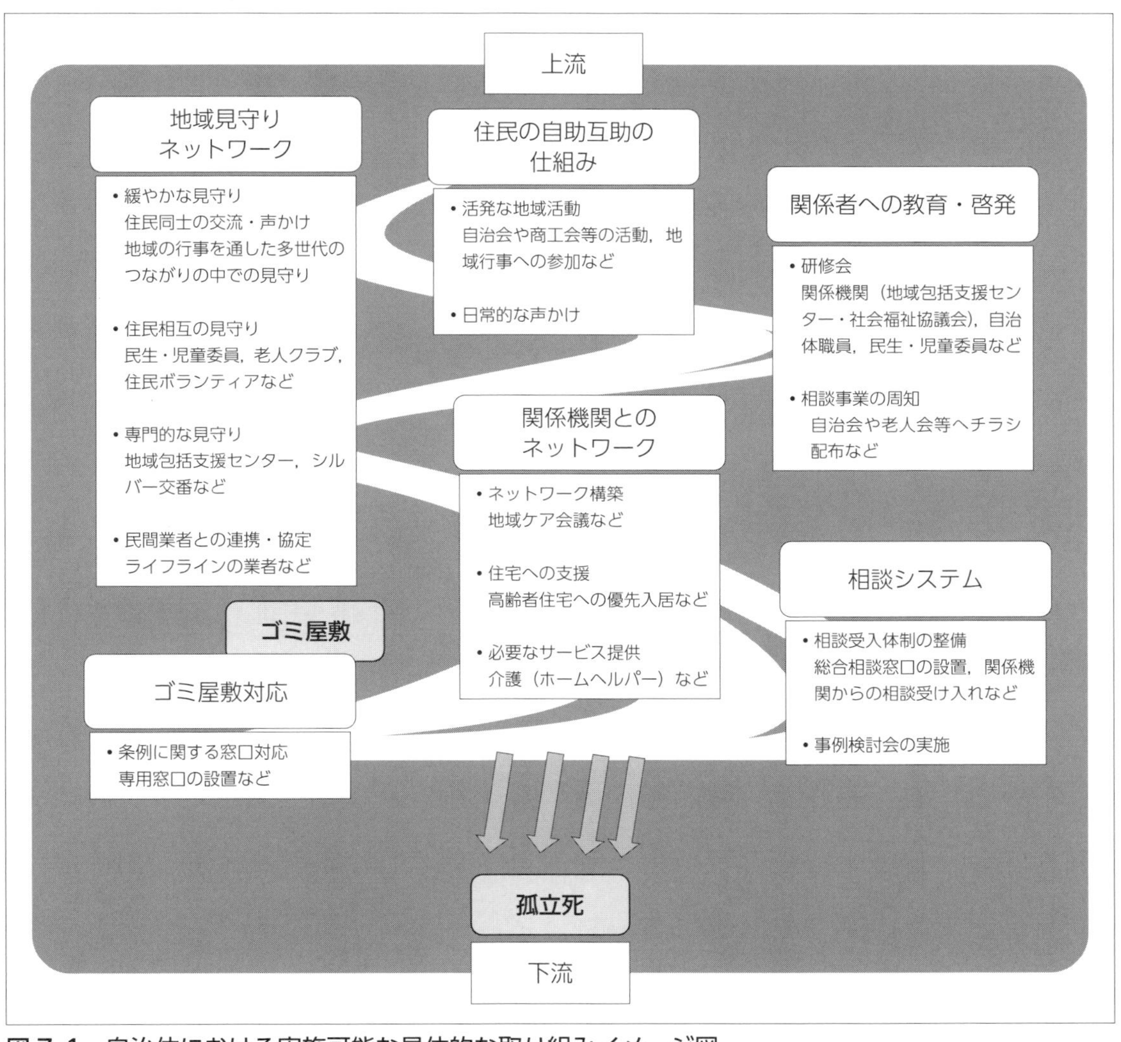

図 7-1　自治体における実施可能な具体的な取り組みイメージ図

るようお願いしたい。

• チェック項目の「はい」の個数を他の自治体などと比較するものではない。あくまでも，各自治体などにおける取り組み状況の確認として使用する。

2）地域の取り組みチェックリスト

自治体における実施可能な具体的な取り組みがわかるように，例示として図式化したのが**図 7-1** である。この図は，ハーバード大学公衆衛生大学院のイチロー・カワチ氏が，「下流にたとえられる『医学』による救命処置に対して，『パブリックヘルス』は川全体に責任をもって溺れる人を極力少なくするのがゴール」[1)]と述べていることを参考に，筆者らが地域における支援を川の図にあてはめて作成したものである。

「セルフ・ネグレクトにさせない」「セルフ・ネグレクトを早期発見し，川の下流に至るまでの段階で，自治体や各機関が一体となって支援をする」というイメージ図である。地域である「川」にもともとある仕組みや資源を活用し，ネットワーク化することで，セルフ・ネグレクトを予防・早期発見し，セルフ・ネグレクト状態が深刻化するのを防ぎ，孤立死に至るのを食い止めることが重要であると考える。

イメージ図の上流から下流の６項目（住民の自助互助の仕組み，地域見守りネットワーク，関係者への教育・啓発，関係機関とのネットワーク，相談システム，ゴミ屋敷対応）は，「**地域の取り組みチェックリスト**」（**表 7-3**）の６項目と連動しているので，地域の取り組みを俯瞰してみることができる。

「**地域の取り組みチェックリスト**」は，セルフ・ネグレクトを予防し対応するために，自治体における実施可能な具体的な取り組み状況を確認するためのチェックリストである。専門職がそれぞれの立場で確認し，連携の場面で情報共有することで共通の視点をもち，必要な体制を検討するためのチェックリストとして活用できる。

1　活用方法

- 記入者の担当部署と氏名を書く。
- セルフ・ネグレクトの予防や支援のために実施している取り組みに関する項目をあげている。この項目は，「**機関別地域アセスメントツール**」の項目と連動している。
- それぞれの具体的な取り組みについて，実施していればチェックを入れる。

2　活用のポイント

- 記入に際しては，複数人で確認しながら記入することを推奨する。また，定期的に記入することで，取り組みの評価にも活用できる。
- 具体的な取り組みは，チェックが多いほどセルフ・ネグレクトの予防や支援のための対策を実施していると評価できる。
- チェックをすることで，取り組み状況を分析し，各自治体などにおけるセルフ・ネグレクトに関する計画づくりなどに活用できる。

3　留意点

- 本チェックリストは標準的なものであり，あくまでも目安として作成している。各地域の特徴を活かし，独自に項目などを追加して使用すると，より有効なチェックリストになる。なお，本チェックリストを使用して独自のチェックリストを作成する場合は，脚注に引用元として本書を記載するようお願いしたい。
- 本チェック項目のチェックの個数を比較するものではない。あくまでも，各自治体などにおける取り組み状況の確認として使用する。

2　セルフ・ネグレクト事例への対応に関する調査結果より

地域アセスメントツールに含まれる取り組みは，実際にどの程度実施されているのだろうか。ここでは，自治体の取り組みを例として，2018（平成 30）年１月に実施された全国調査[2)] の結果をみていきたい。この調査では，全国 1,890 市区町村（政令指定都市は区単位）の高齢福祉担当部署を対象に，セルフ・ネグレクトの実態と対

表 7-3　地域の取り組みチェックリスト

1　セルフ・ネグレクト事例に対する相談システムが機能している	
□	自治体内部の総合相談窓口の設置
□	他課職員・関連機関に対するセルフ・ネグレクトの相談窓口の周知
□	セルフ・ネグレクト事例から被る近隣住民の健康被害の相談窓口を設置
□	セルフ・ネグレクト事例の対応マニュアル（各機関役割の明確化を含む）を作成
□	タイムリーに地域包括支援センター・社会福祉協議会等から相談を受け入れる体制
□	セルフ・ネグレクトの事例検討会の実施
2　地域見守りネットワークシステムが機能している	
□	自治会・老人会主体の住民相互の見守りネットワークの存在
□	見守りネットワークに関する連携会議の定期的な実施
□	見守りサポーター等の研修実施等人材育成の実施
□	孤立死防止対策のネットワークの設置
□	気になる住民の情報を民生委員等が随時把握できる仕組みの整備
□	民間業者との見守り連携・協定の締結
□	個人情報保護を重視した上での情報共有の仕組みの整備
□	セルフ・ネグレクトに関するパンフレット作成等の啓発活動
3　いわゆる“ゴミ屋敷”対応システムがある	
□	“ゴミ屋敷”事例の相談窓口の一元化
□	“ゴミ屋敷”事例に対応する部署とその役割の共通理解
□	介護・福祉・環境衛生・法律相談等の部門の協働体制を構築
□	支援者の“ゴミ屋敷”の対象者の尊厳を重視した支援の実施
□	支援者の“ゴミ屋敷”の対象者の生命を重視した支援の実施
□	“ゴミ屋敷”対策の条例化または条例化を見据えた自治体内部の計画づくり
4　関係機関とのネットワークシステムが機能している	
□	関係機関のネットワークシステムの明文化
□	介護保険導入や高齢者福祉事業等の必要なサービス導入のための連絡体制
□	関係機関との事例検討会および対応の評価の実施
□	民生委員との定期的な連絡会議の開催
□	公営住宅入居に対する支援
□	民間業者との見守り連携協定
□	地域ケア会議での支援方針の決定
5　住民の自助互助の仕組みが整っている	
□	住民がお互いの様子を気にかけ，近隣同士声をかけ合うなどのつながりの存在（個と個）
□	住民の町会活動（自治会活動）への自発的な参加（集団）
□	地域の犯罪や非行を報告し，安全性の見張りを実施する仕組みの存在
□	地域の行事などを通した多世代の横のつながりの機会
□	自治会や商工会など地縁的団体の活発な活動
□	NPO・ボランティアの地域活動への参画
6　住民や地域の関係機関への教育・啓発を実施している	
□	広報誌への掲載
□	民生委員への研修
□	自治会への啓発活動
□	老人会への啓発活動
□	関係機関への研修
□	自治体職員の研修

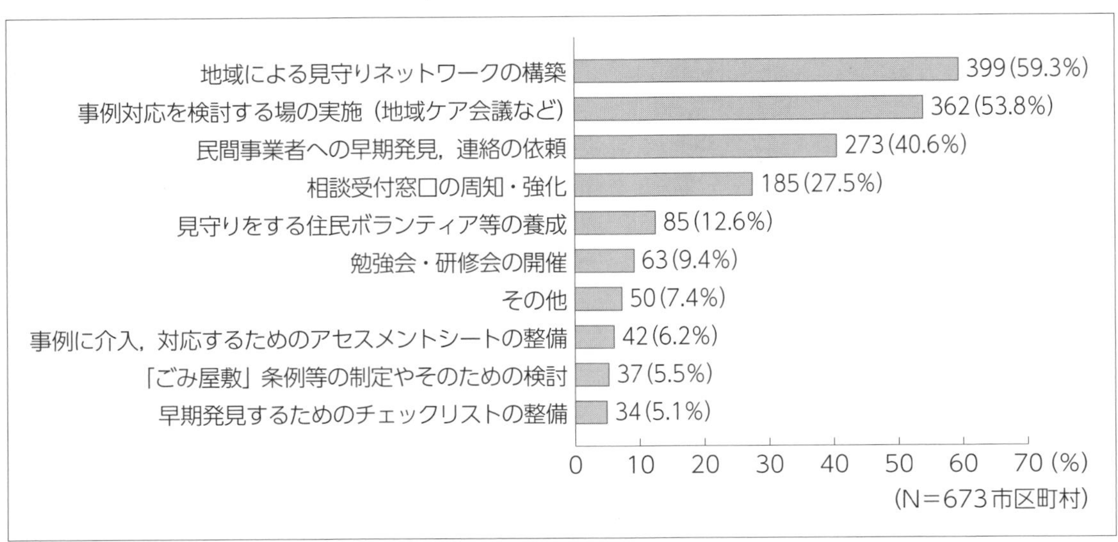

図 7-2　セルフ・ネグレクト状態にある高齢者の予防・早期発見の取り組み実施状況

岸恵美子・坂本美佐子他：全国の自治体におけるセルフ・ネグレクト事例への対応と課題，第 77 回日本公衆衛生学会総会，2018. より

応についての質問票を送付し，673 市区町村から回答を得た（有効回答率 35.5%）。「機関別地域アセスメントツール（自治体用）」と関連する項目として，セルフ・ネグレクト状態にある高齢者の事例の予防・早期発見を目的に，どのような取り組みを行っているかという質問について，「その他」を含む 10 種類の取り組みの割合を示したものが**図 7-2** である[3)]。

この調査は，高齢者のセルフ・ネグレクトについての取り組みに関するものであり，また調査項目は地域アセスメントツールの項目と必ずしも一致していない。しかしながら，自治体の取り組みの傾向はおおよそ把握することが可能である。まず，最も多くの自治体で取り組まれていたのは，「地域による見守りネットワークの構築」(59.3%）であった。これは 3 番目に多かった「民間事業者への早期発見，連絡の依頼」(40.6%）とあわせて，地域アセスメントツールの項目「見守り孤立死予防体制（見守りネットワークの基盤づくりを行っている，孤立死予防に関して民間業者と連携・協定を締結している等)」と関連するものである。また，2 番目に多かった「事例対応を検討する場の実施（地域ケア会議など)」(53.8%）や 4 番目に多かった「相談受付窓口の周知・強化」(27.5%）は，「相談対応体制（事例を他職種間で検討する会議がある，職員はセルフ・ネグレクトの相談窓口を周知している等)」や「関係機関とのネットワーク（地域包括支援センターとの連絡会議が開催されている，民生委員との連絡会議が定期的に開催されている等)」と関連するものである。なお，10 種類の取り組みのいずれか一つ以上を実施している自治体は 567（86.8%）であった。

本調査はもともとセルフ・ネグレクトに関心が高く，先駆的な取り組みを実施している自治体が回答している可能性があるものの，大半の自治体において，地域アセスメントツールに関する何らかの取り組みは実施されているという結果が示された。

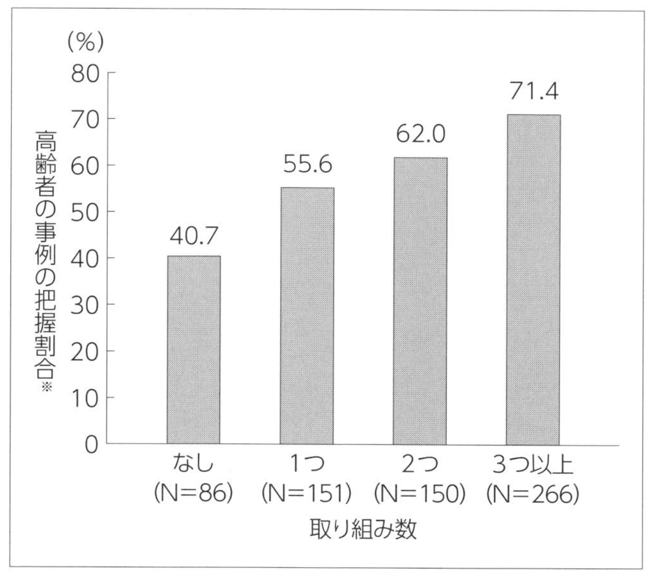

図 7-3　取り組み実施数と事例の把握状況の関連

※「1．全数把握」「2．大部分把握」「3．一部把握」「4．まったく把握できていない」の選択肢のうち，1～3 のどれかに回答した割合を「把握」とした。

また，同調査からは，上記の取り組みを複数行っている自治体ほど，セルフ・ネグレクト状態にある高齢者の事例を把握できていると回答した割合（一部でも把握できている割合）が高いことがわかった（**図 7-3**）。具体的には，取り組みをしていない自治体は把握割合が 40.7％であったのに対して，三つ以上の取り組みを実施している自治体は 71.4％と，約 30％の差がみられた。この結果は，取り組み体制を充実させることで，事例をより早期に発見し対応しやすくなる可能性を示唆するものである。

なお，**図 7-2** の結果からは，「見守りをする住民ボランティア等の養成」や「勉強会・研修会の開催」「事例に介入，対応するためのアセスメントシートの整備」「早期発見するためのチェックリストの整備」などの実施は一部の自治体にとどまっていた。また，実施自治体は少ないものの，「その他」の自由記載からは，特徴的な取り組みとして，次のような例がみられた。

- ・ゴミ出しのサポート事業の実施やゴミの片付けの助成
- ・医療機関との連携（入院先の病院からのケース連絡）
- ・警察との良好な協力関係の確立
- ・看護師等による高齢者の実態把握訪問（アウトリーチ事業）
- ・民生委員や自治会との情報共有

これらは，取り組み体制を充実させるためのヒントになると考えられる。本書の主題は，セルフ・ネグレクトの早期発見と早期対応のための効果的なツールの活用であり，本節で紹介した地域アセスメントツールなどを活用することにより，自治体の取り組みを客観視し，取り組み体制の拡充・強化に向けた検討につながることが期待される。

2 セルフ・ネグレクトを予防するための取り組み―千葉県浦安市

1 浦安市の紹介

浦安市は千葉県の北西部に位置し，市域の東と南は東京湾に面し，北は市川市と，西は旧江戸川をはさんで東京都江戸川区と接している。1964（昭和 39）年，1972（昭和 47）年から始まる二度の公有水面埋立事業により，市域面積は従前の約 4 倍である 16.98 km^2 に拡大した。

現在，日常生活圏域は，かつての漁師町の面影を残し，戸建てと集合住宅が多く単身若年世代の多い元町圏域，第一期埋立事業により分譲住宅を主体とした戸建て住宅と中高層の集合住宅が計画的に開発された中町北部圏域と中町南部圏域，第二期埋立事業により中高層の集合住宅を中心に商業，文化等が融合した計画的なまちづくりが行われている新町圏域の四つに分かれている。

本市は，2020（令和 2）年 4 月 1 日現在，人口約 17 万人，高齢化率 17.5%であり，千葉県内の市町村の中で最も高齢化率の低い自治体であるが，字別では高齢化率 40%代の地域もあり，今後，後期高齢者の増加率は全国平均を大きく上回ることが予想されている。これまで堅調に増え続けていた人口の伸びは鈍化傾向に転じ，前提としていた拡大を基調とするまちづくりのあり方の見直しを迫られる，時代の大きな転換点を迎えようとしている。

2 取り組みの経緯

こうした状況の中，内田悦嗣市長より次のような説明があった。

「本市の人口構造の変化を開発地区に入居したモデルケース（30 歳代前半夫婦，子 2 人）で考えると，30 年後には子どもらが独立し，35 年後には高齢者のみ世帯となり，50 年後には高齢単身世帯となる。第一期埋立事業による入居は昭和 52 年頃から始まり，すでに多くの団地が高齢化し，今後，さらに単身高齢世帯が増加することは容易に想像できる」

これを踏まえて，市長からは「孤立死は決して他所の出来事ではなく，本市でも今後さらに顕在化していくという危機感からセルフ・ネグレクトを政策課題としてとらえている。市民一人ひとりが尊厳をもって暮らすことができ，誰一人も取り残さないような対策を検討するように」と指示があった。

表 7-4　調査回答者内訳

調査回答者	回収件数（件）
民生委員	75
自治会	25
管理組合	12
地域包括支援センター	11
居宅介護支援事業所	9
市の関係部局および市職員	310
合計	442

表 7-5　セルフ・ネグレクトが疑われる市民の数

高齢者	144 人
若年者（65 歳未満）	213 人
年齢不明	20 人
合計	377 人

3　推計調査の実施

セルフ・ネグレクト対策の検討にあたり，対象者の規模を把握するため，「セルフ・ネグレクトが疑われる市民の数を推計するための調査」を行った。

この推計は，調査協力者が限られていることから，あくまでも今回の調査で判明した結果であり，セルフ・ネグレクト状態にある市民の全容を示すものではない点に注意する必要がある。

調査は，**表 7-4** にある調査回答者宛に，東邦大学看護学部岸恵美子教授の研究チームが検討した「セルフ・ネグレクトサインシート」を活用し作成した調査票を配布して実施した。①本人の状況 16 項目，②家屋および家屋周囲の状況 14 項目，③社会との交流 16 項目の計 46 項目について 1 項目でも該当する場合に記入してもらい，計 442 件を回収した。

大半が市の関係部署および市職員の回答であり，セルフ・ネグレクト状態が疑われる市民の多くは市で把握しているものと考えられる。一方で，市の関連部局および市職員の回答と自治会や管理組合などの回答に重複がほとんどなかったことから，セルフ・ネグレクト状態が疑われながらも，市が把握できていない市民が少なからず存在すると考えられる。

4　調査結果の概要

全 46 項目のうち，1 項目や 2 項目のみ該当したからといって，ただちにセルフ・ネグレクトが疑われるわけではないと考えられる項目に該当する者を除外し，集計した結果，セルフ・ネグレクトが疑われる市民は**表 7-5** のとおり，高齢者 144 人，若年者 213 人，年齢不明の 20 人の計 377 人であった。

性別でみると，高齢者は男性が 47.9%，女性が 51.4%とわずかに女性が多く，若年者では男性が 57.3%，女性が 42.3%と男性のほうが多かった。

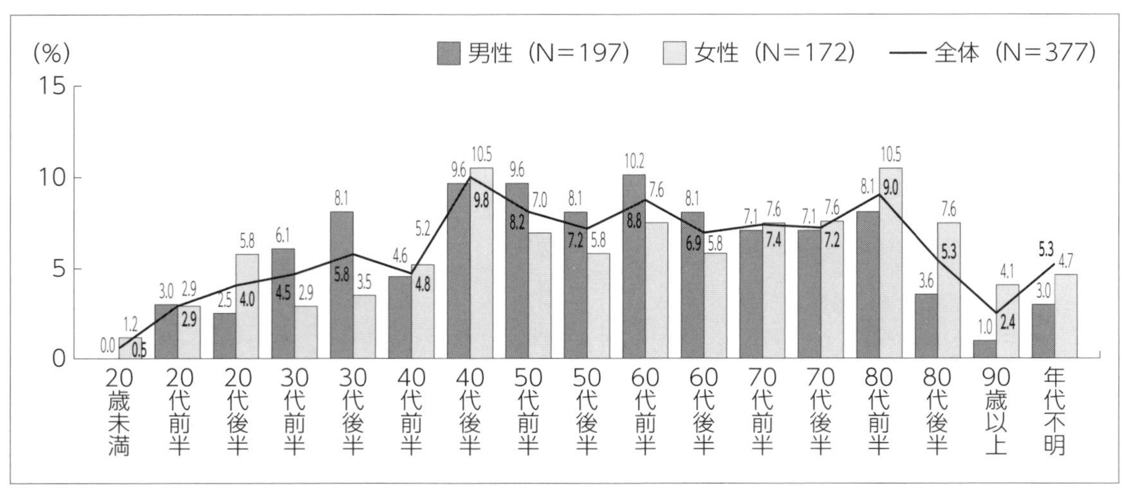

図 7-4　セルフ・ネグレクトが疑われる市民の属性（年代別）

年代別でみると，**図 7-4** のとおり，40 代後半が 9.8%で最も多く，80 代前半が 9.0%，60 代前半が 8.8%と続く。さらに性別でみると，男性の 60 代前半が 10.2%，女性の 40 代後半と 80 代前半が 10.5%となっている。

居住形態をみると，全体では集合住宅（5 階建未満の低層階）が 54.1%，戸建てが 21.2%，集合住宅（5～10 階建未満の中層階）が 13.0%と続く。高齢者では戸建てが 27.8%と高くなっているのに対し，若年者では集合住宅（5 階建未満の低層階）が 62.0%であった。集合住宅では高層になればなるほど該当数が低くなる傾向である。

同居家族については，高齢者，若年者ともに「同居者はいない」が半数前後であった。一方で，持ち家率の高い中町北部，中町南部，新町圏域の若年者では，「同居者はいない」が半数を下回り，最も低い新町圏域では 10.0%となっている。これらの地区では「8050 問題」や「ひきこもり」に該当する市民も含まれているものと思われる。

1）本人の状況

本人の状況では，高齢者で加齢に伴う虚弱化や体調の悪化，ゴミの分別などをきっかけとした判断力の低下の項目が，また若年者では，無就労や無気力な様子などの項目が，多くなっている。

若年者のほうが高齢者に比べて該当数が多く，平均では高齢者が 2.7 項目，若年者が 3.2 項目に該当していた。

一方，「無力感，あきらめ，投げやりな様子がみられる」「全身倦怠感，疲労感」では，高齢者よりも若年者で該当が多く，セルフ・ネグレクトが疑われる状態像にも差異がみられた。

2）家屋および家屋周囲の状況

高齢者，若年者ともに「室内を掃除した様子がない」「テーブルや台所に汚れた食器類が積み重なっている」「晴れた日なのに雨戸やカーテンが閉まったままになっている」といった項目の該当件数が多かった。いわゆる「ゴミ屋敷」に該当する可能性のある「敷地内や家屋内にゴミやモノをため込んでいる様子がみられる」は高齢者で28件，若年者で24件の合計52件であった。

高齢者，若年者ともに，本人の状況に比べ該当数は限られ，平均では高齢者で1.6項目，若年者は1項目であった。室内に立ち入らなければわからない設問については高齢者のほうが多く，在宅率の高さや介入機会の多さなどから，高齢者のほうが把握しやすいと考えられる。

3）社会との交流

高齢者では，近隣との日常会話や地域行事への参加の減少，高齢者特有の遠慮，気兼ねが，若年者では，ひきこもりや精神面に関する過去の相談歴やコミュニケーション上の特徴などの項目が多くなっている。高齢者ではライフイベントや心身機能等の過去からの変化として，若年者では過去の生育過程を踏まえた特性として，社会との交流に対して消極的な姿勢となっていると考えられる。平均では高齢者が1.9項目，若年者が1.5項目に該当していた。

5 セルフ・ネグレクトの状態像

本調査による該当数の分布をみると，高齢者，若年者ともに「2～3項目」（高齢者29.9%，若年者29.6%）が最も多く，「4～5項目」（同16.7%，同25.4%）が続く。

日常圏域別でみると元町圏域が最も多く，中町南部圏域，中町北部圏域，新町圏域の順となっている。

地域住民間の継続的な関係性が構築されている可能性がある元町では地域住民が居住者の生活状況から，また，戸建てが多くを占めている中町南部では家屋周囲の状況から，セルフ・ネグレクトが疑われる市民を把握しやすくなっていることが考えられる。

一方で，中町北部や新町圏域では，中高層階の集合住宅が多く，家屋の密閉性も高いという特性をもつことから，セルフ・ネグレクトが疑われる市民を把握しにくい環境にあると思われる。

6 セルフ・ネグレクトの予防

1）対象の考え方

調査の結果から，セルフ・ネグレクトの原因は多岐にわたること，また，高齢者だけの問題ではないことから，予防的観点も含めて，若年者から高齢者まで世帯構成を含め対象範囲を限定しないこととした。

2）市としての取り組み

本市では福祉部社会福祉課内に，2019（平成31）年度より総合相談支援室を設置し，それまでの生活困窮，ひきこもりの相談に加え，制度の狭間にある相談も担うようになった。しかし，本人や家族からの相談を端緒に関わる対応が主体であり，セル

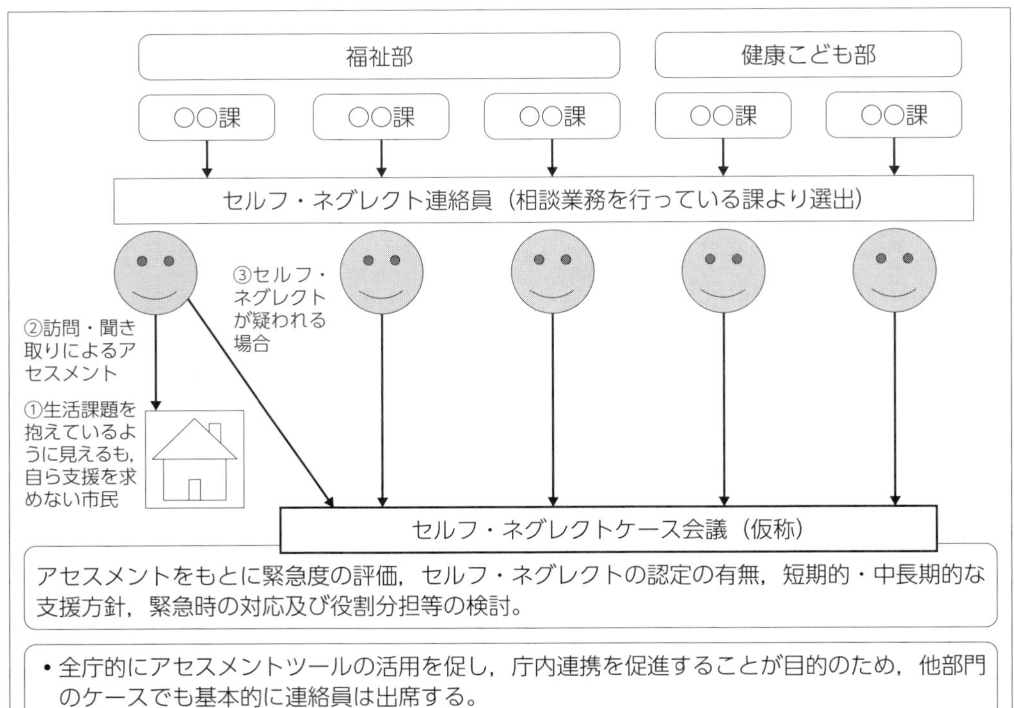

図 7-5　庁内連携体制検討案

フ・ネグレクト状態にある市民に積極的にアプローチする体制としては限界があるため，より横断的な連携が必要である。

その取り組みの一つとして，住民の身近な場所で自然な形で相談につながることができるよう，地域包括支援センターのサテライトの設置とセルフ・ネグレクト対策を，庁内関係各課が集まるワーキンググループにおいて一体的に検討している。その中で，アセスメントツールは地域包括支援センターでしか使用していないことが課題となっていることから，まだ案ではあるが，各課でのアセスメントツールの活用を促すことを目的に，**図 7-5** のような取り組みを議論している。

具体的には，相談業務を行っている担当課よりセルフ・ネグレクト連絡員を選出し，セルフ・ネグレクトが疑われる市民を発見した際には，ツールを活用したアセスメント後に横断的なケース会議を開催し，緊急度の評価，セルフ・ネグレクトの認定の有無，短期的・中長期的な支援方針，緊急時の対応および役割分担等を検討することを考えている。これにより各課でアセスメントツールが活用され，全庁的にセルフ・ネグレクト状態に対する市民への対応の質が向上すること，人事異動があっても対応の標準化が担保されると期待している。

3）地域への働きかけ

社会的な孤立がセルフ・ネグレクトにつながるおそれがあることを考えると，民生委員などの地域の関係機関と連携しながら地域の見守り体制を強化していく必要がある。また，地域の特性によってセルフ・ネグレクトの把握しやすさが違うことから，地域の特性や課題に応じて住民主体の支え合いや通いの場を広げていく取り組みであり，介護保険法に規定されている生活支援体制整備事業も非常に重要な事業であると考える。

最後に，セルフ・ネグレクトを単なる特定の個人の問題としてとらえるのではなく，社会環境の変化によって必然的に起こる地域福祉の課題としてとらえ，社会的に孤立しがちな市民が地域で包摂されるような地域社会の構築を目指すことが地域共生社会の実現につながると信じ，今後の施策を実施していきたいと考えている。

3 「ごみ屋敷」対策 ―神奈川県横浜市

1 横浜市の取り組みの概要

近年，各地で取り組まれている「ごみ屋敷[1]」対策について，横浜市は，「横浜市建築物等における不良な生活環境の解消及び発生の防止を図るための支援及び措置に関する条例」（以下，条例）を2016（平成28）年12月に施行した。この条例に基づき，健康福祉局（福祉保健行政），資源循環局（環境・廃棄物行政），地域の最前線にある区役所が「チーム」として連携・協力し，当事者の方々への総合的な支援を行い，解決につなげている。

日本最大の基礎自治体である本市には，370万人を超える市民が住んでおり，少子高齢化の進展や単身世帯の増加などにより，地域生活における課題は年々，多様化・複雑化している。その中での，いわゆる「ごみ屋敷」と，背景にある諸課題の解決に向けた「チーム横浜」の取り組みを紹介していく。

2 ごみ屋敷対策の基本的な考え方

横浜市では，条例の名称にあるとおり，「不良な生活環境」の「解消」だけでなく，「発生の防止」も目的としている。また，「支援」と「措置」が大きな柱であり，中でも「支援」を優先することを基本方針としている。なぜなら，いわゆる「ごみ屋敷」が発生する背景には，当事者の方々が抱える心身の課題や，経済的困難，地域からの孤立などの諸課題があり，単にゴミの撤去を行っただけでは根本的な問題は解決せず，当事者に寄り添った福祉的な支援を通じて，それらの課題を解決することが不可欠だからである。なお，親族の支援や民間業者による対応を含め，自ら堆積物を解消することが困難な場合は，当事者の同意のもと資源循環局が中心となり排出支援を実施している。

一方で，「措置」に関する規定も設け，「支援」を基本とした対応や再三の働きかけだけでは解消が困難で，かつ堆積物に起因する悪臭，害獣虫，火気の使用状況，通行上の危険性等により近隣住民の生活環境が損なわれている場合は，公共の福祉の観点から，指導・勧告・命令・代執行という一連の流れである措置の適用も検討する。ただし，措置を行ったとしても，根本的な問題解決に向けての福祉的支援は継続して

[1] 横浜市では，「ごみ屋敷」を「物の堆積等に起因する害虫，ねずみ又は悪臭の発生，火災の発生又は物の崩落のおそれ等により，近隣に影響がある不良な生活環境」としている。「物の堆積等」に起因するものに限られているため，草木の繁茂や動物の多頭飼育に起因するものは，この条例の対象外である。

行っていく。

なお，福祉的支援を重視する横浜市のスタンスにそぐわないことから，条例には罰則・公表などの規定は設けていない。

3 取り組みの推進体制

問題の解決にあたっては，繰り返しとなるが，区役所，健康福祉局，資源循環局など，関係する部署が「チーム」として一体となり，一歩踏み出した対応を行っている。

当事者支援の最前線となる区役所には，区長をトップとして，総務部門，福祉保健部門，土木事務所などで構成する「区対策連絡会議」を設置し，各種制度の狭間に陥りやすいこの問題に対し，区役所全体で取り組む体制を整えている（**図 7-6**）。

「区対策連絡会議」の主な役割は，区内における相談等の状況把握および情報共有や，いわゆる「ごみ屋敷」の判定と当事者への支援，排出支援の決定等である。必要に応じて，地域ケアプラザや社会福祉協議会，民生委員などの関係機関が参画し，問題解決に向けた具体的な支援策を検討することもある。

なお，本市には約 500 名の保健師と約 1,600 名の社会福祉職が在籍しているが，その 7 割以上を各区役所に配置し，健康・福祉の面から市民の暮らしに寄り添い支えていることも，対策を進める上で大きな力となっている。

資源循環局は，堆積物の片付けを行うことに同意したものの，自ら堆積物を解消することが困難な場合に，区役所と連携し排出の支援を行っている。健康福祉局は区役所の取り組みを支援しながら，条例所管として本市における「ごみ屋敷」対策を推進

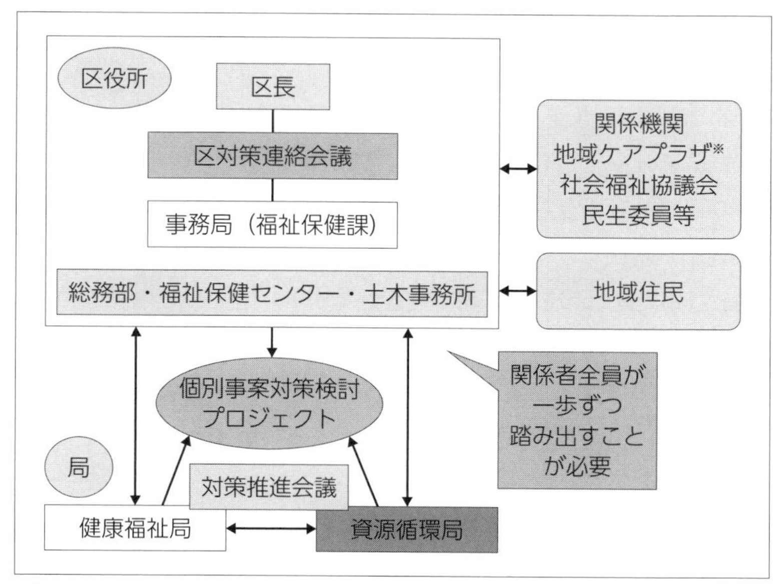

図 7-6 「チーム横浜」としての連携イメージ

※ 身近な保健・福祉の拠点としてさまざまな取り組みを行っている横浜市独自の施設。2021（令和 3）年 4 月現在，市内に 140 か所ある。

していくために全体の調整役を担っている。

このように，区役所と局の関係部署が，専門性と主体性を保ちながら連携した取り組みを進め問題の解決につなげていることが，本市の取り組みの特徴である。

4 直近の状況

本市におけるいわゆる「ごみ屋敷」とは，単に物の堆積や放置のある家のことを指すのではなく，判定基準に基づいて「ごみ屋敷」かどうかの判断を行う〔「(別表) 不良な生活環境の判定基準」(p280・281) を参照〕。

その判定により「近隣の生活環境が損なわれている状態の不良な生活環境」にある状態，つまり，堆積物に起因する悪臭や害虫の発生，火気の使用状況，通行上の危険性などによって近隣の人々の生活に影響がある状態の家を「ごみ屋敷」として，件数を計上し，排出支援を行う対象としている。

2016 年 12 月の条例施行以来の 3 年 3 か月間 (2020 (令和 2) 年 3 月末時点) で,「ごみ屋敷」として把握した件数は延べ 202 件で，うち 150 件を解消につなげることができた (**表 7-6**)。そして，当事者の同意のもと資源循環局が中心となり行う排出支援は，延べ 70 件実施した。一方で，条例に基づく措置である「指導」は，区と局で慎重に協議を行った結果，2 件に対し 5 回行っており，2020 年 3 月末現在も指導中である。

5 具体的なアプローチ

本市の取り組みにおける，具体的なアプローチを紹介する。

「ごみ屋敷」と判定されたケースについては，区役所の福祉保健課を事務局とし，福祉的支援を行う支援担当課 (高齢・障害支援課，こども家庭支援課，生活支援課等) の保健師や社会福祉職等の専門職が中心となり，当事者やその同居の世帯員へ堆積物の解消も含む生活再建に向け，面接，訪問，福祉サービスの利用支援，地域の関係機関との連携などを通じてさまざまな支援を行う。それぞれの個別の状況に応じた支援となるため，支援内容や方法はパターン化することはできず，ケースバイケースとなっている。また，その支援の中で，親族の支援や民間業者による対応を含め，自ら堆積物を解消することが困難であり，かつ，当事者が堆積物を排出することに同意した場合は，資源循環局による排出支援を実施することができる。

しかし，区役所の関係各課でさまざまな支援やアプローチを行っているにもかかわらず，堆積物に起因する問題が長期化することで，近隣の生活環境への影響も長期化するケースが稀に存在する。その際には,「個別事案対策検討プロジェクト」として，条例所管である健康福祉局や資源循環局と区役所が一体となり問題解決に向け，支援と指導の両面からアプローチを試み，より効果的な解決方法を検討していく。

このプロジェクトは，各部署の役割を明確化させることから始まる。役割は二つあり，通称「太陽チーム」と「北風チーム」で構成される（**図 7-7**）。

「太陽チーム」は「支援」を行うチームで，保健師や社会福祉職などの専門職が所属する支援担当課が担う。当事者の一番近くで寄り添った支援を行い，どのようなときも対話に向けた良好な関係を築く役割を担う。あわせて，当事者が“ごみ”という「物」から，自身や周囲の「人」に関心を向けられるよう，生活・健康などの面から福祉的支援を行っている。

一方の「北風チーム」は「指導」を行うチームで，区役所地域振興課と土木事務所を中心に，消防署，資源循環局，健康福祉局が加わり，ごみの出し方に関する情報提供，公道の安全確保，火災予防の一環としての啓発，そして条例に基づく指導などを行っている。

当事者にとって，堆積物を排出するということは，今まで堆積物に囲まれることで本人なりに安定していた自身の生活を大きな変化にさらすことであり，簡単に決断できることではない。よって，その決断を促す際には，「北風」と「太陽」が共存せずに役割にメリハリをつけ，交互にアプローチを行う。具体的には，「北風チーム」が堆積物の排出を促す話，つまり当事者にとっては大きな変化の決断を迫るような話をした直後に，「太陽チーム」が当事者に寄り添ってその気持ちを丁寧に聞き取り，具体的な行動へ向けた励ましをする，というように行っていく。さらに，堆積物の公道上へのはみ出しや飛散については土木事務所，ごみの出し方については資源循環局，というように，状況に応じて各部署のメンバーも効果的に加わっていく。

そういった支援経過は「個別事案対策検討プロジェクト」で詳細に共有され，より効果的なアプローチの方法を模索していく。また，必要に応じて臨床心理士や学識経験者などの専門家からコンサルテーションを受けることにより，当事者に対するアセスメントや現在のプロジェクトとしての支援の方向性，アプローチの方法が正しいかどうか，客観的な評価やアドバイスをもらうための予算も確保している。

一方で，支援を基本とした対応や再三の働きかけを行ったにもかかわらず，堆積物に起因する問題が長期化し，行政として現状をこれ以上放置することができない場合には，措置を行うこともある。実際に，条例に基づき文書による指導を行った際に，当事者の様子に変化がみられ，排出支援に結びついた事例もあった。しかし，措置はむやみに行う手段ではなく，当事者の状況をよく理解し慎重に検討を重ねた上で行う必要がある。なぜならば，当事者の理解や同意なく堆積物を強制的に撤去するという手段へ向かうことは，問題の根本的な解決にならず，再発防止の観点からも有効な手段とは言い難いからである。

なお，本市の条例では支援を優先することを基本方針としているため，指導・勧告・命令・代執行という措置の一連の流れを進めていったとしても，支援は変わりなく続き，また，当事者の同意が得られればいつでも排出支援を行うことができる（**図 7-8**）。

（別表）不良な生活環境の判定基準

表１　堆積等の状態

項目	観点	基準	基準の説明
堆積等の状態	堆積等の状態によって，生活環境への影響度合いを判定する。	A	堆積等が，屋内及び屋外（注１）に大量にある。
		B	堆積等が，屋内又は屋外にある。
		C	堆積等はない。

※　堆積等とは，物の堆積又は放置をいう。
※　Aに該当する場合，表２を評価せずとも，個別評価項目のいずれかでａになる可能性が極めて高いことから，この状態だけをもって近隣の生活環境が損なわれている状態であるとする。
※　Cに該当する場合，生活環境への影響を生じさせるような堆積等がないことから表２を省略できるものとする。

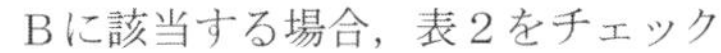

表２　個別評価項目

項目	観点	基準	基準の説明
①悪臭	臭いの発生の程度によって，生活環境への影響度合いを判定する。	a	隣地との境界等（注２）において，臭気の判定を行った者のうち，生活に耐えられない臭気があると判定した者が，半数より多い。
		b	隣地との境界等において，臭気の判定を行った者のうち，生活に耐えられない臭気があると判定した者が，半数以下である。
		c	隣地との境界等において，臭気の判定を行った者のうち，生活に耐えられない臭気があると判定した者が誰もいない。
②害虫等	害虫やねずみの発生の程度によって，生活環境への影響度合いを判定する。	a	屋内または屋外に害虫やねずみが多数発生しており，容易に目視できる。
		b	屋内または屋外に害虫やねずみが発生しており，物品をよけた際に目視できる。
		c	屋内及び屋外に害虫やねずみは目視できない。
③火気の使用状況等	火気を使用している場所などの状況や放火されやすい物の堆積等があるかを判定する。	a	(1)屋内の床を覆う程度に物が堆積等しており，日常生活がその上で行われている。 (2)屋外の堆積等された物に多量の可燃物が含まれており，敷地外から容易に火を着けることができる。
		b	(1)屋内の床に物が堆積等しているが，床を全て覆うほどではなく，日常生活を営めるスペースが確保されている。 (2)屋外の堆積等された物に可燃物が含まれているが，敷地外から容易に火を着けることはできない。
		c	(1)屋内の床に物が堆積等しているが，日常生活は堆積等とは別のところで行われている。 (2)屋外の堆積等された物に含まれる可燃物は少なく，堆積等に起因した火災が発生する蓋然性が低い。
④通行上の危険性	堆積等の場所や物の崩落による通行上の危険性を判定する。	a	(1)堆積等された物が敷地外にはみ出している。 (2)堆積等された物が崩落すれば，通行者，通行車両等に危険が直ちに及ぶおそれがある。 (3)堆積等された物が他者も使用する私道等（注３）にあり，他者の通行に支障を生じさせている。 (4)災害時の避難の際に支障を生じる可能性がある。
		b	(1)堆積等された物が，使用が限定的な私道等（注４）にある。 (2)堆積等された物が崩落したとしても，当該建築物等に居住する者以外に危険が及ぶ可能性が低い。
		c	堆積等を原因とする通行上の危険が発生する可能性が低い。
⑤その他	その他の事象を含め生活環境への影響度合いを判定する。	a	(1)その他これらに準ずる影響がありその度合いが深刻である。 (2)堆積等の状態，①から④及びその他これらに準ずる影響により，当該生活環境を総合的に勘案した結果，近隣の生活環境を損なう状態にあるもの。 (3)①から④の状態のいずれかがｂであり，状況を総合的に勘案した結果，その項目のいずれかがａになるおそれがあるもの。
		b	(1)その他これらに準ずる影響があるがその度合いが軽微である。 (2)堆積等の状態，①から④及びその他これらに準ずる影響により，当該生活環境を総合的に勘案した結果，当該建築物等の生活環境を損なう状態にあるもの。
		c	その他これらに準ずる影響がない

注１　屋外には，建築物の敷地だけでなく，これに隣接し，物の堆積又は放置（以下「堆積等」という。）が一体となってなされている私道その他の土地を含む。ベランダ，軒下，共同住宅においては屋内の共用部分（廊下，ロビー等）も判定の対象となることに注意。
注２　共同住宅においては，共用部分など。
注３　共同住宅においては，屋内の共用部分（廊下，ロビー等）についても含む。
注４　使用が限定的な私道等とは，当該建築物等に居住する者又は当該建築物等に立ち入る必要がある者のみが使用する私道等をいう。

判定の結果

表１，表２の判定は，区対策連絡会議において行う。

判定結果	判　　定	状態
Ａ，Ｂａ	□ 表１で堆積等の状態がＡに該当 □ 表１で堆積等の状態がＢに該当し，表２の①から④のいずれかでａに該当，又は⑤ａ(1)若しくは(2)に該当	近隣の生活環境が損なわれている状態の不良な生活環境
Ｂａ	□ 表１で堆積等の状態がＢに該当し，⑤ａ(3)に該当	近隣の生活環境が損なわれるおそれがある状態の不良な生活環境
Ｂｂ	□ 表１で堆積等の状態がＢに該当し，表２のいずれかでｂに該当し，かつ，ａに該当するものがない	当該建築物等の生活環境が損なわれている状態
Ｂｃ，Ｃ	□ 表１で堆積等の状態がＢに該当し，表２のいずれもｃに該当 □ 表１で堆積等の状態がＣに該当	不良な生活環境ではない

支援の範囲

判定結果	条例上の支援の範囲
Ａ，Ｂａ	不良な生活環境を解消するための 相談（第６条第１項）， 情報提供，助言，その他支援（第６条第２項） 排出の支援（第６条第３項）
Ｂｂ	不良な生活環境を解消するための 相談（第６条第１項） 情報提供，助言，その他支援（第６条第２項）
Ｂｃ，Ｃ	不良な生活環境の発生を未然に防止するための 相談（第６条第１項） 情報提供，助言，その他支援（第６条第２項）

※なお，措置（第７条から第９条まで）の実施については，判定結果がＡ又はＢａのうち，支援によって解消が困難な場合に，近隣住民の生命，身体，財産等に影響を及ぼしている程度等を個別に判断する。

表 7-6 「ごみ屋敷」の把握件数と解消件数

	平成 28 年度	平成 29 年度	平成 30 年度	令和元年度	累計 (令和 2 年 3 月末)
前年度継続件数	—	67 件	70 件	63 件	—
新規把握件数	93 件	50 件	33 件	26 件	202 件
解消件数 (排出支援による解消)	26 件 (8 件)	47 件 (20 件)	40 件 (27 件)	37 件 (15 件)	150 件 (70 件)
未解消件数	67 件	70 件	63 件	52 件	52 件

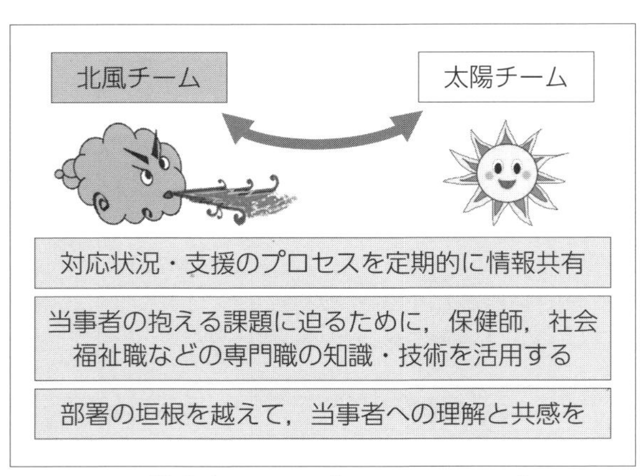

図 7-7 困難事案へのアプローチイメージ

6 今後の課題

今後も「ごみ屋敷」の件数が増加していくと見込まれる中で，「ごみ屋敷」状態の解消のみならず，その未然防止や再発防止に取り組んでいかなければならない。そのためには，「ごみ屋敷」問題の対象者は，「地域の困った人」ではなく，「地域で困っている当事者」であるととらえる必要がある。行政として「ごみ屋敷」問題に取り組むことを通じて，「地域の困った人」を排除するのではなく，「困っている人」を見つけ，地域の力で支えていく仕組みをつくり，多様な人々を受け入れながら共生する地域社会を目指していくことが必要である。

福祉保健行政としては，国が推進している「『我が事・丸ごと』地域共生社会」の実現に向けて，高齢者・障害者・こどもといった対象者別支援にとどまらず，住まいや雇用，医療など，あらゆる分野の方々とネットワークを築き，個々人の課題を丸ごと受け止め，解決につなげる体制を整えていくことが重要である。また，環境・廃棄物行政としても，地域や関係機関と連携を強め，これまで以上に見守りなどの支援に取り組むことで，未然防止・再発防止につなげていくことが必要である。

横浜市役所が，引き続き「チーム横浜」として一体となって取り組んでいくことはもちろん，市民・関係者の皆さんとの「オール横浜」の取り組みが，問題の根本的な解決には欠かせない。今後も「ごみ屋敷」問題の解決に向けて全力で取り組んでいく。

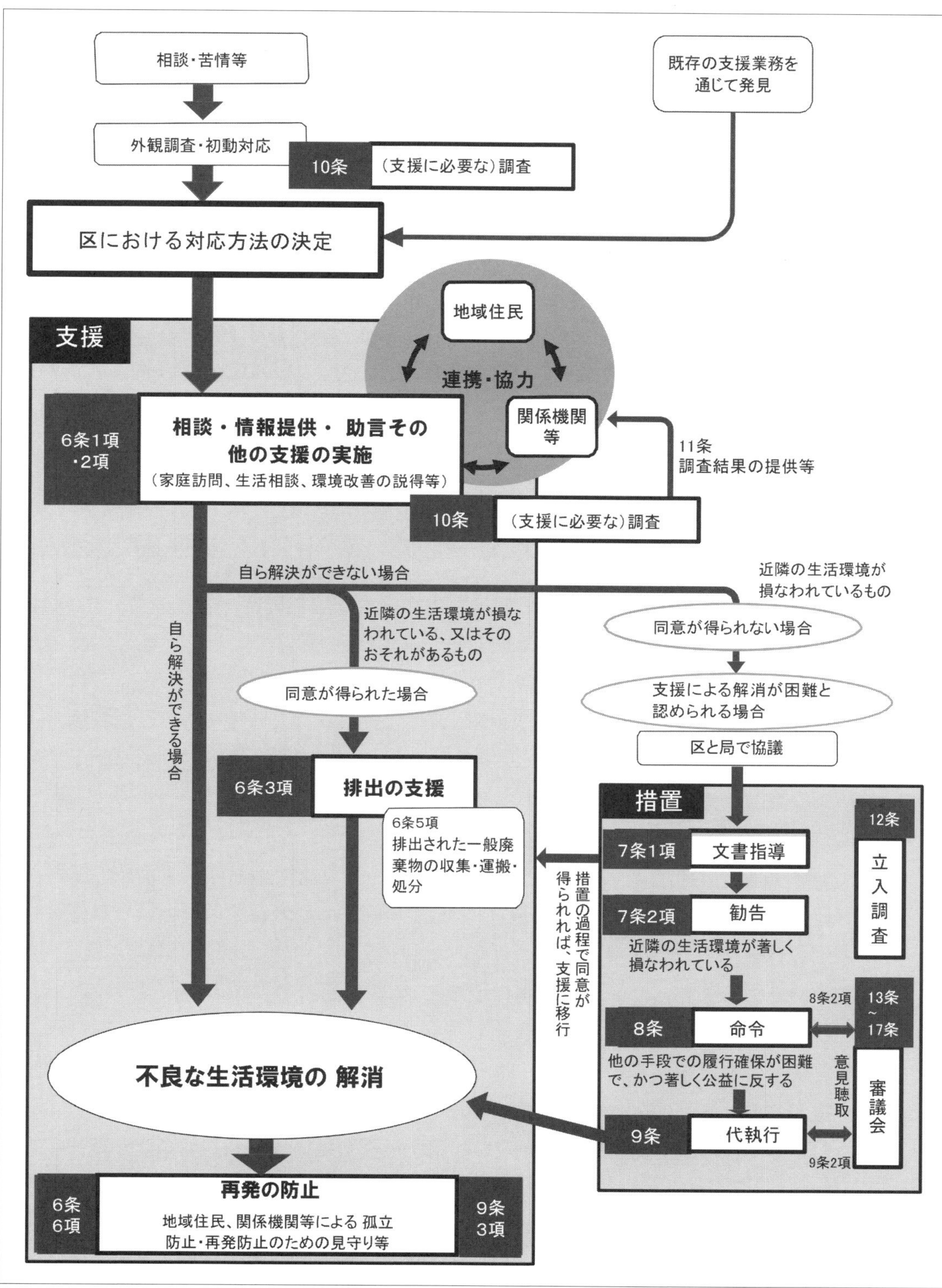

図 7-8　条例に基づくフロー図

4 医療関連困難事例に対する医師アウトリーチ（訪問支援）の取り組み―千葉県松戸市

1 松戸市の紹介

松戸市は我孫子・柏・流山・野田市とともに，千葉県東葛北部圏域5市の一つであり，市川・柏・船橋市や東京都葛飾区と隣接している。面積は約61 km^2，人口は約50万人，高齢化率は25.6%である（2020（令和2）年4月1日現在)。12.8万人の高齢者を対象人口として，15の日常生活圏域があり，16の地域包括支援センターを設置している（日常生活圏域ごとに15，基幹型1)。そして，保健師，社会福祉士，主任介護支援専門員が計74名配置されている。

2 課題の複合化と“助けを求める力の欠如”―セルフ・ネグレクトを含む医療関連困難事例

地域には，認知症，身体障害，精神疾患，高次脳機能障害，発達障害，知的障害，アルコール等依存，ひきこもりなどを抱えている方が暮らしている。老老，認認，ダブルケア，8050，生活困窮，虐待などの課題を有する世帯も存在する。

松戸市では地域ケア会議を，①地域個別ケア会議，②地域包括ケア推進会議，③市地域ケア会議の3層構造で行っている。それぞれ，①困難事例等の個別事例を地域レベルで議論，②個別事例の検討から把握された課題について地域レベルでの課題解決について議論，③地域レベルで解決できない課題を市レベルで議論する会議体である。

地域個別ケア会議は，圏域ごとに年4~6回，自立支援型と困難事例型で開催されている（2021（令和3）年1月現在)。困難事例型の地域ケア個別会議に報告された事例の分析から，独居や認知症のほか，地縁の欠如，家族の課題（障害など)，助けを求める力の欠如（サービス利用拒否など)，医療連携の課題（かかりつけ医不在など）など，各事例とも課題が複合化していることが明らかとなった（**表7-7**)。このことより，地域包括支援センターは医療・介護関係の多職種や地域関係者と連携し，支援が必要な事例に対して早期対応を図っていくことが重要と考えられた。

しかし，医療機関受診や介護保険の利用を拒否している事例，認知症か精神疾患なのか判然としない事例，虐待やセルフ・ネグレクトが疑われる事例などの，いわゆる医療関連困難事例は，相談支援だけでは解決に至ることが難しい。松戸市医師会では，当事者のもとへ相談支援者とともに医師が訪問するアウトリーチの取り組みを松戸市に提案し，在宅医療・介護連携推進事業の委託を受ける形で2016（平成28）年度から開始した。

表 7-7　地域ケア会議の個別事例から抽出した地域の課題（課題の複合化）

	地域関連				家族関連		本人関連			医療連携			
事例	見守り不在	地縁の欠如	ゴミ出し問題	その他	世帯の困難	その他	助けを求める力の欠如	認知症	その他	かかりつけ医不在	医療連携困難	精神疾患	その他疾病
A					独居		サービス利用拒否	疑い		○			
B						家族要介護者				○		○	
C					独居			疑い		○			
D		○			独居		ゴミ屋敷						
E		○			実態独居					○	○		がん
F	○			マンションセキュリティ	独居		サービス利用拒否	○		○			
G					日中独居	家族不干渉		○	危険運転				アルコール
H		○					サービス利用拒否	○		○			
I	○			個人情報	日中独居			○	買い物				
J		○		個人情報	独居			○	徘徊				
K	○				認認世帯	家族関与拒否							
L	○		○		独居			○		○	服薬困難		
M					独居	家族不干渉	サービス利用拒否	疑い		○			
N						家族障害者							脳疾患
O		○								不信感		○	

個別事例（A～O）の課題をマトリックスに整理した。地域関連，家族関連，本人関連，医療連携の四つの項目別に大きくまとめた。

■（網掛け）：本文で言及

■（濃い網掛け）：いわゆるセルフ・ネグレクト事例

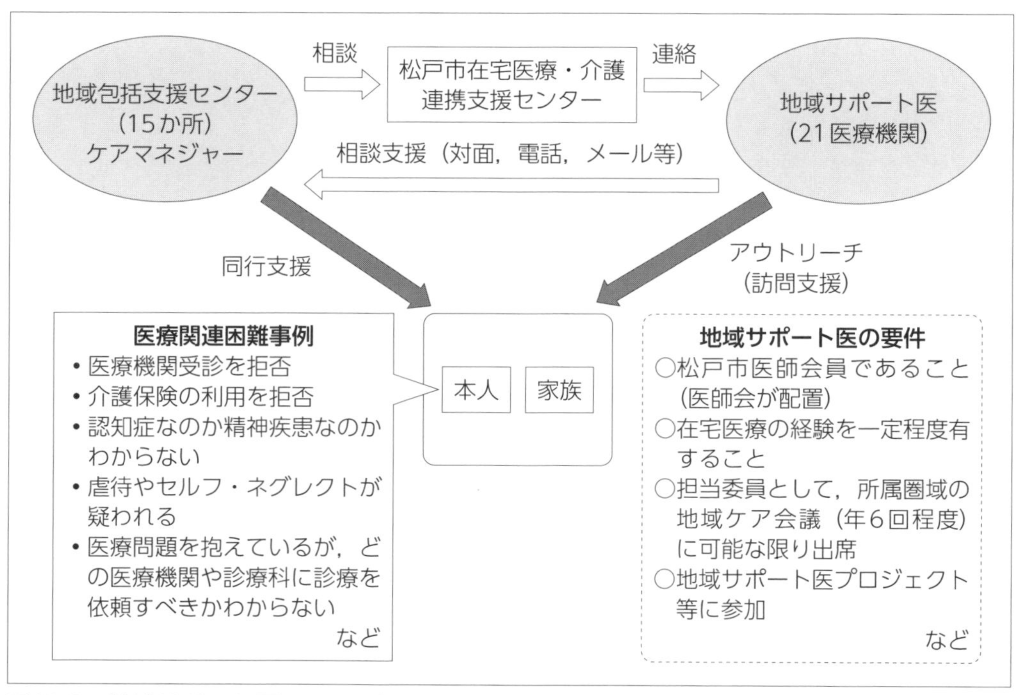

図 7-9　地域サポート医による医師アウトリーチ

3　医療関連困難事例に対する医師アウトリーチの取り組み

松戸市医師会は，在宅医療の経験を一定程度有し，所属圏域の地域ケア会議に可能な限り出席するなどの要件を満たす医師会員の医師を「地域サポート医」として，各日常生活圏域に少なくとも1人配置している（**図 7-9**）。地域サポート医は，地域包括支援センターやケアマネジャー等の相談支援者からの相談にのり必要な助言を行う（相談支援）だけでなく，医療関連困難事例に対して保険診療外でアウトリーチ（訪問支援）を行い，医療の面からおおまかな診たてや助言を行う（松戸市在宅医療・介護連携推進事業）。

2016（平成 28）年度に開始したアウトリーチ事業は，2018（平成 30）年度から松戸市在宅医療・介護連携支援センター[1]が事務局としてコーディネートしている。アウトリーチは地域サポート医が単独で行うのではなく，地域包括支援センターの職員，在宅医療・介護連携支援センターの職員とともに当事者のもとを訪問する（**図 7-9**）。緊急を要する事例では，ほぼ即日に実施されている。また，必要に応じて防護策（例えば，スリッパやガウンなど）を在宅医療・介護連携支援センターが準備

[1] 松戸市在宅医療・介護連携支援センターは，2018（平成 30）年 4 月に設置された。保健師，社会福祉士，主任ケアマネジャー，歯科衛生士，管理栄養士，リハビリテーション専門職，事務員を配置している。相談支援業務，二人主治医制の推進，在宅医療スタートアップ支援を 3 本柱としている（参照 https://matsudo-zaitaku.org/）。

している。

在宅医療・介護連携支援センターは，事前に丁寧なソーシャルワークを行い，その内容を記載したアウトリーチ依頼書を作成している。依頼書には地域サポート医が報告を記載する欄を設けており，地域サポート医はアウトリーチの後におおまかな医療的な診たてや方向性，助言を記載して在宅医療・介護連携支援センターへ返送する。

保険診療外で行うアウトリーチの実施と報告書の作成には，地域サポート医にそれぞれ在宅医療・介護連携推進事業の予算から，訪問診療料や診療情報提供料よりも高いインセンティブをつけている。松戸市在宅医療・介護連携支援センターに寄せられる相談事例は高齢者とは限らないため，2019（令和元）年度からは介護保険財源に一般財源を追加し，全世代を対象に医師がアウトリーチ可能な枠組みを構築した。

4 専門サポート医による専門アウトリーチ

地域サポート医は内科をベースとしていることが多い。一方，少なくない事例で認知症や精神疾患が背景にある。適切に専門家の助言を仰ぎ，必要に応じて専門家によるアウトリーチが可能な「専門サポート医」の体制を構築した。2020 年 12 月 31 日現在では，精神科専門サポート医 5 名，小児科専門サポート医 2 名により重層的な支援が可能となっている。

5 医師アウトリーチの取り組み実績

アウトリーチした医師が病院受診の提案や説得を行って，それでもなお拒否する事例であっても，訪問診療を提案すると「来てくれるならいいよ」と，驚くほどスムーズに医療につながることができる事例や，採血をさせてほしいと説明すると採血にはすんなり同意しそのまま診療へ移行する事例などの経験を重ねている。そして，在宅医療・介護連携支援センターが事務局機能を担い始めた 2018（平成 30）年度からアウトリーチ実施件数の増加が顕著であり，2019（令和元）年度からの専門サポート医によるアウトリーチは全体の 2 割を占めている（**図 7-10**）。

2018～2019 年度のアウトリーチ事例は，全例セルフ・ネグレクト状態にあったが，医師アウトリーチにより 8 割が医療に，6 割が介護につながっていた[4)]。また，医師アウトリーチによって，おおまかな診たてを行うとともに，適切な医療への結びつきが可能になることで，複雑な事例に対する支援の方針が定まり，介護・福祉の課題やその他の課題に対する社会的支援にもつながっていた[4)]。一方，強い説得を行った上でも医療にも介護にもつながらない断固とした拒否事例については，引き続き地域包括支援センターに厳重モニタリングを要請している。なお，個別事例への対応については他稿に詳しい（第 6 章 Case 4 参照）。

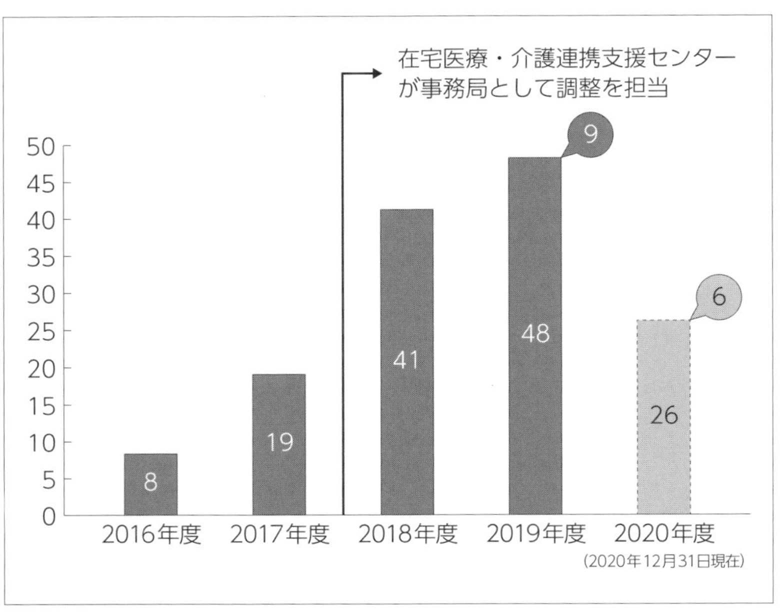

図7-10　アウトリーチ実施件数（1例 同一対象者重複あり）

※ 吹き出し内の数字は，専門サポート医によるアウトリーチ実施件数。

6　アウトリーチ事例検討会

2018～2019年度に2回／年のアウトリーチ事例検討会を開催した。実際にアウトリーチを実施した中での，特に共有し学ぶべき事例を用いて議論を行った。地域の医療・介護・福祉等専門職への教育的な検討会となった。2020年度はコロナ禍のために事例検討会を開催できなかったが，事例集の作成等を予定している。

7　他地域の取り組み

医師によるアウトリーチは，在宅医療・介護連携推進事業の枠組み，あるいは，もともとアウトリーチ概念を含んでいる認知症初期集中支援チームの機能を拡大することで，全市町村で実施することが可能である。渉猟し得た範囲で三つの地域[5)～7)]で医師アウトリーチの取り組みがなされている（**表7-8**）。

表7-8に示した地域のほか，福島県福島市の在宅医療・介護連携支援センターでは，医師などの専門職によるアウトリーチの必要性が議論されている[8)9)]。また，千葉県の君津木更津医師会では地域からの相談事例に助言を行う医師（地域相談サポート医）を配置している[10)]。

同様の取り組みが必要な課題は，どの地域にでも間違いなく存在しているはずである。全国的な取り組みとなることが期待される。

表 7-8　他地域における医師アウトリーチの取り組み

地域	医師によるアウトリーチ（訪問支援）
神奈川県相模原市	在宅医療介護連携推進事業
東京都北区	認知症初期集中支援チームの活動拡大
埼玉県行田市	認知症初期集中支援チームの活動拡大

（2021 年 1 月調査時点）

在宅医療介護連携推進事業の枠組み，または認知症初期集中支援チームの活動拡大の形で取り組まれている。

文献

1）イチロー・カワチ：命の格差は止められるか—ハーバード日本人教授の，世界が注目する授業，小学館新書，2013.

2）岸恵美子研究代表：若年のセルフ・ネグレクトに対応するアセスメントツールと介入プログラムの開発，科学研究費助成事業研究成果報告書（課題番号 16H05610），2019.

3）岸恵美子・坂本美佐子他：全国の自治体におけるセルフ・ネグレクト事例への対応と課題，第 77 回公衆衛生学会総会，2018.

4）山本里江・井上スエ子・川越正平：2018 年度アウトリーチ事業総括：セルフ・ネグレクトの方に必要な支援—異変を早期に覚知し，医療・介護・福祉を統合する形で支援できる活動基盤や関係性の構築が急務，第 2 回在宅医療連合学会大会演題，2020 年 6 月.

5）相模原市：在宅医療・介護連携支援センターのご案内.（https://www.city.sagamihara.kanagawa.jp/_res/projects/default_project/_page_/001/006/970/20201015/annnai.pdf）（最終アクセス 2021 年 5 月 1 日）

6）東京都北区：「介護と医療の連携による地域包括ケアの推進事業」活動成果報告書，平成 26 年度.（http://www.city.kita.tokyo.jp/chiiki_iryo/documents/houkokusyo26.pdf）（最終アクセス 2021 年 5 月 1 日）

7）行田市：行田市在宅医療・介護連携支援センター案.（https://www.city.gyoda.lg.jp/14/02/13/documents/zatakuiryousenta-annai.pdf）（最終アクセス 2021 年 5 月 1 日）

8）福島市：令和元年度 10 月～3 月 福島市在宅医療・介護連携支援センター活動報告.（https://www.f-renkei.net/wp-content/uploads/2020/08/300dac8898ea28b0159a22dd3992e833.pdf）（最終アクセス 2021 年 5 月 1 日）

9）福島市：令和 2 年度 福島市在宅医療・介護連携支援センター事業計画書.（https://www.f-renkei.net/wp-content/uploads/2020/08/ed3fc0227ab187af40728734b30a01b5.pdf）（最終アクセス 2021 年 5 月 1 日）

10）君津市：令和元年度 君津市在宅医療・介護連携推進協議会.（https://www.city.kimitsu.lg.jp/uploaded/life/21764_51625_misc.pdf）（最終アクセス 2021 年 1 月 16 日）

第8章

支援者がバーンアウトしないために

1 支援者が陥りやすい状況—バーンアウト，感情労働

対人援助に従事する看護師や教員，ホームヘルパーなどの人々が，あたかも急に「燃え尽きた」ように意欲を失うことを「バーンアウト」という。バーンアウトが深刻な場合には，休職や離職にも至る。近年の新型コロナウイルスの影響による患者や相談者の増加から，医療現場や生活困窮者の相談現場でも医療者や支援者の疲弊が懸念されている[1]。

セルフ・ネグレクトの人の支援者を直接対象にしたバーンアウトの研究は見当たらない。だが，支援を受け入れづらい人との信頼関係構築には情緒的なエネルギーの活用を要し，それだけ燃え尽きにもつながりやすいと考えられる。以下ではバーンアウトの定義や背景を確認し，支援困難な人の支援者が経験するバーンアウトに関する既存研究を概観する。

1 バーンアウトの定義と背景

バーンアウトの測定に取り組んだマスラック（Maslach C）らによれば，バーンアウトは「情緒的消耗感」「脱人格化」「個人的達成感の低下」の３要素から定義される[1)2)]。「情緒的消耗感」は仕事を通じて情緒的に力を出し尽くし，消耗してしまった状態のことをいう。職業一般のストレスに通じる消耗感ではなく，対人援助職では「情緒的な資源」の枯渇が問題となる。他人の立場を思いやり，信頼関係を築くことが求められる対人援助職において，過大な情緒的資源を要求されることが情緒的消耗感の背景を形成していると考えられる。

この情緒的消耗感に加えて，「脱人格化」はクライエントに対する無常で非人間的な対応を意味する。また，「個人的達成感の低下」は「ヒューマンサービスの職務に関わる有能感，達成感」の低下を意味する。

バーンアウトの背景は，「個人要因」と「環境要因」に分けられる[2)]。個人要因として，一般に神経症傾向の高い人はストレス耐性が低く，情緒的消耗感につながりやすいことが指摘される。年齢的な傾向は一般化しづらいが，若い支援者ほどバーンアウトしやすいとの指摘がある。未経験な人ほど，達成への期待，職務それ自体への期待，職務の遂行をサポートする組織への期待が高い。経験を積むことでストレスへの

---

[1] 聖路加国際病院（東京）では，コロナの状況下で調査した医師や看護師ら（312 人が回答）の 31.4%がバーンアウトの定義を満たす結果になった。医師の 13.4%に対し，看護師は 46.8%と割合が高かった[3)]。また，大阪弁護士会が大阪府内の自治体の相談窓口で対応にあたっている相談員を対象にした調査（100 人が回答）では，相談件数の急増による深刻な人手不足や労働環境の改善を訴える声が相次ぎ，「体も気持ちも疲れ果てたと思うことがある」と回答した人が全体の 75%を占めたほか，「仕事を辞めようと思ったことがある」と回答した人も 43%にのぼった[4)]。

対処行動を学ぶという。

環境要因として，日々接するクライエントの数など，職務上の過剰負担がバーンアウト発症と密接に関係するという。長時間勤務や厳しいノルマ，重い身体的負担だけでなく作業の質的な負担を考慮する必要がある。ヒューマンサービスの現場では，相手の人格や生活史にまで踏み込んだ理解が必要とされる場合もあり，そこに費やされるエネルギーは一様ではない。過剰な負担が自らの意思ではなく他者から強制されたものであれば，事態は一層深刻となる。また，自律性のない職場では仕事をやり遂げても押し付けられた徒労感が残る場合がある。

バーンアウトへの対処については，クライエントへの「突き離した関心」が有効であるとされる[2)]。バーンアウトからの回復は，「問題を認める」「仕事から距離をとる」「健康を回復する」「価値観を問い直す」「働きの場を探す」「断ち切り変化する」といった段階を通じて生じるという[5)]。

2 感情労働との関連

研究の広がりとともに，バーンアウトがみられるのは対人援助職に限らないことが指摘されており，逆に対人援助職に求められる固有の情緒的資源を特定する必要性も指摘されている。

ヒューマンサービス現場での情緒的資源のやり取りについて示唆を与えるのが，社会学者ホックシールド（Hochschild AR）の「感情労働」の概念である[6)]。ホックシールドはフライトアテンダントなど感情の管理を要する職業を例に，感情の搾取や疎外を論じた。

ただし，職務の中で感情労働を強いられること自体が，バーンアウトに直結するわけではないことには注意しておきたい。感情労働がバーンアウトにつながる場合のみならず，「感情労働をしたくてもできないことがバーンアウトにつながる場合」や「感情労働と関係なくバーンアウトに至る場合」が区別できる。また，感情の管理は必ずしも「クライエントに対して」のものではなく，対人援助職以外においても普遍的なものといえる[7)]。

これらの指摘を考慮すると，感情労働が特有のストレスの検証には，感情労働の文脈をきめ細かく考慮する必要があるだろう。支援者に許される自律性の大きさ（情緒的資源を要求するような職務内容を支援者自身が望んでいるのか，それとも他者から強制されているのか）によって受けるストレスは異なるはずである。

また，支援者自身が抱く感情労働への規範と現実との落差も考慮されるべきだろう。他の職業とは異なり，対人援助者はまさに情緒的な関与に職業的アイデンティティを抱き，にもかかわらず，それが十分に遂行できないことにより，多くのストレスを感じている可能性がある。「共感疲労」または「共感満足」という言葉のように，対人援助者は対象者への共感や信頼関係の構築に大きな価値を置き，それゆえに疲弊するのかもしれない[8)]。

3 支援困難者への支援に従事する人のバーンアウト

バーンアウト概念の提起以来，日本国内でも看護職や福祉職，教員らを対象にした研究が実施されてきた。セルフ・ネグレクトの支援者に関するバーンアウトを直接対象にした研究は見当たらないが，ホームヘルパーや介入拒否を経験した人など，支援困難な対象者に接する可能性の高い支援者に関する知見が蓄積されている[2]。

これらの研究は，困難な職務に従事する対人援助者が抱えやすいストレスの所在を明らかにしている。しかし，当のストレスが，職務のどの部分に由来するかは特定されておらず，対人援助職が一般的に抱えるストレスと十分に区別されているとはいえない。支援が難しい人への訪問や介入に際して，「対象者に共感すべきである」とか「理解すべきである」という規範がどのように生じ，現実の支援においてはそれとどのような落差があるのかを明らかにしていく余地があるといえる。

セルフ・ネグレクトの支援に携わる人は，「介入拒否に関わりなく働きかけるべきか悩む」というように，介入という目標と介入拒否との間でジレンマを経験する。支援者は，自身の情緒的な資源を投入して試行錯誤しながらも「なぜ拒否されたのか」「自分が悪いから拒否されたのか」「話の方向性が悪かったのか」など罪責感をもつ人も少なくないという。また，介入しても同じ状態に戻る人の存在は達成感の低下を招くと考えられる[9)]。こうした情緒的消耗感や達成感の低下などをもたらす職務の特定と，それを個人で抱えないための方策の導出が求められている。

---

[2] 風間らはホームヘルパーのバーンアウトを規定する要因について調査し，年齢が低いほど，また収入が高いほどバーンアウトの程度が高いことを報告した[10)]。年収が高い常勤正職員は，事業所の運営やサービス提供責任者としての業務，その他さまざまな責任を負う立場にあり，介護計画の作成・業務の調整・苦情への対応など職務が多方面にわたることが多いと推察されている。また，主観的幸福感がバーンアウトに影響しており，情緒的消耗感・脱人格化・個人的達成感の低下すべてに対して負の影響を及ぼしていることを明らかにした。
一瀬は，サービス介入を拒否する高齢者の事例を扱う社会福祉士のバーンアウトについて調査した[11)]。対象者 51 名のうち 47 名が現在または過去にサービス拒否をする人の支援を経験している。バーンアウトの尺度に関する回答結果をカテゴリー別に検討すると，情緒的消耗感は「まだ大丈夫」（最悪を 100%としたときに 40%以下の深刻度）の範囲内，個人的達成感は「注意」（同じく 60～80%の深刻度）の範囲に入り，脱人格化は「まだ大丈夫」の範囲内であった。
バーンアウトへの対処として問題解決型対処スタイル（「色々な方法を試して一番よい方法を探し出した」「何が問題かを分析した」）をとることは，脱人格化を減少させ，個人的達成感を高める作用をもたらすことが明らかとなった。また，コミュニケーションによる発散型対処スタイル（「不安や愚痴を誰かに話した」「スポーツ・趣味・グループ活動に熱中して嫌なことを忘れた」）は，脱人格化および情緒的消耗感を高めることにつながっていた。ストレス抑制型の対処スタイル（「なるべく関わらないようにした」「睡眠安定剤を常用した」「うちにこもった」）は，むしろ情緒的消耗感を高めることにつながっているという。

2 支援者がバーンアウトしないためのポイント

対人支援に関わる専門職は，さまざまな状況でバーンアウトすることがこれまでの研究等で示されている。ここでは，セルフ・ネグレクト事例に対応することで，支援者がなぜバーンアウトしやすいのかということと，バーンアウトしないためのポイントを示す。

1 セルフ・ネグレクトへの対応でなぜバーンアウトしやすいのか

セルフ・ネグレクトの場合，一般の援助職と比べてさらにバーンアウトしやすい状況があると考えられる。

第一に，支援の拒否をされることが多いからである。拒否をされることに慣れている援助職はいないだろう。また，もし拒否された場合は，まずはなぜ自分が拒否されてしまったのか，自分に何か悪い点がなかったのか，自分の技術の不足なのか，言葉のかけ方やタイミングが適切ではなかったのか，などと自省することがほとんどではないだろうか。そして，それに思い当たらない場合には，いつまでも自問自答を繰り返すことにもなる。さらに，別の事例に対応し，同様に拒否にあった場合には，さらに自省が繰り返されることになる。このときは二度目になるので，偶然拒否されたということではなく，「今回もまた……」ということで，自分の技術の不足ではないかとさらに悔やむことも少なくない。

第二に，支援によりなかなか改善しないことである。医師が生命を救おうと処置をしても，残念ながら救えない生命があり悔やむことがある。セルフ・ネグレクトの場合は，支援をしたいのにできないという不全感が根底にある。本人が受け入れてくれる支援はほんのわずかであり，そのため，支援者が思う改善までは到底及ばないということである。

第三に，周囲に，時には上司や組織に大変さを理解してもらえないことである。今でこそ，「セルフ・ネグレクト」という言葉が周知され，高齢者では「高齢者虐待防止法に準じて」，あるいは「他の高齢者虐待と同様に」対応するように国より通知が出されている。しかし，いまだに「なぜゴミ屋敷の人を支援しなければいけないのか」という声があがる職場もあるだろう。ゴミ屋敷に住んでいる人が，明らかに健康問題を抱えているかを特定するのは難しく，単なる近隣からの苦情で対応を開始する場合は，支援者自身も「なぜ訪問しなければならないのか」と自問自答することもあるかもしれない。

第四に，「これをすればうまくいく」という，明確な手段や方法がなく，対応するための法制度が十分ではないからである。

以上の状況から，セルフ・ネグレクトに対応する専門職はバーンアウトしやすいということをまず理解しておくことが重要である。自分自身がうまく対応できないことは，決して知識や技術の問題だけではなく，一般的な知識や技術では対応が難しい人であると心得ておくことが必要である。

2 バーンアウトしないためのポイント

法制度の限界があるわが国において，拒否する本人を無理やり入院させることやサービスにつなげることは基本的にはできないが，支援がうまくいかないことを自分の責任であると思い込んでしまう専門職もいる。まして，本人だけの拒否にとどまらず，家族の拒否が加わると，行政やその他の機関への連携依頼はスムーズに進まず，対応にも限界が生じる。地域における第一線の支援機関である地域包括支援センターだけではなく，民生委員，民間業者，地域住民などとの協働により支援のネットワークを構築していき，チームで対応していくことが，専門職がバーンアウトしないためにも必要である。

では，どのように対応していけば，バーンアウトせず，本人への支援ができるのだろうか。バーンアウトしてしまうと，セルフ・ネグレクトの人への支援も適切にできなくなるため，そのような状況に陥っていないかに気づくこと，また，そのような状態に陥らないように関わることが必要である。

1）一人で抱え込まない

一人で抱え込むことで，自分に責任があるのではないかと思い詰めてしまうことが多い。自分の行った対応がどうだったのか，本人の反応も含めて，事例検討会で多くの意見を聞いてみることも一つである。事例を俯瞰してみると，本人の強み（ストレングス）や弱み，思考や行動のパターンがみえてくることがある。

また，支援の方向性や，イベントが発生するときは，どのように対応すべきかを事例検討会で決定しておくことは重要である。いざイベントが生じたときに慌てて対応することになると，そのときに対応した支援者がその結末を引き受けることになってしまい，責任を感じやすくなる。決定はあくまで会議で行い，支援する際には役割分担を決めておくことが重要である。

2）自分の限界を知る

医師がどうしても治療できない病気があるように，セルフ・ネグレクトの場合，他人が介入できない領域がある。本人が「ゴミではない」と言っている「物」を勝手に処分すれば「財産権の侵害」になり，目的もなく敷地内に入れば「不法侵入」になり，法を犯すことになる。また，支援者は鍵を壊して家の中に入ることはできない。これは高齢者虐待防止法でも同様で，立ち入り調査権が認められている場合でも，あくまでも当事者が鍵を開けて家の中に入れてくれない限り，支援者は家の中の様子を知ることができない。このような限界の中で，支援者としてどこまでできるかである。

3）チームで対応する

専門職は予測して行動ができる専門性をもっている。このまま放置すればどのような状態になるのか，生命のリスクがどの程度あるのかを見極め，本人にわかるように伝えることは，信頼関係を壊すことになるためできないということではなく，優先すべき事項である。

残念ながら本人が亡くなってしまった場合には，振り返りの事例検討会を開催するようにしてほしい。最前線で対応していた援助職がバーンアウトしないためであり，事例を振り返り次の事例に活かす要素が含まれているからである。決して，関わった援助職を責めるものではない。「あのとき連携がうまくいけば」「本人が行きたくなる居場所があれば」などの課題がみえてきたときに，連携やネットワークの課題，社会資源の開発や創出につなげることで，次の事例に活かすことができる。

チーム内では，支援の方向性，目標を共有し，何かの責任が個人に問われることのないように，検討したことを会議録や個人の記録に記載しておく必要がある。支援が消極的にならないよう，権利擁護であるからと社会福祉士だけで対応するのではなく，地域包括支援センターの３職種（保健師，社会福祉士，主任ケアマネジャー）はもちろん，医師，弁護士，警察などの多機関・多職種で対応することが重要である。複数の専門職で議論することにより，判断はより公平・中立で客観性が保たれる。

担当者一人が抱え込むのではなく，地域ケア会議の活用や事例検討会によって計画を立て，計画に沿ってチームで対応することが必要となる。

4）多様な価値観の人生を理解する

セルフ・ネグレクトの人は，支援者の想定を超える価値観や考えをもっていることがある。また「ため込み」の行為がある場合は，自分でこの行為をコントロールすることが難しい場合もある。一方で，ライフイベントによりショックな出来事があって自暴自棄になってしまう人は，支援者が必要な支援と判断して働きかけても，容易にはそれを受け入れないことがある。そのようなセルフ・ネグレクトの人に対しての説得は無効であったり，かえって気持ちを逆なでしたりすることがあると理解しておくことも必要である。

5）反応をポジティブにとらえる

セルフ・ネグレクトの人は，支援者の支援に対して，怒鳴る，興奮する，罵倒するなどの攻撃的な態度を示すことがある。初回の訪問でこのような事態が発生することもあれば，数回の訪問の後には，支援者がかけた言葉に穏やかに反応することもある。なぜ，そのような感情を表出するのか，強い拒否を示すのかの理由を考えることが必要である。また，支援者の何らかの言葉が本人の心を揺さぶった可能性もあるため，支援者の支援を振り返ることも重要である。一方で，「怒鳴る」という形でしかコミュニケーションをとれない人もいるので，「怒鳴られた」と受け取るのではなく，何を伝えようとしたのかを考えることが必要である。

もちろん感情が抑制できない状態の場合は，その場に支援者が居続けることでさらに感情がコントロールできなくなってしまったり，次回の訪問を断られたりする可能性がある。まずは「また来週訪問します」などと伝えて，その場を早めに退室することも一つである。

3 バーンアウトしない環境づくり

では，支援者がバーンアウトしないための職場の環境はどのようにつくればよいだろうか。これまで述べたことを個人レベルで実行することは難しく，職場環境も整えていくことが必要である。具体的にどのような環境をつくっていけばよいだろうか。

1）常に第三者の意見が聞ける環境をつくる

事例検討会等を実施することにより，精神科の医師や弁護士などの有識者から助言を得ることでセルフ・ネグレクトの人の状態を客観的に分析することができるだけでなく，支援者が行った行為が適切であったかを振り返ることができる。また，そのように振り返ることにより，次にどのような支援をしたらよいか，事例検討会の参加者から助言を得ることができる。ただし，頻回に事例検討会を開催することは難しい場合があるので，日常的に事例について相談できる職場環境をつくることがまず重要である。

2）訪問での出来事を話せる環境をつくる

セルフ・ネグレクト，なかでもいわゆる「ゴミ屋敷」を訪問することになかなか積極的になれない支援者もいるかもしれないが，信頼関係を構築するために訪問を継続することは重要である。特に担当である場合は，拒否にあうことで訪問への意欲がさらに低下することがあるだろう。そのような支援者がセルフ・ネグレクト対象者の訪問から戻ってきたときには，「今日はどうだった？」と職場内で声をかけるなど，支援者が訪問の様子を話せる雰囲気をつくることも一つである。

3）複数体制で対応する

信頼関係の構築には，まずは一人で訪問することを推奨するが，複数体制で訪問することのメリットもある。「怒られる」「拒否される」などの状況に陥ったときに支援者は自責の念を抱きやすいが，複数体制で訪問することにより，怒りや拒否を複数人で受け止めることができる。

また，何らかの精神疾患や障害を抱えている人に熱心になるあまり，支援者に「巻き込まれ」が起き，自分を客観視できなくなることがある。

支援者は，目の前に困っている人がいたら「救ってあげたい」と思うのは当然であるが，その感情のまま対象者に近づきすぎると，周囲が見えなくなることがある。一方で支援者は，自分の支援を最善と思い，自分の思うとおりに対象者を動かすことがよい支援であると思い込み，自分の価値観を押し付けていることに気づかない場合がある。また，相手に共感することは重要だが，支援者が同じような境遇であったりすると，自分の人生を対象者に投影させてしまうことがあり，これは支援者の自己満足に過ぎないことがある。対象者の価値観やライフストーリーに耳を傾けて支援することが大切である。

「巻き込まれ」が起こらないようにするにはどうしたらよいのか。いかに自分を客観視できるか，自分の気持ちを観察できるかが重要なポイントになるが，実際には難しい。そのようなときに，ペアを組んで訪問することにより，自分とは違う感じ方をするもう一人の支援者の反応をみたり，もう一人の支援者から自分の偏った見方を指摘されたりすることで，自分自身の「巻き込まれ」に気づくことができる。

3 支援者のための研修の具体例

精神保健福祉の分野に限らず，支援の拒否をする事例とどのように関係づくりをし，対象者の権利を損なわないように支援していくのがよいのか。これについてはまだ多くの課題があり，絶対的に有効な手法はないのが現状である。まずは，事例の構造的理解（何が起こっているのか，いつからどうしてそうなったのか），疾病理解，心理的理解を進めながら，アセスメント，それに準じた方針を立てて実行を振り分ける必要がある。

1 地域ケア会議の開催

担当者が支援手法の限界を感じる前に，地域ケア会議を，積極的に，かつこまめに行うことをお勧めしたい。その他，研修として講座を受講する，関連の本を読むという方法もあるが，さまざまな困難事例に関しては事例検討に勝るものはなく，地域ケア会議の開催にはいくつもの利点がある。

事例検討には２種類あり，それぞれ目的に応じて使い分ける必要がある。まずは「地域ケア会議」として，現在受けもっている事例の関係者に集まってもらい，情報共有と役割分担を基本的な目的とする会議である。その次に「ケースカンファレンス（スキルアップ目的）」があるが，こちらは事例へのそれぞれの支援が効果的であったかどうか，振り返りやさらなる技術取得を目的とする会議である。筆者のお勧めとしては，やはり地域ケア会議であり，ぜひとも開催慣れしてほしいところである。

地域ケア会議の利点としては，①情報の共有，②客観的視点の獲得，③今後の支援での役割分担，④各専門知識の共有，⑤地域資源の発掘，などがある。該当の事例にアプローチをしているがうまく進まないといったときに，対応の管轄が異なる職員や担当者の違いからみえる情報が役立つときがある。どの担当者も一元的に対峙しているが，該当事例が人によって態度を変えるのは当たり前のことであり，対人交流能力としてもそのほうが社会的であると認識して，それぞれがもっている情報を共有する。対応中は支援者も視野が狭くなったり，主観的な見方にとらわれたりしていく傾向がある。だからこそ，多職種・他部門の担当者が集まり，それぞれのところからみえている多角的な視点を共有することで，狭くなった視野が広がり，新たな提案や支援のアイデアが出てくることが期待できる。また，支援者も余裕をもつことができる（②）。情報の集中と拡散を使い，次の方策を決めていき，役割分担をする（③）。他部門の職員が集まることでそれぞれの分野から専門知識を共有することができ（④），地域資源の発掘と共有ができる（⑤）。さらにその際には，ストレングス（強み）に注目することをお勧めしたい。どんなに困難と思える事例でも，どこか強みと思えるものがあるはずである（例えば，訪問拒否はしない，ご近所の付き合いがある，生活保護を受けている，一人で過ごすことはできている，など）。不適切であっても対象者ができていることをあげてみる。

地域ケア会議を開催するときには，事務局機能をどこが担うか，持ち回りにするかなどをあらかじめ決めておく必要がある。その際，主となる部門はどこになるのかを，事例の類型や責任部署から決めていく（例えば，高齢者であれば高齢福祉課，障害者であれば障害福祉課というように）。また，当日に配布する議事次第や資料を用意し，司会も決めておく。司会は各部署の意見が偏らないように発言のバランスをみて進行し，次回の期日を相談し，それまでに何を行うかを分担して課題を確認して，会を終了する。これらの会を繰り返すうちに，会議のメンバーが事例の「支援チーム」として形成されていくのがわかるであろう。

これは該当事例に限らず，他の困難事例にも応用できる情報の共有でもあることから，地域支援者にとっての有益の度合いは計り知れない。地域内外の担当者は，今後も一緒に他の事例にあたっていくことになるかもしれず，行政であれば担当部署が変わった後も話がしやすくなったり，なぜうまくいかないかを教えてくれるようになったりすることもある。担当者も地域の情報もすべて治療的資源と考えて大事にして，よい関係を心がけたい。

2 地域資源を掘り起こす

前述したように，地域の資源は治療的な手段の宝庫である。セルフ・ネグレクトや高齢者虐待，障害者虐待の事例では，昨今の「ひきこもり」や，いわゆる「8050 問題」が被っている例も少なくない。今後，高齢者対応部署と障害者対応部署は多くの事例で共通して動くことになると思われる。精神保健の専門家として地域に根差しているのは保健所であり，さらに精神保健福祉センターなどの活用も視野に入れておきたい。保健所ではアルコール依存症などの依存関連，ひきこもりや思春期の家族問題について精神保健相談や家族会，ひきこもり当事者のデイケアなどを開催していることが多いので，内容を調べ，利用できるものがないか相談するとよい。

地域によっては「ごみ屋敷条例」などの条例により，柔軟に各部署が招集できるところもある。各自治体で新しく条例をつくるのも一つの手段である。意思決定支援については権利擁護センターや社会福祉協議会，各担当部署となる地域包括支援センターや地域支援センター，障害支援センターなどがさらに詳しい情報をもっていることもある。加えて，民間の資源もぜひ連携して活用してほしい。互いの事例が行き来すれば，支援の幅にも広がりがもてるようになる。

3 その人の歴史を理解する―家族療法的理解のすすめ

セルフ・ネグレクトの状態にある人が相談としてもち込まれたとき，ゴミや拒否の程度などの社会的不適切行動のみが最初に目につき，問題視されることが多い。最初の段階では，本人にアプローチし，関係性と信頼を築いていくことになるが，その際には「どうしたらよいのか」ではなく，「なぜこの状態に至ったのだろう」と考えてみる。また，本人から三代さかのぼるまでの情報を集めるようにする。それはとりもなおさず，本人の理解，世界観，家族背景をつかむためである。

1980年代に日本に紹介されたシステム論的家族療法は，「システムズアプローチ」という言葉でよく使われるようになった[12)]。もとは欧米で始まった統合失調症の家族研究，家族療法であるが，さまざまな専門家の考察改良を経て，特定の疾病に対してではなく，家族というシステムを通じて新しいものの見方と対象のとらえ方を臨床の技術としている。また，わが国では群馬大学の生活臨床学派が統合失調症の患者の家族と生活に丁寧にアプローチし，再発防止の方法論を提案している。どちらの家族療法も，家族の中に起こっている問題の原因や悪者探しをしたり誰かのせいにしたりすることではなく，「関係性が変わることで問題が解決していく方向性」「家族の回復する力を引き出す」を目的とした。

いくつかの技法や観点があるが，三代さかのぼってとるジェノグラムも一つの治療的方法とされている。詳細にとることで家族の歴史と課題がみえてきて，どこに家族の志向課題があり，どこに負担がかかっているのかが，本人たちにも支援者にも理解できることへとつながる。生活臨床学派の仮説によれば，三代のうちに，家族の「没落期（第一世代）」「再建期（第二世代）」「維持期（第三世代）」があり，没落期から家の再建に向け家族が力を合わせるようにすると，維持期に負荷のかかった者に精神疾患の発病などがみられるとされている。家族が社会情勢の中でさまざまなエピソードをもち，それぞれが必死で生きてきたストーリーを理解すること，それぞれに畏敬の念をもって話を聞き，ここまで生き延びた苦労をねぎらいながら聞く姿勢が求められる。

また，円環的認識論[12)]を理解することも支援者の助けとなる。家族療法の本幹である，「原因を究明して解決を求める」直線的な思考に頼らない観点を身に着けることができる。円環的認識論とは，「原因が結果を招き，その結果がまた原因となり」ぐるぐると循環していることをいう。例にあげると，「①母親は子育てに熱心→②父親は仕事が忙しい→③母親に子どもの教育は任せている→④母親はますます子どもに過干渉となり→⑤子どもが問題を起こす→⑥母親は父親を非難→⑦父親はますます家に寄らなくなる→⑧母親はますます余裕がなくなり→⑨子どもがますます行動を起こす→」という具合で，②のあたりからぐるぐると円環になる図となる。この流れをどこかで断ち切ることで家族力動を変えることができる。実際に日本家族療法学会にて研修，スーパーバイズなどの機会があるので活用されたい。

ここで，この家族療法から発展した「オープンダイアローグ」[13]を紹介したい。オープンダイアローグは1980年代にフィンランドのケロプダス病院から始まった治療介入手法である。多職種のチームが，患者・家族の要望があれば24時間以内に，症状が治るまで毎日患者のもとを訪れて対話する。形式も斬新ではあるが，チームのルールによって，患者との対話を開かれたものにしていく効果がある。服薬や入院はできるだけ選択肢から外し，患者との話し合いで決めていく。そして，患者本人抜きではいかなる決定もしない，スタッフ限定のミーティングもない。スタッフは皆平等な立場であることが前提であり，患者の診断を目的とするものでなく，患者の問いかけにはすべて反応するというルールのもとに話し合いが行われる。患者の前でスタッフが話し合うリフレクティングという手法が行われることも特徴の一つである。このような方法で「診断名をもった患者」とではなく，それぞれが互いに同等の人間として，開かれた対話を行うことができる。日本でも研修が各地で行われているので，参加して対話技法を習得されることをお勧めする。

4 成功事例に学ぶ

このように関係者と連携をとるうちに，事例として目的達成していく例が出てくる。また，大きな変化とまではいかない「小さな成功」もできていく。この「小さな成功」「小さな変化」の視点を見逃さないでほしい。多くの人は常に「間違えない」ことを求めていて，問題なくきたことにはあまり注意を払わない。業務が積み重なっているとうまくいっていることは流してしまい，気がつかないものである。しかし本来は，「なぜこのときうまくいったのか」「なぜこれは問題なくできているのか」のほうに注目して，その観点を他にも生かすべきである。これはストレングス（強み），エンパワメント（もともとある力を生かすこと），レジリエンス（柔軟な回復力のこと）を梃子（てこ）にして考えていくことであり，今後の精神保健における理念の柱となっていくはずである。また，私たち支援者も，同じ観点で自らの力を見いだしていくことで，事例に対する見方を変えていくことができる。事例検討として事後に振り返りカンファレンスを学習として行う際にも，ぜひこの観点を見つけてほしい。

文献

1）Maslach C and Jackson SE：The measurement of experienced burnout, Journal of Occupational Behaviour, 2, 99-113, 1981.

2）久保真人：バーンアウト（燃え尽き症候群）—ヒューマンサービス職のストレス，日本労働研究雑誌，49(1), 54-64, 2007.

3）COVID-19診療担当者のバーンアウト有病率調査，日経メディカル電子版，2020年8月24日.（https://medical.nikkeibp.co.jp/leaf/mem/pub/report/t344/202008/566800.html）（最終アクセス2021年3月23日）

4）新型コロナ　自治体の生活困窮者相談窓口の負担が深刻化　『相談崩壊』の危機，NHKニュース，2020年9月9日.（https://www3.nhk.or.jp/news/html/20200909/k10012609451000.

html)（最終アクセス 2021 年 3 月 23 日）
5) Bernier D：A study of coping: Successful recovery from severe burnout and other reactions to severe work-related stress, Work & Stress, 12(1), 50-65, 1998.
6) A・R・ホックシールド，石川准・室伏亜希訳：管理される心―感情が商品になるとき，世界思想社，2000.
7) 三橋弘次：感情労働で燃え尽きたのか？―感情労働とバーンアウトの連関を経験的に検証する，社会学評論，58(4), 576-592, 2008.
8) 土井裕貴：対人援助職におけるバーンアウト・感情労働の関係性―精神的な疲労に着目する意義について，大阪大学教育学年報，(19), 83-95, 2014.
9) 岸恵美子編集代表：セルフ・ネグレクトの人への支援―ゴミ屋敷・サービス拒否・孤立事例への対応と予防，中央法規出版，2015.
10) 風間雅江・八巻貴穂・本間美幸：訪問介護員のバーンアウトに関与する要因，人間福祉研究，18, 33-44, 2015.
11) 一瀬貴子：サービス介入を拒否する高齢者の事例を扱う社会福祉士のバーンアウトに関する基礎的研究①―バーンアウトと対処スタイルの関連に焦点を当てて，関西福祉大学社会福祉学部研究紀要，19(1), 11-20, 2016.
12) 日本家族研究・家族療法学会編：家族療法テキストブック，351，金剛出版，2013.
13) 斎藤環著/訳：オープンダイアローグとは何か，医学書院，2015.
14) 安心づくり安全探しアプローチ研究会（AAA)：チーム力を高める多機関協働ケースカンファレンス，193，瀬谷出版，2019.

第9章

セルフ・ネグレクトの今後の課題

今後の課題
―五つの視点から

本書においてこれまでセルフ・ネグレクトについて述べてきたが，今後の課題として五つの視点で述べていく。

1 定義をめぐる課題

現在のところ，日本はもちろんのこと，世界的にもセルフ・ネグレクトの共通な定義はない。しかし，支援が必要な健康や社会に関わる問題であることは，多くの国で共通認識されている。筆者らもセルフ・ネグレクトの定義・概念を示したが，国としての定義は示されていない。さらに，どの範囲の状態（横軸）がどの程度の状態（縦軸）であればセルフ・ネグレクトと判断するかについても，国としての明確なものさし（尺度）がないことが課題であり，筆者らも現在，尺度開発を進めているところである。

また，他者からの権利侵害である高齢者虐待と異なり，当然自らの明確で合理的な意思で，客観的にみるとセルフ・ネグレクトの状態にある人もいる。そのため，安易にセルフ・ネグレクトと他者が断定してしまうこと自体が自由権の侵害，人権の侵害になり得る可能性があり，セルフ・ネグレクトそのものの定義もそうであるが，支援の対象とするセルフ・ネグレクトについても慎重に判断をする必要があるだろう。

内閣府が実施したセルフ・ネグレクト高齢者の調査[1]では，全国でセルフ・ネグレクト状態にあると考えられる高齢者の推計値は，9,381～12,190人（平均値10,785人）と報告されているが，これはまだ氷山の一角に過ぎない。セルフ・ネグレクトは自ら助けを求めないために潜在化しており，発見することが困難であるため，高齢者虐待などの他の虐待と同様に，自治体からの報告により早急に実態を把握する体制を整えるべきであると考える。

2 法整備・行政の体制についての課題

現在，日本においては，生命や健康に悪影響を及ぼしているセルフ・ネグレクト事例に介入できる直接的な法律がない。自治体の条例化だけに頼るのではなく，セルフ・ネグレクトを高齢者虐待防止法に含めるなど，法的整備を進めることが対策として急務であると考える。

一方，高齢者虐待防止法で，セルフ・ネグレクトが虐待と定義されていないから対応できないわけではない。例えば，老人福祉法では，高齢者の安全や健康を守ることが定められている。同法第10条では「福祉の措置」として，「市町村は，65歳以上の者であって，身体上又は精神上の障害があるために日常生活を営むのに支障があるものが，心身の状況，その置かれている環境等に応じて，自立した日常生活を営むために最も適切な支援が総合的に受けられるように（中略）地域の実情に応じたきめ細かな措置の積極的な実施に努める」とうたっている。65歳以上の者であって，身体上または精神上の障害があるために日常生活を営むのに支障がある者が，やむを得ない事由により介護保険法によるサービスを利用することが著しく困難であると認めるときは，居宅における介護や老人ホームへの入所等の便宜を供与する措置を講ずることが市町村に求められているのである。

しかし繰り返しになるが，わが国においては，生命や健康に悪影響を及ぼしているセルフ・ネグレクト事例に介入できる直接的な法律がないため，関わりや支援を拒否するために介入できないことも事実である。そのために生命を救えない，あるいは健康に悪影響を及ぼしていながら対応できないことで，本人の自由意思と健康・生命のどちらも尊重しなければならないため，ジレンマに陥っている専門職も少なくない[2)]。

また，ゴミ屋敷への介入には，本人の人権を尊重するだけでなく，近隣住民の人権をも尊重しなければならない。ゴミ屋敷を放置すれば，本人がますます孤立化し，コミュニティから阻害される可能性が高まることになる。実際に，行政が中心となり，地域の住民とともにゴミ屋敷の片付けを行い，それを契機に本人と周辺住民との交流ができ，地域の中での生活の再構築に至り，地域の住民も安心して生活できるようになったという事例もある。自治体の条例化だけに頼るのではなく，ゴミ屋敷の本人を支援することがスムーズにできるような法的整備も必要であると考える。

3 予防における課題

病気の原因と思われるものの除去や忌避に努め，健康の増進を図り，病気の発生を防ぐなどの予防措置をとることを一次予防，病気になった人をできるだけ早く発見し，早期治療を行い，病気の進行を抑え，病気が重篤にならないように努めることを二次予防，病気が進行した後の，後遺症治療，再発防止，残存機能の回復・維持，リハビリテーション，社会復帰などの対策を立て，実行することを三次予防という。

これにあてはめてセルフ・ネグレクトを考えると，セルフ・ネグレクトは疾患ではなく状態像であることや，ライフイベントなど誰にでも起こり得る出来事が要因やきっかけになることから，この要因やきっかけの除去は難しいかもしれない。しかし，予防措置の面で考えると，地域のコミュニティを再生すること，住民一人ひとりに「自分にも起こり得ること」という「我が事」として考えてもらう機会をつくることや，緩やかな見守りや互助の仕組みをつくることが重要となる。

また，セルフ・ネグレクト事例は発見が困難であるため，自治体の施策として，地域の中に潜在するセルフ・ネグレクト事例を掘り起こす必要が生じるであろう。

予防の取り組みとして，ゴミの収集方法の工夫や多頭飼育崩壊への対策，コミュニティの再生も大きな課題であると考えている。ゴミ屋敷を例にすると，核家族が増え，個人の価値観やプライバシーを尊重する社会になったこと，遠慮やプライドにより家族にゴミの排出を依頼できない高齢者が増加していること，地縁・血縁の希薄化，仕事時間の問題や分別がうまくできない若い人たちが増加していることなどが，ゴミ屋敷につながっている。ゴミ出しがうまくできれば，捨てられずにたまっていく物をゴミと認識している人たちが，ゴミ屋敷に陥る割合は減っていくと思われる。

次に，二次予防として，セルフ・ネグレクトのリスク要因は明らかにされつつあるため，この要因に該当する人を抽出することは可能であると考える。リスク要因に該当する人を，本書で紹介した「アセスメントツール」を活用して早期に発見していく必要がある。一次予防の段階ではさりげない見守りであったが，この段階では早期発見・早期介入としての組織的な「見守り」や「支援」が必要であるだろう。すでに多くの自治体では，見守りを強化するためのさまざまな工夫がなされているが，見守りの「量」と支援の「質」の強化，それを「重層的」かつ「包括的」にシステム化し，実施していくことである。地域の気づきや情報を，行政や専門職に確実につなげる仕組みづくりが必要であろう。

見守りの「量」の強化としては，行政機関だけでなく，近隣住民や民間事業者，NPOなどとの協働により，「見守りの目」を緻密にし，ネットワークを構築することである。特に，生命や健康に関わるリスクが高い「セルフ・ネグレクト高齢者」を早期に発見するためには，ライフラインに関するガス・水道・電気などの事業所，日常的に生活を支えている新聞販売所，郵便集配に関わる郵便局などの協力を得る必要がある。それらの事業者と行政機関が契約を交わすことなどは，すでに多くの自治体で進められている。

また，潜在的なセルフ・ネグレクト高齢者を発見するために，見守りボランティアの育成や，NPOなどの積極的な導入も有効である。不動産業者が，家賃の滞納をしている高齢者や，ゴミ捨てや片付けがうまくできない高齢者を行政に連絡してくれることで，早めに対応ができる。行政機関はもちろん，地域にあるさまざまな社会資源やサービスを活用し，見守りの頻度を増やすことが必要である。

さらに早期対応・介入には，支援の「質」の強化も重要である。前述のとおり，見守りの「量」の強化で対象者を発見できたとしても，本人の支援拒否により介入できない事例が多い。特に，精神疾患やアルコール問題，認知症，性格やパーソナリティに問題がある高齢者には，専門的なスキルがなければ介入は難しい。また，介入できたとしても，受診への勧めやサービス導入については，簡単には受け入れてくれないことも多い。

このような事例は，まずは認知・判断力の低下につながる疾患がないかどうかの専門的な視点での見極めが必要であり，精神保健福祉センターや地域の診療所の医師によるアウトリーチ（訪問による相談）が有効な手段である場合も多い。現場の専門職が，必要に応じて弁護士や医師などと同行訪問するなど，連携できる仕組みづくりが必要である。介入困難な事例には，「専門職のスキル」と「多職種・多機関の連携」で介入する，というシステムの構築が急がれる。

最後に三次予防であるが，セルフ・ネグレクトが進行し，生命にも関わる場合，あるいは本人が依然として生命や健康を損なう生活を選択する場合は，意思決定支援が必要となる。「セルフ・ネグレクト深刻度アセスメントシート」（資料の**表4**，p316）を用いて，現在の深刻度のレベルをチームで検討することはもちろんだが，今後の深刻度を，起こり得るイベントを想定した上で，さらには今後進行した場合の状況と合わせて予測し，対応策を決めておく必要がある。

4 意思決定支援における課題

認知・判断力が低下してセルフ・ネグレクトに陥っている場合には，日常生活自立支援事業や成年後見制度を活用し，自己決定を支援することが重要となる。わが国において成年後見制度の利用は，手続きに時間を要することもあり，現場で対応する専門職にとっては困難さを感じることが多いだろう。特に，家族へ連絡をとり確認をする場合に，個人情報保護の観点から，自治体の担当部署の協力が得られにくいことがないよう，情報共有のルールづくりをしておく必要がある。また，成年後見人の申請においては，市区町村長申し立てを行うことを躊躇せず，本人の支援のために必要なプロセスであることを認識して，迅速に対応する必要がある。

成年後見人がついた場合には，本人の最大限の能力を引き出して，可能な範囲で意思決定できるよう支援するとともに，もし本人に判断能力がない場合には，本人の望む生活はどのような生活なのかを，これまでの本人の生活をよく知る人から確認して，あるいは，ケア会議をもち複数の支援者で検討して，方針を決めることが必要であろう。当然のことであるが，後見人が自分の価値観を押し付けることなく，あくまでも本人の「その人らしい生き方」を支援していくことが期待される。

厚生労働省より，さまざま意思決定支援のガイドラインが提示されている。本書ではセルフ・ネグレクトの状態がさまざまであるため，セルフ・ネグレクトの意思決定支援として示してはいないが，背景や要因，判断力等から適切な意思決定支援を行う必要がある。

重要なことは，客観的に援助が必要な状態に着目することである。

セルフ・ネグレクトの高齢者は，自らは「何も困っていない」「自分で何とかするから放っておいてくれ」，あるいは「大丈夫だから」ということがある。しかし，それを支援者が言葉どおりに受け止めてしまうことで，セルフ・ネグレクトが見過ごされてしまい，孤立死に至るという事態に陥ることも少なくない。セルフ・ネグレクトの人は，「自ら支援を求めることができない人」「自ら支援を求める力が低下している人」ととらえて，見逃さないようにすることが専門職の役割である。

5 コミュニティ再生の課題

セルフ・ネグレクトはなかなか発見することが難しいため，予防的に関わることが重要である。すでに述べたリスク要因をもつ高齢者を把握し，定期的に見守りをし，意欲低下が生じていないか，生活が破綻していないかを確認することが必要となる。例えば，ゴミ屋敷になってから対応するのではなく，ゴミ屋敷になりそうな人，ゴミをため込むリスクのある人を早期に発見し，支援することが必要である。

また，ゴミ屋敷の場合には，本人の人権を尊重するだけでなく，近隣住民の人権にも配慮しなければならない。ゴミ屋敷が放置され，近隣住民の生活に悪影響を及ぼせば，本人がますます孤立しコミュニティから阻害されることにもなりかねない。行政が中心となって本人と近隣住民との調整をしていくことが必要であり，それを積み重ねることで，セルフ・ネグレクトの状態にある人も地域で共生できるコミュニティが再生できる可能性がある。

セルフ・ネグレクトの人たちは，自ら助けを求めないからこそ，支援者からのアウトリーチが必要だと考える。都道府県の精神保健福祉センターの専門職である精神科医師，保健師等は，自治体の専門職と同行訪問し，事例検討でケースの支援方針や支援方法を助言するなどの支援を行っている。しかし，現実に孤立死に対する自治体の対策はというと，孤立死に至る前の高齢者の孤立や閉じこもり予防・解消の取り組み状況としても，「独自の調査・情報収集」は半数以上の自治体で未実施であり，直接的な対応を実施している自治体は３割弱で，７割の自治体では孤立死事例の情報収集さえも行っていないことが明らかになった[3)]。孤立死の予防のためにも，セルフ・ネグレクトの視点から，早急な支援対策が必要である。

環境省で行われてきた，高齢者のゴミ出し支援に関する「高齢化社会に対応した廃棄物処理体制構築検討業務」の検討や，多頭飼育対策に対する「社会福祉施策と連携した多頭飼育対策に関する検討会」が，2020（令和２）年度で終了した。いずれも，ゴミ屋敷や多頭飼育を含むセルフ・ネグレクトの人への支援だけでなく予防の観点からの検討がされ，セルフ・ネグレクトについては，予防も含めて対応することが喫緊の課題といえる。

文献

1）内閣府：セルフ・ネグレクト状態にある高齢者に関する調査―幸福度の観点から報告書，平成22年度委託事業，内閣府経済社会総合研究所幸福度研究ユニット，2012.

2）浜崎優子・岸恵美子他：地域包括支援センターにおけるセルフ・ネグレクトの介入方法と専門職が直面するジレンマおよび困難，日本在宅ケア学会誌，15(1), 26-34, 2011.

3）斉藤雅茂・岸恵美子・野村祥平：高齢者のセルフ・ネグレクト事例の類型化と孤立死との関連―地域包括支援センターへの全国調査の二次分析，厚生の指標，63(3), 2016.

資料

―アセスメントツール，支援ツール一覧

表1　セルフ・ネグレクトサインシート

記入者：　　　　　　　　　　作成：　　　年　　　月　　　日

＊該当する項目にチェックを入れる

本人の状況	家屋および家屋周囲の状況	社会との交流
□ 1. 無力感，あきらめ，投げやりな様子がみられる。	□ 1. テーブルや台所に汚れた食器類が積み重なっている。	□ 1. ここ3年くらいの間に，一人暮らしになった。
□ 2. 暴言を吐く，無表情な顔つきなど，今までと急に変わった様子がある。	□ 2. トイレ，台所，浴室など使えない場所がある。	□ 2. ここ3年くらいの間に，家族，特に配偶者の死に直面した。
□ 3. うす汚れた下着や衣服を身につけているときがある。	□ 3.〔65歳以上のみ〕仏壇の手入れがされていない。	□ 3. 近隣との日常会話が減った。
□ 4. 服装や身だしなみに関心がなくなってきた。	□ 4. 室内を掃除した様子がない。	□ 4. これまでに近隣とのトラブルがある。
□ 5. ゴミをうまく分別できなくなった。または指定日にゴミを出さなくなった。	□ 5. 中に入れてもらえない部屋がある（開かずの間がある）。	□ 5. 今まで挨拶していたのに，挨拶しなくなった（挨拶しても反応が薄い・挨拶を返さない）。
□ 6. 薬を飲んでいないなど，治療を中断していているような言動がある。	□ 6. 庭や家屋の手入れがされていない（雨どい，門が壊れたまま放置されている）。	□ 6. 地域行事への参加が急に減ってきた。またはこれまでにほとんど参加したことがない。
□ 7. 痩せてきたり体調が悪そうにみえる。	□ 7. 郵便受けに郵便や新聞がたまっている。	□ 7. 最近，自分の周囲に関して無関心になった。または以前から関心がない。
□ 8. 痛みや病気のために日常生活の動きが制限されているようにみえる。	□ 8. 同じ洗濯物が干したままになっている。洗濯機が使えない。	□ 8. 何を聞いても「いいよ。いいよ」と言って遠慮をし，世間や周囲に気兼ねする態度がみられる。
□ 9. 昼間からアルコールを飲み続けている様子がみられる。	□ 9. 晴れた日なのに雨戸やカーテンがしまったままになっている。	□ 9. 今まであった親族・別居家族の出入りがみられない。
□ 10.〔50代以下のみ〕全身倦怠感，疲労感，「身体がしんどい」「何となく身体がだるい」「ちょっとしたことですぐに疲れやすい」などの訴えがある。	□ 10. 昼夜問わず，室内の照明がついていない。または昼でも照明がついている。	□ 10. 否定されたり拒絶されるのを極端に恐れているようにみえる。
□ 11.〔50代以下のみ〕仕事が長続きしない。少なくともこの1年は仕事をしていない。	□ 11. 玄関周りや室内の床に小銭が落ちている。	□ 11. 早朝から深夜まで自宅にいない。長時間労働の様子がみられる。
□ 12.〔65歳以上のみ〕人目を避けて夜間に買い物や外出をすることが多い。	□ 12. 敷地内や家屋内にゴミや物をため込んでいる様子がみられる。	□ 12. 親が本人のひきこもりや精神面の相談をしていた履歴がある。
□ 13. 終始怒鳴り口調であるなど挑発的行動がみられる。	□ 13. ブルーシートで覆うなどため込んだ物を隠している様子がある。	□ 13. こちらの姿がみえると隠れるなど対面を避ける傾向にある。
□ 14. 問題行動を指摘しても正当化した理由を主張する。	□ 14. 頻繁に荷物が届くなど買い物を多くしている様子がある。	□ 14. 外出している様子がない。姿を見かけない。
□ 15. こだわりが強く，会話がかみ合わないことがたびたびある。		
□ 16. ギャンブルやパチンコに毎日のように通っている様子がみられる。		
□ 17. 家族の世話や介護をすることに過剰なほど熱心であるようにみえる。		

表２　セルフ・ネグレクトのスクリーニング５項目

記入者：　　　　　　　　　　作成：　　　年　　　月　　　日

＊専門職記入用（訪問時に使用）

概念	スクリーニング項目		
中核概念	健康行動	治療が必要な慢性疾患を放置しており，健康に悪影響を及ぼしている	はい・いいえ
		「はい」の状況：	
	個人衛生	入浴をしていない，服を着替えていないなどで，身体が不衛生である	はい・いいえ
		「はい」の状況：	
	住環境	普段よく使用する空間にゴミや不用品が置かれ，生活に支障がある	はい・いいえ
		「はい」の状況：	
付随概念	サービスの拒否	必要なサービスを繰り返し進めても拒否する	はい・いいえ
		「はい」の状況：	
	地域からの孤立	地域の中でトラブルがあるなど，地域から孤立している	はい・いいえ
		「はい」の状況：	

※１項目でも当てはまる場合には，**セルフ・ネグレクトの可能性**があるため関係者間で総合的に検討する。
※セルフ・ネグレクトの可能性があると考えられる場合→「表３　セルフ・ネグレクトアセスメントシート」へ。

表３　セルフ・ネグレクトアセスメントシート

記入者：　　　　　　　　　　　作成：　　　年　　　月　　　日

強み領域			弱み領域
かなりある（最大限に存在）＝2点，ややある（中等度に存在）＝1点，ない（最低限に存在）＝0点			かなりある（最大限に存在）＝2点，ややある（中等度に存在）＝1点，ない（最低限に存在）＝0点
健康行動（充足・適切）	点数	点数	健康行動（不足・欠如）
1. 治療が必要な慢性疾患や症状の治療に通っている			1. 治療が必要な慢性疾患や症状を放置し，受診しない
2. 自身で行うべき必要な医療的なケアを行う			2. 自身で行うべき必要な医療的ケアを行っていない
3. 健康が障害されないよう生活している			3. 生命にかかわるような日常生活の注意が守られていない
4. 服薬など療養上必要とされる指導を遵守している			4. 服薬など療養上必要とされる指導が守られていない
5. 年齢相応の体型で，水分や食事を摂取している			5. 痩せており，必要な食事をとっていない
個人衛生（清潔）	点数	点数	個人衛生（不潔）
6. 入浴や清拭をしており，身体の汚れや悪臭はない			6. 入浴や清拭を怠っており，身体の汚れや悪臭がある
7. 清潔な衣類を着用している			7. 汚れて不潔な衣類を着用している
8. 髪・髭は整容され爪が切ってある			8. 髪・髭の整容をせず，爪が伸びている
9. 洗顔や歯磨きをしている			9. 洗顔や歯磨きをしていない
住環境（良好）	点数	点数	住環境（劣悪）
10. 家屋内にゴキブリなどの害虫は見当たらない			10. ゴキブリなどの害虫が発生している
11. 屋内に腐った食べ物や生ゴミは放置されていない			11. 屋内に腐った食べ物や生ゴミが放置され悪臭がする
12. 屋内のペット類は適切に飼われている			12. 屋内にペット類が放置されており不衛生な状態である
13. 排泄物や排泄物で汚れた衣類は片付けられている			13. 排泄物や排泄物で汚れた衣類が放置されている
14. 電気・ガス・水道などのライフラインは止まっていない			14. 電気・ガス・水道などのライフラインが止まっている
15. トイレや台所，浴室などは使用できる			15. トイレや台所，浴室などが使用できない
16. 家屋内の物は適切な場所に置かれている			16. 家屋内に物が放置され，足の踏み場がない
17. 窓ガラスやドアは壊れていない（ベニヤ板などで補修している）※1			17. 窓ガラスやドアが壊れたままである（ベニヤ板などで補修している）※1
18. 屋外のゴミや不用品は片付けられている			18. 屋外にゴミや不用品があふれている
19. 家屋は手入れがされ樹木も剪定されている			19. 家屋は老朽化し樹木が敷地外にまで鬱蒼と茂っている

強み領域			弱み領域
サービス（応諾・受諾・利用・活用）	点数	点数	サービス（拒否）
20. 医療が必要であれば，受診の勧めに応じる			20. 医療が必要な状態だが，受診を勧めても拒否する
21. 介護保険の利用ができる状態であれば利用の勧めに応じる			21. 介護が必要な状態だが，介護保険利用を勧めても拒否する
22. 生活保護が必要であればその勧めに応じる			22. 困窮しているが，生活保護を申請しない
23. 必要な保健・福祉サービスには応じる			23. 必要な保健・福祉サービスを拒否している
社会（交流・外出）	点数	点数	社会（孤立・隠遁）
24. 他者との関わりを受け入れる			24. 他人との関わりを拒否する
25. 近隣住民と関わる			25. 近隣住民との関わりがない
26. 外出している			26. 閉じこもり状態である
27. 近隣住民との間でのトラブルはない			27. 近隣住民との間でトラブルが発生している
金銭・財産管理（適正）※2	点数	点数	金銭・財産管理（不足・欠如）※2
28. 生活費を嗜好品やギャンブルに費やすことはない			28. 生活費を嗜好品やギャンブルに費やす
29. 契約などの金銭にかかわる手続きを行っている			29. 契約などの金銭にかかわる手続きができない
30. お金や通帳などの貴重品は管理されている			30. お金や通帳などの貴重品が管理されていない
31. 家賃や公共料金を滞りなく支払っている			31. 家賃や公共料金が支払われていない
合計			合計

アセスメント項目の点数の付け方

- 強み，弱み領域のそれぞれの項目すべてに点数をつける。
- 個人の変化をみるために，継続的，定期的に評価をする。
- 不明の場合はリスクでもあるので弱みに 2 ポイント，強みは 0 ポイント。明らかになったら判断する。医療や治療が必要なければ強みに 2 点を入れる。

  ex）治療が必要な慢性疾患の存在が不明な場合は弱みに 2 点を加点，強みは 0 点。慢性疾患がなければ強みに 2 点加点

  自身で行うべき医療的ケアの存在が不明な場合は弱みに 2 点を加点，強みは 0 点。医療的ケアの必要なければ強みに 2 点加点

  服薬が必要かどうか不明な場合は弱みに 2 点を加点，強みは 0 点。服薬が必要なければ強みに 2 点加点

※1 窓ガラスやドアが壊れたままであっても，ベニヤ板などで補修している場合は弱みにも強みにも 1 点。

※2 金銭・財産管理の実態がわからない場合は弱み領域に 2 点を入れる。実態がわかったら判断して記入する。

表4　セルフ・ネグレクト深刻度アセスメントシート

記入者：　　　　　　　　　作成：　　　年　　　月　　　日

		内　容
緊急介入支援	レベルA（最重度）	自身の生命・身体・生活に著しい危険が生じている 意識混濁，重度の褥そう，重い脱水症状，脱水症状の繰り返し，栄養失調，全身衰弱，下肢や顔面の重度のむくみ，極端な痩せ，頻脈，徐脈，脈が触れにくい，不規則な呼吸，高血圧，低血圧，高血糖，低血糖，発熱，自殺（希死）念慮 その他（　　　　　　　　　　）
		家屋の老朽化が進み破壊され人が住める状態ではない
		ライフライン（電気，ガス，水道）が途絶えており，代替手段がなく，生命維持に必要な最低限の生活に支障をきたしている
相談・調整支援・社会資源活用	レベルB（重度）	自身の生命・身体・生活に著しい影響が生じている 軽度の脱水，低栄養・低血糖の疑い，入退院の繰り返し，痩せが目立つ，頭痛，下痢 その他（　　　　　　　　　　）
		重度の慢性疾患があるのに医療を拒否しているため，生命に関わるような重大な結果が生じる恐れの高い状態がみられる
		腐敗した生ゴミからウジなどの害虫が発生している ペット類の糞便が散在している
要見守り・状況確認	レベルC（軽度）	自身の生命・身体・生活に影響が生じている 影響は部分的であるか，顕在化していない状態である 経済的困窮により，最低限の生活（衣食住等）に支障をきたしている 家屋内外にゴミや不用品が堆積している 住居のドアなどが壊れたままになっている 〈以下の場合は，急激にレベルAに移行しやすいので留意する〉 薬物やアルコール依存症，認知症，うつ病などの既往や現病歴 配偶者の死などストレスが高いライフ・イベント サービスを拒否したり，近隣・社会から孤立している

○レベルA	緊急保護，医療施設への入院を検討する。
○レベルB	入院，入所，定期的なサービス・支援を検討する。
○レベルC	定期的な状況確認・支援などモニタリング計画を立案する。緩やかな見守り，入院・入所の可能性の検討を行う。

本事例のレベル（該当箇所に○）
レベルA レベルB レベルC

※1項目以上該当ありの場合，高いレベルの条件に従い支援を行う。

表5　セルフ・ネグレクトによる近隣への影響アセスメントシート

記入者：　　　　　　　　　　作成：　　年　　月　　日

＊本人がセルフ・ネグレクトである可能性が高い場合に，必要がある場合のみ用いる。

		内 容	備考（状況を記入する）
近隣への影響が高度に存在する	レベルA（最重度）	•身体症状（頭痛，吐気など）を誘発する程の強い悪臭が常にある。 •害虫やネズミ等が大量に発生し，周囲にも行き交う程である。 •家屋そのものが倒壊する危険性がある。 •堆積物が重層的に積み重なっており，平時においても敷地を超えて倒壊する危険性がある。 •堆積物や樹木が道路を塞いでおり，交通の妨げになっている。 •堆積物の近くで喫煙やストーブ・コンロ等を使用しており，失火の危険性がある。	
近隣への影響が中等度に存在する	レベルB（重度）	•悪臭は常にあるが，身体症状（頭痛，吐気など）を誘発する程ではない。 •害虫やネズミ等が敷地内に発生しているが，近隣に行き交う程ではない。 •堆積物が重層的に積み重なっており，強い地震や台風のとき等に敷地を越えて倒壊する危険性がある。 •配線器具の劣化やコンセント部の埃の堆積，電化製品の加熱等があり，すぐにではないが失火する危険性がある。	
近隣への影響はない・もしくは存在するが軽度である	レベルC（軽度）	•悪臭はない。もしくは風向きや時間帯等により感じられる程度である。 •害虫やネズミ等の発生はない。もしくはあっても少なく家屋内のみである。 •堆積物は積み重なっていない。もしくは積み重ねてあるが敷地を越える倒壊の危険性はない。 •失火の危険性はない。	

○レベルA	本人への支援・対応とともに，近隣住民への支援・対応も検討する。
○レベルB	近隣住民との調整を図りながら，定期的な状況確認・支援などモニタリング計画を立案する。
○レベルC	緩やかな見守りを続けていく。

※１項目以上該当ありの場合，高いレベルの条件に従い支援を行う。

本事例のレベル
（該当箇所に○）

レベルA レベルB レベルC

表 6　支援評価票

支援評価票

記入日：　　　年　　　月　　　日　　記入者：

1. 支援目標・計画

2. 支援内容（複数回答可）

□本人への支援　□家屋および家屋周辺状況等の現地確認　□家族・親族への支援
□近隣・地域住民に向けた支援　□関係機関との連携　□見守り
□その他（　　　　　　　　　　）

3. モニタリング：支援目標に対して，どの程度到達したか

健康行動（充足・適切／不足・欠如）

［　　　　　　　　　　］

個人衛生（清潔／不潔）

［　　　　　　　　　　］

住環境（良好／劣悪）

［　　　　　　　　　　］

サービス（応諾・受諾／拒否）

［　　　　　　　　　　］

社会（交流・外出／孤立）

［　　　　　　　　　　］

金銭・財産管理（適正／不足・欠如）

［　　　　　　　　　　］

4. 総合評価

深刻度　□レベル A　□レベル B　□レベル C（　　　　　　　　　　）

［　　　　　　　　　　］

5. 今後の支援目標・支援内容

［　　　　　　　　　　］

表 7　把握・見守り期の支援ツール

記入者：　　　　　　　　　　作成：　　　年　　　月　　　日

把握・見守り期		
住民や関係機関等からの相談に応じて，課題の把握や本人に会うことを目標とする時期 ＊本人が支援を求めない場合でも，周囲に支援・対応していく		
本人への支援	□	1. 断続的に訪問して顔を覚えてもらい，信頼関係を築く
	□	2. 本人・家族が訪問の意図をどのように理解しているかを把握する
	□	3. 本人の心身の健康状態を把握し，受診の必要性がないかを見極める
	□	4. 本人の考えやこだわりを確認し，認知機能の状況を見極める
	□	5. 継続して関わりをもち，本人の困り事を把握する
	□	6. 本人の話から，家族・親族と本人との関係性を見極める
	□	7. 不在の場合は本人あてにメモ等を残し，反応をみる
	□	8. 訪問時間帯を変えるなど，本人に会えるよう時間を見計らい接触する機会をうかがう
	□	9. ライフライン（電話・電気・ガス・水道など）を確認し生活上のリスクを確認する
家族・親族への支援	□	10. 家族・親族から経過を把握し，本人との関係性等を確認する
	□	11. 家族・親族から本人の性格等の情報を得る
	□	12. 同居家族の心身のリスクの有無を把握する
	□	13. 家族・親族からキーパーソンとなる人物を探す
	□	14. 本人とコンタクトがとれない場合，同居の家族あてのメモを残す
	□	15. 本人および家族との接触が図れない場合は，関係のある別居親族の情報を得る
近隣・地域住民に向けた支援	□	16. 相談者（苦情者・通報者）に具体的な困り事を確認する
	□	17. 関わりのある近隣から本人の様子について情報を得る
	□	18. 本人と近隣住民との関係性を把握する
家屋および家屋周辺状況等の現地確認	□	19. 玄関先の放置物，害虫の発生，悪臭の有無等を確認する
	□	20. 庭の樹木の繁茂や近隣への影響の有無を確認する
	□	21. 堆積物の種類を確認し，病気や障害の可能性を推察する
	□	22. 食品の残骸・残飯のため込みから，低栄養等のリスクを見極める
	□	23. 敷地内の見取り図，近隣住居等の配置などを図示し記録する
	□	24. 放置物による放火や火災発生の危険性を推測する
	□	25. 放置物による，公道・私道の通行上の危険の有無を確認する
関係機関との連携	□	26. 関係機関へ，本人・家族・親族への支援・対応歴を確認する
	□	27. ケース会議により情報を共有し，支援の方向性を協議する
	□	28. 市区町村の担当課へ情報提供し，支援の協力を依頼する
	□	29. 同居家族の心身のリスクについて情報を把握し，必要なサービスを検討する
	□	30. 該当住居が空き家の場合には，市区町村の担当課へ連絡を行う

表 8　初動期の支援ツール

記入者：　　　　　　　　作成：　　年　　月　　日

初動期		
相手に合わせた支援方法を提示し，会話できるような信頼関係の構築を目標とする時期		
本人への支援	□	1. 定期的に訪問して顔を覚えてもらい，信頼関係を築く
	□	2. 関わりを求めない場合には，継続訪問により見守りを行い本人の状況の変化を確認する
	□	3. 外見や清潔保持の状況等から，ADL やセルフケアの状況を確認する
	□	4. 堆積物に対する本人なりの考えを確認する
	□	5. 片付けなどで困り事がないか，本人の訴えを聞き出し支援の糸口を探る
	□	6. 人間関係や失業等，きっかけとなる過去のライフイベントの有無を確認する
	□	7. サービス導入後の生活が具体的にイメージできるように話をする
	□	8. 在宅時間を見計らって訪問し，関わりが途切れないようにする
	□	9. 近隣とのトラブルがある場合は，本人が理解しやすいように具体的に説明し認識してもらう
	□	10. 家屋の片付けについて，業者の利用を提案する
	□	11. 他者とのトラブルに対する訴えを聞き，改善策を提案する
家族・親族への支援	□	12. 家族・親族より，本人の成育歴等の情報を得る
	□	13. 家族・親族に，本人に対する支援への協力を依頼する
	□	14. 本人および家族との接触が図れない場合は，別居親族へ連絡をとる
	□	15. 他職種との同行訪問によりサービス導入の具体的な手続きを行う
	□	16. 家族・親族と業者の作業への立ち会い予定を調整する
	□	17. 家族・親族からキーパーソンとなる人物を探す
	□	18. キーパーソンとなる家族・親族へ支援計画を説明し了解を得る
近隣・地域住民に向けた支援	□	19. 近隣住民へ本人への対応を継続していることを示し理解を得る
	□	20. 近隣へのゴミや堆積物の越境が変化していないかを確認する
	□	21. 関わりのある近隣住民から，本人に関係する困り事を確認し住民のニーズを把握する
家屋および家屋周辺状況等の現地確認	□	22. 敷地内の堆積物，悪臭の有無を確認する
	□	23. 定期的に現地訪問し，敷地内の環境の変化を確認する
	□	24. 室内から家屋の老朽状態を確認する
	□	25. 室内の堆積物による転倒のリスクを確認する
関係機関との連携	□	26. 市区町村のサービス利用に向けて，担当課への協力を依頼する
	□	27. 本人が利用している施設や担当者から追加情報を得る
	□	28. ケース会議で支援方針を協議し，今後の役割分担を明確にする
	□	29. 関係機関と互いに顔が見える関係を重視し，逐次情報共有を図る
	□	30. 本人が自立可能なことから支援する方法を検討していく
	□	31. 本人の精神状況について，保健・医療・福祉職の意見を把握する

表９　展開期の支援ツール

記入者：　　　　　　　　作成：　　年　　月　　日

展開期		
支援関係を構築しながら課題解決，生活の再構築，再発防止への対応，地域づくりを目標とする時期		
本人への支援	□	1. 継続訪問して，ため込み状況の変化を追跡する
	□	2. 訪問時にライフラインを確認して，生活状況の変化の有無を把握する
	□	3. 本人の心身の状態に変化がないかを確認し，支援のタイミングをとらえていく
	□	4. 支援側からの提案を受け入れてもらえるように，定期的に訪問し信頼関係を維持する
	□	5. 本人の考えやこだわりに対し，受容する姿勢を示し信頼関係を維持する
	□	6. 本人の困っている部分から対応するように，言葉を選び，片付けの流れをつくる
家族・親族への支援	□	7. 同居家族にキーパーソンが不在の際は，別居親族からキーパーソンとなる人を見定める
	□	8. 家族・親族がどこまで本人の生活を支えられるかを見極める
	□	9. 本人の支援に関する家族の意向を確認する
	□	10. 同居の子どもに，必要時，支援・対応の内容を説明する
	□	11. 家族間の土地・家屋等の相続トラブル発生の可能性を推測する
	□	12. キーパーソンと業者が円滑な手続きを行えるように仲介する
近隣・地域住民に向けた支援	□	13. 近隣との関係が悪化していないかを確認する
	□	14. 近隣住民へ経過を説明する
	□	15. 相談者（苦情者）の訴えに対応し，支援を継続していることへの理解を促す
	□	16. 樹木の伐採時，相談者（苦情者）の敷地への立ち入り作業の了承を得る
	□	17. 近隣住民がほかに活用可能な相談窓口を紹介する
	□	18. 地区担当の民生委員へ，安否確認のための協力を依頼する
家屋および家屋周辺状況等の現地確認	□	19. 敷地の樹木の伐採，堆積物の除去などの経過を確認する
関係機関との連携	□	20. 関係機関と，支援の経過および結果について情報を共有する
	□	21. 本人の状況の変化に合わせて，担当部署に早期につなぐ
	□	22. 担当者の引き継ぎによる支援の滞りを避ける
	□	23. 緊急に支援する状況についてあらかじめ検討しておく
	□	24. 家屋侵入による安否確認を行う場合には警察と消防へ依頼する
	□	25. 本人の生活維持のためのサービスや制度を再検討する
	□	26. 生活上改善した部分を維持できるように，支援を検討する

索引

た

な

は

ま

や

ら

ABC

おわりに

セルフ・ネグレクトの研究に携わって10年以上が経とうとしている。この間，多くの地域から招かれ，講演をする機会をいただいた。そこで，セルフ・ネグレクトという困難な事例に寄り添い，真剣に向き合う専門職の方，地域の支援者の方，住民の方に多く出会うことができた。孤立死の話をすると，「なぜ一人で死ぬことがいけないんだ？」という質問を投げかけられることもあった。確かに，皆に見守られて亡くなりたい人もいれば，ひっそりと一人で死んでいきたい人もいるだろう。それは死にざまであるが，同時に生きざまでもあると思う。一人で死にたい人は，一人でいることに何も不自由を感じないし，人と交流することのほうが苦痛を感じる人もいることは承知している。

あいだみつお氏の作品に「一人になりたい。一人は寂しい」がある。これは多くの日本人が共感できるものではないだろうか。一人になりたいときもあれば，やっぱり交わりたいときもあるだろう。コロナ禍でそれを実感した人も多いのではないだろうか。授業や会議がリモートになり，顔の見える関係ではあるけれども，その存在をこの目で確かめることのできないもどかしさを感じる。手を延ばせば届く距離に人がいることの安心感を今さらのように実感する。自分だけの力で生きているようにみえて，実は幻想であったのかもしれないと気づく。

本書は，これまで系統だった指標やツールが提示されてこなかった「セルフ・ネグレクト」について，文献検討やこれまでの研究成果を踏まえて，研究者間で繰り返し議論を進めた結果をまとめたものである。海外の文献を参考にし，研究者間で何度も議論をしてつくりあげた成果ではあるが，まだ完成版といえるものではないと思っている。しかし，急速な高齢化，独居高齢者の増加に伴い，いわゆるゴミ屋敷および孤立死に対する社会的関心が高まっている現在，孤立死の予備軍と考えられるセルフ・ネグレクトへの支援・対応を検討する上で貴重な資料となると考え，今回の出版に踏み切った。

このように発信する機会をいただき，定義・概念，アセスメントツールや支援ツールについては，それぞれの地域で複数の事例に適用させることで，より活用しやすいものへと発展させる機会になることが重要と考えている。まだ本書は完成版ではない。このツールを今後の研究でさらに検証することにより，尺度として発展させたいと考えているので，皆様のお力添えを引き続きいただきたい。

日本においていまだ，セルフ・ネグレクトの法制度の整備や実態把握がなされていないことは，大きな課題である。行政に喫緊に取り組んでもらいたいと切に願っている。また，そのような法制度の改正を待たなくても，第6章や第7章で紹介したように，多くの自治体が素晴らしい取り組みをしていることも事実である。国が法制度を変えてくれないから取り組みができない，セルフ・ネグレクトの人を放っておくしかないとあきらめてしまうのではなく，本書を読んで少しでも糸口をみつけていただければ幸甚である。今後は，読者の皆様のご意見を聞き，それを反映させることはもちろんのこと，さらに研究を進めていくことに尽力していく所存である。

最後に，本書の執筆にご協力いただいた皆様，事例を提供いただいた皆様，地域の先進的な取り組みをご紹介いただいた皆様，調査にご協力いただいた皆様，これまでともに研究を進めてくださった共同研究者の皆様に深く感謝申し上げたい。また，中央法規出版の塚田太郎氏には，企画から発刊まで温かい励ましと多大なご尽力をいただいたことを，ここに厚く御礼申し上げる。

2021年5月

岸 恵美子

本書は以下の成果の一部であることを申し添える。

- 平成20～22年度科学研究費補助金　基盤研究（B）「セルフ・ネグレクトに対応する介入プログラムの開発と地域ケアシステムモデルの構築」（課題番号2039057，研究代表者　岸恵美子）
- 平成24～27年度科学研究費補助金　基盤研究（B）「セルフ・ネグレクト高齢者への効果的な介入・支援とその評価に関する実践的研究」（課題番号24390513，研究代表者　岸恵美子）
- 平成28～30年度科学研究費補助金　基盤研究（B）「若年のセルフ・ネグレクトに対応するアセスメントツールと介入プログラムの開発」（課題番号16H05610，研究代表者　岸恵美子）

編者紹介・執筆者一覧

■編集

岸恵美子（きし・えみこ）

東邦大学看護学部学部長／大学院看護学研究科科長　教授

看護師，保健師。日本赤十字看護大学大学院博士後期課程修了。看護学博士。東京都板橋区，北区で16年間保健師として勤務した後，自治医科大学講師，日本赤十字看護大学准教授，帝京大学大学院医療技術学研究科看護学専攻教授を経て，2015年より東邦大学教授。高齢者虐待，セルフ・ネグレクト，孤立死を主に研究している。著書に，『ルポ　ゴミ屋敷に棲む人々―孤立死を呼ぶ「セルフ・ネグレクト」の実態』（幻冬舎新書，単著），『セルフ・ネグレクトの人への支援―ゴミ屋敷・サービス拒否・孤立事例への対応と予防』（中央法規出版，編集代表）など。

■執筆者一覧（五十音順）

市川亜矢子　横浜市健康福祉局地域福祉保健部福祉保健課担当係長

…… 第7章3

井上スエ子　松戸市在宅医療・介護連携支援センター保健師

…… 第6章 Case 4

今村晴彦　東邦大学医学部助教

…… 第2章9，第7章1

狩野貴志　社会医療法人社団慈生会介護部常楽診療所在宅ケア部門社会福祉士

…… 第6章

川北　稔　愛知教育大学教育学部准教授

…… 第2章3，第6章，第8章1

川越正平　あおぞら診療所院長／松戸市在宅医療・介護連携支援センター管理者

…… 第6章 Case 4，第7章4

岸恵美子　東邦大学看護学部学部長／大学院看護学研究科科長　教授

…… 第1章，第2章1，第3章，第4章2，第5章2，第8章2，第9章

木本　悟　京都市保健福祉局保健福祉部保健福祉総務課担当係長

…… 第6章

小長谷百絵　上智大学総合人間科学部教授

…… 第2章5，第4章

斉藤　誠　浦安市福祉部高齢者包括支援課課長補佐
…… 第7章2

坂本美佐子　東邦大学看護学部助教
…… 第5章

佐藤尚治　長野県社会福祉協議会総務企画部企画グループ主任
…… 第6章 Case 9

渋谷彩夏　川口市保健所疾病対策課精神保健係保健師
…… 第6章

下園美保子　大和大学保健医療学部准教授／愛知医科大学医学部衛生学講座客員研究員
…… 第3章，第4章，第6章，第6章編集協力

住谷智恵子　あおぞら診療所／松戸市在宅医療・介護連携支援センター
…… 第6章 Case 4

竹内真弓　代々木病院精神神経科医師
…… 第2章4，第8章3

田中英香　帝京科学大学大学院医療科学研究科
…… 第6章

並木美砂子　浦安市福祉部高齢者包括支援課課長／前・浦安市福祉部中央地域包括支援センター所長
…… 第6章 Case 6

沼沢祥行　あおぞら診療所／松戸市在宅医療・介護連携支援センター
…… 第7章4

野尻由香　国際医療福祉大学大学院医療福祉学研究科准教授
…… 第2章7，第5章

野村祥平　法務省水戸保護観察所保護観察官
…… 第2章2

浜崎優子　佛教大学保健医療技術学部教授
…… 第2章8，第4章，第7章1

望月由紀子　東邦大学看護学部准教授
…… 第5章

山田孝介　特定非営利法人オレンジの会代表
…… 第6章

吉岡幸子　帝京科学大学医療科学部教授
…… 第2章6，第4章2，第5章2，第7章1，第6章編集協力

渡辺昌子　東邦大学看護学部助教
…… 第4章

セルフ・ネグレクトのアセスメントとケア
―ツールを活用したゴミ屋敷・支援拒否・8050問題への対応

2021年6月20日　発行

編著者　岸恵美子

発行者　荘村明彦

発行所　中央法規出版株式会社
〒110-0016　東京都台東区台東3-29-1　中央法規ビル
営業　TEL 03-3834-5817　FAX 03-3837-8037
取次・書店担当　TEL 03-3834-5815　FAX 03-3837-8035
https://www.chuohoki.co.jp/

印刷・製本　永和印刷株式会社

ISBN 978-4-8058-8331-0

定価はカバーに表示してあります。
落丁本・乱丁本はお取り替えいたします。

本書の内容に関するご質問については，下記URLから「お問い合わせフォーム」にご入力いただきますようお願いいたします。
https://www.chuohoki.co.jp/contact/